中国轻工业"十三五"规划教材
高等学校通识教育教材

饮食营养与健康

（第二版）

于红霞　王保珍　主　编
赵长峰　蔺新英　副主编

U0397023

中国轻工业出版社

图书在版编目（CIP）数据

饮食营养与健康/于红霞,王保珍主编.—2版.—北京:中国轻
工业出版社,2022.1
中国轻工业"十三五"规划教材　高等学校通识教育教材
ISBN 978-7-5184-2937-0

Ⅰ.①饮…　Ⅱ.①于…②王…　Ⅲ.①饮食营养学—高等学
校—教材　Ⅳ.①R155.1

中国版本图书馆CIP数据核字(2020)第044681号

责任编辑:伊双双

策划编辑:伊双双　责任终审:劳国强　封面设计:锋尚设计
版式设计:锋尚设计　责任校对:吴大鹏　责任监印:张　可

出版发行:中国轻工业出版社(北京东长安街6号,邮编:100740)
印　　刷:三河市国英印务有限公司
经　　销:各地新华书店
版　　次:2022年1月第2版第2次印刷
开　　本:787×1092　1/16　印张:18.5
字　　数:460千字
书　　号:ISBN 978-7-5184-2937-0　定价:46.00元
邮购电话:010-65241695
发行电话:010-85119835　传真:85113293
网　　址:http://www.chlip.com.cn
Email:club@ chlip.com.cn
如发现图书残缺请与我社邮购联系调换
211626J1C202ZBW

本书编委会

主 编 于红霞 王保珍

副主编 赵长峰 蔺新英

编 委 （以姓氏笔画为序）

于红霞（山东大学）

丰佃娟（山东大学齐鲁医院）

王保珍（山东大学）

李小红（潍坊医学院）

赵长峰（山东大学）

赵 妍（山东大学齐鲁医院）

赵 敏（山东大学）

蔺新英（山东大学）

前言 | Preface

饮食是人类赖以生存、健康、长寿的物质基础。人们通过饮食获得机体所需要的各种营养素和能量，以维护其生理和健康。合理的饮食、充足的营养，能提高人们的健康水平和生活质量，预防多种疾病的发生，延长寿命，提高民族素质。

随着社会经济的发展和生活水平的提高，我国城乡居民的膳食、营养状况有了明显改善，营养不良和营养缺乏患病率明显下降，但与此同时，我国居民的健康问题也不容忽视，特别是与饮食相关的一些慢性非传染性疾病如糖尿病、高血压、冠心病、高脂血症、痛风症、癌症等患病率上升迅速。因此，普及、提高营养科学知识，培养科学的生活方式已成为社会的共识。

《"健康中国2030"规划纲要》指出，"全民健康"是建设健康中国的根本目的，而全民健康离不开营养知识的普及与健康素养、饮食素养的提高。《饮食营养与健康》正是这样一本适合各专业大学生选修的教材。本书自2013年出版至今，一直作为教材用于山东大学通识教育课《饮食营养与健康》的课堂教学及作为《食品安全与健康》的参考书使用，为广大学生学习掌握饮食营养与健康方面的知识提供了很好的帮助，颇受学生们的好评。随着时代的发展和饮食营养与健康知识的研究深入，为本教材提供了新的理论基础和修订再版的必要性。

本次修订坚持创新、系统完整及重点突出原则，补充吸收了最新的理论知识和研究成果，对大部分章节进行了修改和完善，使其理论与实际结合，体现了内容的系统性、易读性和实用性。其中，将第二章的内容重新进行了调整，如将消化作用、消化系统、消化过程整合为各消化器官与功能，将各类食物的消化、食物的吸收整合为各类营养素的消化与吸收；第三、四、五章补充了相关内容，如碳水化合物一节增加了血糖负荷，常见食物中的生物活性物质一节补充了动物性食物来源的活性成分；第六章更新使用了最新版《中国居民膳食指南2016》，并增加了"平衡膳食模式及实践"等内容；第七章营养与营养相关性疾病部分增加了食物与疾病的关系内容，更新了营养相关疾病的饮食防治及营养降低癌症风险的10项建议；将第八章食品污染及其预防修订为"食品中有毒有害物质的危害及其预防"，并对其内容重新编排；将第九章"食源性疾病与食物中毒"修改为"食物中毒及其预防"，增加了部分食物中毒案例，完善和补充了食物中毒的治疗与预防。此外，为了使学生更好地理解相关内容，全书增加了"扩展阅读"和"知识链接"。

在教材编写过程中得到了各级领导的大力支持、帮助和指导。对于领导的支持和各位老师的辛勤工作，谨表谢意。

鉴于编者方面的原因，教材难免还存在某些不足，希望以此教材教学的老师和学生在使用过程中多提宝贵意见，反馈使用信息，使教材进一步完善，质量进一步提高。敬请指正赐教。

于红霞

2020年9月

目录 |Contents|

第一节　饮食营养与健康

一、基本概念

（一）食物

　　严格地说，食物（food）是指未经特殊加工制作的天然原料，如大米、面粉等；而食品往往指经过加工制作后的成品，如面条、面包等。《中华人民共和国食品安全法》（2018 年修正，以下简称《食品安全法》）第一百五十条中对"食品"的定义：食品指各种供人食用或者饮用的成品和原料以及按照传统既是食品又是中药材的物品，但是不包括以治疗为目的的物品。

　　食品的作用：①为机体提供一定的能量和营养素，满足人体需要，即食品的营养作用；②满足人们的感官要求，满足人体的不同嗜好和要求，如色、香、味、形态、质地等。

（二）营养素

　　营养素（nutrients）是指食物中可给人体提供能量、机体构成成分和组织修复以及生理调节功能的化学成分。人体需要的营养素有蛋白质（protein）、脂类（lipid）、碳水化合物（carbohydrate）、矿物质（mineral）、维生素（vitamin）、水（water）六大类，约 40 余种。其中蛋白质、脂肪、碳水化合物由于摄入量大并有生热作用，故也称宏量营养素或生热营养素；维生素和矿物质由于机体需要量较少，称为微量营养素。

（三）营养

　　从字义上讲，"营"为谋求，"养"为养生，营养（nutrition）就是谋求养生的意思。具体说，营养是指机体摄取食物，经过体内消化、吸收和代谢，利用食物中对身体有益的物质作为构建机体组织器官材料、满足生理功能和身体活动需要的过程。营养是一个动态的过程，其中任何一个环节发生异常都将影响营养，从而危害健康。

（四）饮食

饮食（diet）又称膳食，是指我们通常所吃的食物和饮料（也是古代人所说的"吃食"）。所有的食物都来自植物和动物，人们通过饮食获得所需要的各种营养素和能量，维护自身健康。只有合理的饮食、充足的营养，才能提高人体的健康水平，预防多种疾病的发生发展，延长寿命，提高民族素质。

（五）合理营养

合理营养（rational nutrition）是指人体每天从膳食中摄入的能量和营养素的数量及其相互间比例能满足在不同生理阶段、不同劳动环境及不同劳动强度下的需要，并使机体处于良好的健康状态。因为各种不同的营养素在机体代谢过程中均有其独特的功能，一般不能相互代替，所以合理营养不仅强调营养素的数量充足，还包含着营养素的种类齐全、各种营养素之间有一个适宜的比例。

（六）营养不良

营养不良（malnutrition）指由于一种或一种以上营养素的缺乏或过剩所造成的机体健康异常或疾病状态（包括营养缺乏和营养过剩）。世界卫生组织已经对营养不良的概念进行了重新定义，它不再仅仅指营养缺乏，还包括营养过剩或营养失衡问题，具体表现为体重超标、腰围过粗，以及血压、血脂、胆固醇偏高等。

二、 营养学的定义和发展历史

（一）营养学的定义

营养学是研究食物和人体健康关系的一门科学，即研究食物中的营养素及其他生物活性物质对人体健康的生理作用和有益影响。营养学的研究内容主要包括人体营养、食物营养和公共营养三大方面。

1. 人体营养

人体营养主要阐述营养素与人体之间的相互作用，包括：营养素的来源；人体对其消化、吸收、代谢、排泄等过程；营养素的生理作用以及缺乏和过量的危害；人体需要量和膳食参考摄入量等。此外，特殊生理条件和特殊环境条件下人群的营养需求也是人体营养的重要组成部分。

2. 食物营养

食物营养主要阐述食物的营养价值，包括食物的营养素组成、特点、功能及为保持、改善、弥补食物的营养缺陷所采取的各种措施。近年来，植物性食品中含有的生物活性成分（即植物化学物）的功能研究已成为食物营养的重要研究内容。另外，食物营养还包括食品强化以及对食物新资源的开发、利用等方面。

3. 公共营养

公共营养是基于人群营养状况，有针对性地提出解决营养问题的措施。它阐述人群或社区的营养问题，以及造成和决定这些营养问题的条件，包括膳食营养素参考摄入量、膳食结构与膳食指南、营养调查与评价、营养监测、营养教育、食物营养规划与营养改善、社区营养、饮食行为与营养、食物安全、食物与营养的政策与法规。

（二）营养学的发展历史

营养学的形成和发展与国民经济和科学技术水平紧密相连。我国关于食物营养及其对人体健康影响的认识早在 3000 多年前就有记载。在古代的西周时期（公元前 1100 年～公元前 771 年），官方医政制度就将医学分为四大类：食医、疾医、疡医、兽医，其中食医排在"四医"之首。食医是专门从事饮食营养的医生。2000 多年前的战国至西汉时代编写的中医经典著作《黄帝内经·素问》中，就提出了"五谷为养、五果为助、五畜为益、五菜为充"的原则，即人们必须以谷、肉、果、菜等类食物互相配合以补充营养，增强体质；又提及："谷肉果菜，食养尽之，勿使过之，伤其正也。"也就是说，谷、肉、果、菜等虽是养生之物，但若过食偏食，非但不能补益，反而有伤正气，于健康不利。这是根据人们多年的实践经验加以总结而形成的古代朴素的营养学说，也是世界上最早提出的膳食平衡理念。

现代营养学起源于 18 世纪中叶，整个 19 世纪到 20 世纪初是发现和研究各种营养素的鼎盛时期。经过漫长的时间，人们逐渐认识到蛋白质、脂肪、碳水化合物及无机盐、维生素、微量元素的生理作用，逐渐形成了营养学的基本概念和理论，明确了一些营养缺乏病（nutritional deficiency）的病因。1934 年美国营养学会的成立，标志着营养学的基本框架已经形成。

近年来，现代营养学的研究内容更加宏观，对基础营养的研究又有许多新的进展，例如，膳食纤维的生理作用及其与疾病防治的关系，多不饱和脂肪酸特别是 $n-3$ 系列的 α-亚麻酸被认为是人体必需的营养素，膳食、营养是一些重要慢性病的重要病因或预防和治疗的重要手段，营养因素与遗传基因的相互作用以及食物中的非营养素生物活性物质对健康的促进作用或对某些慢性病的保护作用等，均已成为现代营养学研究的新领域。

2005 年 5 月发布的吉森宣言（Giessen declaration）以及同年 9 月第十八届国际营养学大会上均提出了营养学的新定义：营养学（也称之为新营养学，new nutrition science）是一门研究食品体系、食品和饮品及其营养成分与其他组分和它们在生物体系、社会和环境体系之间及之内的相互作用的科学。新营养学特别强调营养学不仅是一门生物学，而且还是一门社会学和环境科学，是三位一体的综合性学科。因此，它的研究内容不仅包括食物与人体健康，还包括社会政治、经济、文化等以及环境与生态系统的变化对食物供给进而对人类生存、健康的影响。它不仅关注一个地区、一个国家的营养问题，而且更加关注全球的营养问题；不仅关注现代的营养问题，而且更加关注未来营养学持续发展的问题。

三、食 品 安 全

（一）食品安全的概念

随着现代社会经济的飞速发展和人们生活水平的不断提高，食品安全问题日益突出，已成为国内外共同关心的问题。1996 年，世界卫生组织（WHO）公布的《加强国家级食品安全性计划指南》中将食品安全定义为"对食品按其原定用途进行制作和食用时不会使消费者健康受到损害的一种担保"。我国《食品安全法》第一百五十条中将食品安全定义为：食品安全，指食品无毒、无害，符合应当有的营养要求，对人体健康不造成任何急性、亚急性或者慢性危害。然而要求食品绝对安全是不可能的，即食品安全是相对的，是在可以接受的危险度下不会对健康造成损害。因此，食品安全也是一门专门探讨在食品加工、存储、销售等过程中确保食品卫生及食用安全，降低疾病隐患，防范食物中毒的一个跨学科领域。

食品安全问题是关系人民生命和健康的重大问题。目前，食品安全问题已成为继人口、资源、环境后的第四大全球问题。自 20 世纪 80 年代以来，一些国家以及有关国际组织逐步以食品安全的综合立法替代卫生、质量、营养等要素立法。1990 年英国颁布了《食品安全法》，2000 年欧盟发表了具有指导意义的《食品安全白皮书》，2003 年日本制定了《食品安全基本法》。2009 年 2 月 28 日，十一届全国人大常委会第七次会议通过了《中华人民共和国食品安全法》（以下简称《食品安全法》），这是一部预防和控制食源性疾病的发生，消除和减少食品有害因素造成的危害，保证食品安全，保障公众生命安全和身体健康的重要法律，从而使我国的食品卫生监督管理工作进入了一个依法行政的新的历史发展时期。目前施行的是新修订的《食品安全法》（2019）。

扩展阅读：《中华人民共和国食品安全法》第十章：附则　第一百五十条

本法下列用语的含义：

食品，指各种供人食用或者饮用的成品和原料以及按照传统既是食品又是中药材的物品，但是不包括以治疗为目的的物品。

食品安全，指食品无毒无害，符合应当有的营养要求，对人体健康不造成任何急性、亚急性或者慢性危害。

预包装食品，指预先定量包装或者制作在包装材料、容器中的食品。

食品添加剂，指为改善食品品质和色、香、味以及为防腐、保鲜和加工工艺的需要而加入食品中的人工合成或者天然物质，包括营养强化剂。

用于食品的包装材料和容器，指包装、盛放食品或者食品添加剂用的纸、竹、木、金属、搪瓷、陶瓷、塑料、橡胶、天然纤维、化学纤维、玻璃等制品和直接接触食品或者食品添加剂的涂料。

用于食品生产经营的工具、设备，指在食品或者食品添加剂生产、流通、使用过程中直接接触食品或者食品添加剂的机械、管道、传送带、容器、用具、餐具等。

用于食品的洗涤剂、消毒剂，指直接用于洗涤或者消毒食品、餐具、饮具以及直接接触食品的工具、设备或者食品包装材料和容器的物质。

食品保质期，指食品在标明的贮存条件下保持品质的期限。

食源性疾病，指食品中致病因素进入人体引起的感染性、中毒性等疾病，包括食物中毒。

食品安全事故，指食源性疾病、食品污染等源于食品，对人体健康有危害或者可能有危害的事故。

（二）食品中的不安全因素

食品从原料生产、加工、贮运、销售直到消费的各个环节都可能存在不安全因素。可归纳为以下 5 类。

（1）物理性因素　如在生产过程中带进沙子、杂草、昆虫等杂质；为了增重掺沙砾、注水等；还有环境中的放射性污染物残留通过污染土壤、地下水等进入农作物，进而通过食物链进入人体。

（2）化学性因素　如农药、兽药残留；工业、采矿、交通、城市排污等产生的环境污染，如二噁英、多氯联苯等有机物以及汞、铅、镉等重金属；某些动植物和菌类食品本身含有天然毒素，如马铃薯中的龙葵素等。另外，食品生产、加工和贮藏过程中也可能产生有机污染物或受到污染物的污染，如高温烹饪过程产生多环芳烃、杂环胺等致癌物；食品贮藏过程中产生过氧化物、醛化合物等；包装材料中毒性单体迁移等。另外，食品生产加工中使用过量食品添加剂，也会对食品安全构成威胁。

（3）生物性因素 如细菌和霉菌污染食物会导致食品腐败变质或霉变，产生的毒素会引起食物中毒；致病性细菌、病毒及寄生虫通过污染食品可能会导致传染病的流行。

（4）假冒伪劣食品 假冒伪劣食品的生产原料和加工过程往往没有严格的质量控制，为了降低成本，以劣充优，以次充好，如以工业酒精冒充饮用酒，其中大量残留的甲醇对人体可造成极大损害。

（5）新型食品的安全问题 如有的新资源食品的原料是中草药，如果加工不当或服用剂量不当，都会导致服用后的副作用；还有一些新资源食品的原料用到有毒动物，如蝎子和蛇，加工过程的减毒问题就显得十分突出。

转基因食品作为一类特殊的新型食品也在不断推出，如转基因大豆、玉米、番茄、马铃薯等，它们因为高产、富于营养、抗虫等特点具有良好的应用前景。但其安全性问题一直为人们所忧虑，并有待进一步的研究确证。此外，还有辐照食品的安全问题等。

第二节 健康新理念

健康（healthy）是人生第一财富。1953 年 WHO 提出了"健康就是金子"的主题口号。财富可以分为两个方面，一方面是可以计算的财富，另一方面是不可以计算的财富。健康对我们每一个人而言就是一种无形的财富。

有人形象地将二者比喻为 1 和 0 的关系。1 为健康，0 的位数代表物质财富，当失去 1 的时候，所有的财富就归零了。所以说：健康虽不是一切，但失去了健康就失去了一切。

一、 健康的概念

（一）健康

传统的健康观是"无病"即健康。现代人的健康观是整体健康。WHO（1978 年）将健康定义为：健康是生理、心理及社会适应三方面良好的一种状态，而不仅仅是没有疾病、不虚弱。

1. 生理健康

生理健康也称身体健康，指机体组织器官没有残缺，生理功能良好。表现为精力充沛、善于休息、耳聪目明、反应敏捷、体重适当等。

2. 心理健康

心理健康指能正确评价自己，应对处理生活中的压力，能正常工作，对社会做出自己的贡献。表现为能够以平常心态对人对事，善于调节情绪、化解矛盾，使自己在身体、心境、智力、情绪、业绩等方面都十分协调。

3. 社会适应的完好状态

社会适应的完好状态是指通过自我调节保持个人与环境、社会及在人际交往中的均衡与协调。表现为处事乐观，态度积极，适应外界环境的各种变化，使自己与环境（人、事）互相适应，协调一致，发挥自己的作用。

新的健康观更深一层的意义在于它指出不能单单将追求躯体的健康看作生活的最终目的，而应看作是争取使生命更高尚、更丰富所需具备的必要的物质条件。可见，健康往往是与学习、工作、贡献、生活幸福等及个人、家庭、国家、民族的命运联系在一起的，健康是社会、经济发展的重要本钱。

（二）亚健康

亚健康（sub-healthy）即指非病非健康状态，这是一类次等健康状态（亚即次等之意），是介乎健康与疾病之间的状态，故又有"次健康""第三状态""中间状态"等称谓。世界卫生组织将机体无器质性病变，但是有一些功能改变的状态称为"第三状态"，我国称为"亚健康状态"。流行病学调查统计：人群中真正健康（第一状态）和患病者（第二状态）不足 1/3，有 2/3 以上的人群处在健康和患病之间的过渡状态（第三状态）。

"亚健康状态"是一种动态的变化状态，如果及时进行疏导，会走出亚健康阴影，如果任其发展，则会转成疾病，或威胁人的生命。

亚健康的原因：①过度疲劳造成的精力、体力透支；②人体的自身老化，表现出体力不足、精力不支、社会适应能力降低；③现代疾病（心脑血管病、肿瘤等）的前期；④人体生物周期中的低潮时期。

二、 饮食与健康的关系

人体健康取决于多种因素，如遗传、体力活动、心理状态、生活习惯、食物营养、环境状况等，其中最重要、影响最复杂的因素是食物营养。

（一）食物、营养与生长发育

食物陪伴人的一生，直到生命终结。食物通过消化、吸收、转运和代谢，以满足机体需要的各种营养素和能量，以促进机体生长发育，维持机体健康。处于生长发育的个体如果长期能量摄入不足（处于饥饿状态），机体会动用自身的能量储备甚至消耗自身的组织以满足生命活动能量的需要，从而导致生长发育迟缓、消瘦、严重时可导致死亡。如果能量和蛋白质等营养素同时缺乏，会引起蛋白质-能量营养不良（protein-energy malnutrition，PEM）。研究证明，儿童时期蛋白质-能量营养不良，可使智商降低 15 分，导致成年收入及劳动生产率下降 10%。严重的蛋白质-能量营养不良，不仅可导致儿童智力低下，甚至可导致死亡。所以，充足的食物营养对于提高国民体质具有重要意义。

（二）食物、营养与衰老

衰老是每一个人必须经历的一个生理过程。人体在到达一定年龄后，就会出现种种衰老的迹象，最终走向死亡。引起人体衰老的因素很多，概括起来主要有自身和环境两个方面。自身的因素包括细胞凋亡失常、自由基大量产生、代谢废物堆积、基因损伤；环境因素则以饮食和营养最为重要。研究证实，在满足机体对各种营养素需要量的前提下，适当限制能量摄入，能明显延缓衰老的速度，延长实验动物的寿命。碳水化合物摄入过多，不仅会增加热量的摄入，使机体衰老的速度加快，而且多余的糖还会转化成脂肪，造成肥胖，进而导致高血压、糖尿病等各种疾病。适当地补充维生素可延缓衰老，如维生素 E 通过增加脑组织抗氧化酶活性，减轻脂质过氧化，对氧化应激所引起的衰老和脑神经退行性疾病具有保护作用。

（三）食物、营养与慢性疾病

随着生活水平的提高，全球疾病负担的流行模式已从传染性疾病向非传染性疾病转变，慢性非传染性疾病（慢性病）已成为主要的公共卫生问题。2002 年全国居民营养与健康状况调查结果表明，膳食高能量、高脂肪和少体力活动与超重、肥胖、糖尿病和血脂异常的发生密切相关；高盐饮食与高血压的患病风险密切相关；饮酒与高血压和血脂异常的患病危险密切相关。特别应该指出的是，脂肪摄入多体力活动少的人患上述各种慢性病的机会最多。

在饮食与癌症方面，大量流行病学证据表明食物中有些因素会增加癌症的风险，如食盐和腌制食品很可能会导致胃癌的发生。世界癌症研究基金会（World Cancer Research Fund International，WCRF）的权威报告提出，含大量各式各样蔬菜和水果的膳食可以减少 20% 或更多的癌症发生。

（四）食物、营养与心理、行为

心理学家及营养学家经过近几十年研究发现，人的心理和情绪状态颇受食物因素的影响，且两者之间存在相互影响的作用。即食物中的营养素会影响人的情绪和行为；人的情绪反过来也会影响人的饮食行为。

一位美国科学家发现，含糖量高的食物对忧郁、紧张和易怒行为有缓解作用，这可能是因为食物中碳水化合物与蛋白质的含量会影响脑神经递质 5-羟色胺的合成和活性，而 5-羟色胺对多种行为具有调节作用，包括情绪、睡眠、具有冲动性及侵略性的行为。反过来，在不同的心理状态下，人的饮食行为也会发生某些改变。如有研究报告，在愤怒期间人们可能增加冲动性进食，在高兴期间则增加享乐性的进食；在压力状态下，有的人食欲会降低，但也有人会吃更多的食物，以"吃"来缓冲或转移自己的压力。通过饮食可以调节人的情绪，从而对心理健康产生影响。

三、 保障健康措施

（一）把好"病从口入"关

关于"病从口入"一词的含义，过去指的主要是摄入不洁食物，如含有细菌、病毒等有害物质或受污染的食物，从而引发疾病的现象。现在，随着人们生活水平的提高，现代人与吃有关的健康问题越来越明显，如饮食失衡（不懂该吃什么）、垃圾食品（不懂不该吃什么）、营养不良（不懂身体需要什么）、滥用药物（不懂药物的长期危害）。结果是亚健康人群和患病比例直线上升。目前很多疾病都与吃有关，如糖尿病、高血压、冠心病、脑血栓、癌症、脂肪肝、肥胖症等。因此，"病从口入"不仅是传统意义上的有毒物质由口而入，同时也包含因为不懂得平衡膳食和营养知识，而在日复一日的不恰当的饮食过程中"吃"出来的疾病，更多的是慢性非传染性疾病。因此，从营养和卫生两方面把好"病从口入"关是保障健康的第一关。

（二）健康的四大基石

世界卫生组织指出：健康长寿的影响指数中，遗传因素占 15%，社会因素占 10%，医疗因素占 8%，气候因素占 7%，自我保健占 60%。由此可见，人们自身的生活意识和保健行为对自己的健康是很重要的。

针对严重影响人们健康的不良行为与生活方式，世界卫生组织提出了健康四大基石的概念，即"合理膳食、适量运动、戒烟限酒、心理平衡"16 个字，并指出，做到这四点，便可有效降低慢性非传染性疾病发生的风险，使平均寿命延长 10 年以上。因此，健康生活方式虽然很简单，但效果非常大。

第三节 膳食营养素参考摄入量

营养素的摄入量是指通过食物所摄入的各种营养素的量。为保证人民健康，各国都规定了营养素摄入量，称为推荐摄入量。我国的推荐摄入量是在需要量的基础上，参考国外经验制定的，称为膳食营养素参考摄入量（dietary reference intakes，DRIs）。我国现行的 DRIs 是由中国营养学会于 2013 年修订的。

一、 膳食营养素参考摄入量的指标

DRIs 是在膳食营养素供给量（recommended dietary allowance，RDA）基础上发展起来的一组每日平均膳食营养素摄入量的参考值，包括七个内容指标。

1. 平均需要量（estimated，average requirements，EAR）

平均需要量是根据个体需要量的研究资料制定的，是根据某些指标判断可以满足某一特定性别、年龄及生理状况群体中 50% 个体需要量的摄入水平。营养素摄入量达到 EAR 的水平时可以满足人群中 50% 的个体对该营养素的需要，但不能满足另外 50% 的个体的需要。EAR 用于制定推荐摄入量。

2. 推荐摄入量（recommended nutrient intakes，RNI）

推荐摄入量指满足某一特定性别、年龄及生理状况群体中 97%~98% 个体需要量的摄入水平。长期摄入 RNI 水平，可以满足身体对该营养素的需要，保持健康和维持组织中有适当的储备。RNI 的主要用途是作为个体每日摄入该营养素的目标值。当某个体的日常摄入量达到或超过 RNI 水平，则可以认为该个体没有摄入不足的危险，但当个体的营养素摄入量低于 RNI 时，并不一定表明该个体未达到适宜营养状态。

3. 适宜摄入量（adequate intakes，AI）

适宜摄入量指通过观察或实验获得的健康人群对某种营养素的摄入量。在个体需要量的研究资料不足而不能计算 EAR，因而不能求得 RNI 时，可设定 AI 来代替 RNI。AI 和 RNI 的相似之处是两者都能用作目标人群中个体摄入营养素的目标。当某群体的营养素平均摄入量达到或超过 AI 水平，则该群体中摄入不足者的比例很低；当某个体的日常摄入量达到或超过 AI 水平，则可以认为该个体摄入不足的几率很小。AI 同时也用作限制过多摄入的标准。如果长期摄入超过 AI 值，则可能产生毒副作用。

4. 可耐受最高摄入量（tolerable upper intake levels，UL）

可耐受最高摄入量指某一生理阶段和性别人群，几乎对所有个体健康都无任何副作用和危险的平均每日营养素最高摄入量，是平均每日摄入营养素的最高限量。这个量对一般人群中的几乎所有个体不至于引起不利健康的作用。当摄入量超过 UL 进一步增加时，损害健康的危险性随之增大。UL 并不是一个建议的摄入水平，主要用途是针对营养素强化食品和膳食补充剂的日渐发展，指导安全消费。

5. 宏量营养素可接受范围（acceptable macronutrient distribution ranges，AMDR）

宏量营养素可接受范围指蛋白质、脂肪和碳水化合物理想的摄入量范围，该范围可以提供这些必需营养素的需要，并且有利于降低慢性病发生的风险，常用占能量摄入量的百分比表示。该指标显著的特点之一是具有上限和下限。

6. 预防非传染性慢性病的建议摄入量（proposed intakes for preventing non-communicable chronic diseases，PI-NCD，简称建议摄入量，PI）

膳食营养素摄入量过高或过低导致慢性疾病，一般涉及肥胖、糖尿病、高血压、血脂异常、脑卒中、心肌梗死及某些癌症。PI 是以非传染性慢性病的一级预防为目标提出的必需营养素的每日摄入量。当 NCD 易感人群某些营养素的摄入量接近或达到 PI 时，可以降低他们发生非传染性慢性病的风险。

7. 特定建议值（specific proposed levels，SPL）

SPL 是指某些疾病易感人群膳食中某些生物活性成分的摄入量达到或接近这个建议水平时，有利于维护人体健康。SPL 是专用于营养素以外的其他食物成分而建议的有利于人体健康的每日摄入量。

二、 营养素摄入不足或过多的危险性

人体长期摄入某种营养素不足就有发生该营养素缺乏症的危险。当一个人群的平均摄入量达到 EAR 水平时，人群中有半数个体的需要量可以得到满足；当摄入量达到 RNI 水平时，几乎所有个体都没有发生缺乏症的危险；RNI 与 UL 之间为安全摄入范围；摄入量超过 UL 水平再继续增加，则产生毒副作用的可能性随之增加（图1-1）。

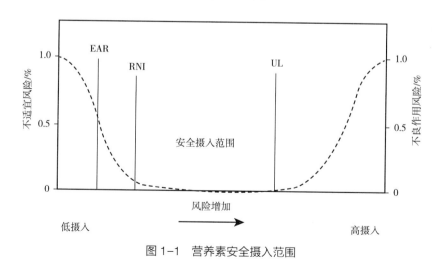

图 1-1 营养素安全摄入范围

知识链接：术语和定义

膳食营养素供给量（recommended dietary allowance，RDA）：在食物中各种已知的必需营养素的摄取水平，足够维持不同性别和年龄绝大部分人（98%）的健康。RDA 是在生理需要量的

基础上考虑了人群的安全率而制定的膳食中必须含有的能量和各种营养素的数量。

安全率包括人群中的个体差异、饮食习惯、应激状况下需要量的波动、食物生产、食物的消化率、烹调损失、各种食物因素和营养素之间的相互影响等，并兼顾社会条件和经济条件等实际问题。膳食营养素供给量略高于营养生理需要量。

营养生理需要量（nutritional requirement）：是机体为维持"适宜营养状况"，并处于继续保持其良好的健康状态，在一定时期内必须平均每天吸收该营养素的最低量，有时也称为"生理需要量"。

扩展阅读：我国最早的平衡饮食观点

在世界饮食科学史上，最早提出膳食平衡观点的是中国。成书于 2000 多年前的战国至西汉时代编写的中医典籍《黄帝内经·素问》中已有"五谷为养，五果为助，五畜为益，五菜为充，气味合而服之，以补精益气"及"谷肉果菜，食养尽之，无使过之，伤其正也"的记载。这些古朴的记载是我国先哲们提出的平衡膳食养生观，具有很深的科学道理，经得起历史的考验，与现代营养学理论和实践一脉相承，与《中国居民膳食指南》的观点方法相通。

五谷为养：五谷泛指各种主食食粮，一般统称为粮食作物，或者称为"五谷杂粮"，包括谷类（如水稻、小麦、玉米等）、豆类（如大豆、蚕豆、豌豆、红豆等）、薯类（如红薯、马铃薯）以及其他杂粮。古人强调"五谷为养"的基本原则，也就是说粮食是摄取营养素的主体和根本。古人将豆类归入五谷是符合现代营养学观点的，因为谷类蛋白质缺乏赖氨酸，豆类蛋白质缺少蛋氨酸，谷类、豆类一起食用，能起到蛋白质相互补益的作用。

五畜为益：五畜是指畜、禽、鱼、蛋、奶之类的动物性食物，益是增补之意，是指动物性食物能增补五谷主食营养之不足。一个"益"字，说明了其补养作用，但不能成为主要成分。

五菜为充：五菜是指各类菜蔬，即根、茎、叶、花、瓜、果类。各种蔬菜均含有多种微量元素、维生素、纤维素等营养物质，有增食欲、充饥腹、助消化、补营养、防便秘、降血脂、降血糖、防肠癌等作用，故对人体的健康十分有益。

五果为助：五果指枣、李、杏、栗、桃等果品，实际上是水果和干果的统称。水果富含维生素、纤维素、糖类和有机酸等物质，是平衡饮食中不可缺少的辅助食品，还能帮助消化。因可生吃，可获得更多的营养成分。它们辅助"五谷""五畜"，使人体获得更全面的营养。

🔍 **思考与练习**

1. 什么是合理膳食？我国古代平衡膳食的理念是什么？
2. 简述饮食营养与健康的关系。
3. 简述膳食营养素参考摄入量的概念、指标及意义。

第二章　CHAPTER

食物的消化与吸收

2

[学习重点]

　　了解人体消化系统和消化过程。熟悉蛋白质、脂肪、碳水化合物消化的主要方式、吸收部位。

　　人体摄取食物的过程也就是获取食物中营养成分的过程，同时为机体提供构成自身组织的原材料和供给机体维持生命活动所需要的能量。而这些营养成分在体内发挥作用的过程，是一个复杂的大分子转化为小分子、再转化为大分子或更小分子的过程。如食物中的三大营养物质——蛋白质、脂肪和碳水化合物一般不能直接被人体吸收，必须先在消化道内分解成为小分子物质（即在体内发生分解、合成或转化等代谢过程）后才能被机体吸收和利用，发挥其生理作用。机体从食物中吸收三大营养素后，同时把残渣和废物排出体外。可以说，食物在体内消化、吸收（及代谢）的过程就是其完成生理功能的过程，这一过程是由消化系统完成的。

第一节　人体的消化系统

　　从解剖的角度来说，人体的消化道是从口腔开始一直延续到肛门的一条长而盘曲的与外界相通的肌性管道，是消化食物的场所，由口腔、咽喉、食道、胃、小肠（十二指肠、空肠和回肠）、大肠（盲肠、结肠和直肠）和肛门组成。

　　人体的消化系统由消化道、消化腺和消化附属器官组成，如图2-1所示。

　　消化腺是分泌消化液的器官，如唾液腺、胃腺、胰脏、肝脏和小肠腺等，其主要功能是分泌消化液，参与食物的消化。

　　消化附属器官有牙齿、舌等。

　　人体在整个生命活动中，必须从外界摄取营养物质作为生命活动能量的来源，满足人体发育、生长、生殖、组织修补等一系列新陈代谢活动的需要。这些生理功能的完成是人体消化系

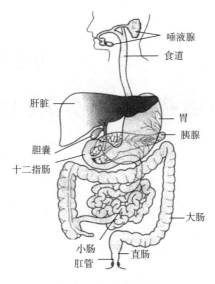

图 2-1　人体消化系统

统各器官协调合作的结果，机体把从外界摄取的食物进行物理性、化学性的消化，吸收其营养物质，并将食物残渣排出体外，它是保证人体新陈代谢正常进行的一个重要系统。

各消化器官及其功能简述如下。

（一）口腔

口腔（mouth）位于消化道的最前端，是食物进入消化道的门户。口腔是人体摄入和咀嚼食物的器官。食物经前方的牙齿（切牙）切断和后面的牙齿（磨牙）嚼碎成为易于消化的小颗粒，并将其与唾液混合。

唾液是口腔中腮腺、舌下腺和颌下腺三大唾液腺（图 2-2）分泌的液体，分泌量为 1000~1500mL/d。唾液的主要成分为水，此外还含有能分解淀粉的 α-淀粉酶、溶菌酶、无机离子等。

唾液的作用有：①湿润与溶解食物，有利于引起味觉和便于吞咽，有利于食物在口腔中咀嚼和混合；②对食物中的淀粉进行初步消化；③清洁和保护口腔，可清除口腔中残余的食物，可稀释、中和进入口腔中的有害物质；④杀菌作用，这是由唾液中的溶菌酶完成的。

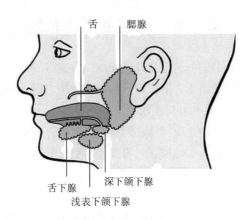

图 2-2　口腔三大腺体

（二）咽喉与食道

咽喉（pharynx）是呼吸道和消化道的共同通道，主要作用是完成吞咽这一复杂的反射动作。

食道（esophagus）亦称食管，是食物由咽部进入胃的通道。食道是一条长形的肌性管道，全长 20~25cm。它有三个狭窄部，这三个狭窄部易滞留异物，也是食道癌的易发部位。

食道的主要功能是运送食物入胃，还可防止呼吸时空气进入食道及阻止胃内容物逆流入食道。

（三）胃

胃（stomach）位于左上腹，上端通过贲门与食道相连，下端通过幽门与十二指肠相连（图 2-3）。胃好像是人体内食物的中间加工站和临时仓库，是人体消化道中膨胀能力最大的器官，总容量为 1000~3000mL。

胃壁内侧为胃黏膜层，并有许多特殊的细胞群，能够分泌胃液。一个成年人每天分泌的胃液可达 1500~2000mL。胃液呈强酸性，pH 为 0.9~1.5。

胃液的主要成分是盐酸和胃蛋白酶，因此胃液中的盐酸也称胃酸。胃酸具有多种功能，如下。

1. 杀菌作用

胃酸能杀死随食物进入胃内的细菌，因而对维持胃和小肠的无菌状态十分重要，成为消化道的一道防线。

2. 激活胃蛋白酶原

胃酸能使无活性的胃蛋白酶原转化成具有催化活力的胃蛋白酶，同时胃酸还为胃蛋白酶的作用提供了必要的酸性环境。胃蛋白酶可以分解部分食物蛋白质，使蛋白质在胃中得到初步消化。

3. 利于食物中钙和铁等吸收

胃酸能使食物中钙和铁等保持溶解状态，从而有利于人体对这些矿物质的吸收。

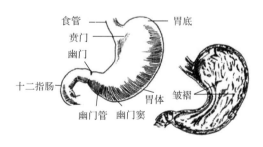

图 2-3 胃的解剖图

（四）胰腺

胰腺（pancreas）位于小肠的十二指肠处（图 2-4），是人体最重要的消化腺。胰腺是兼有内分泌和外分泌功能的腺体。成人每天分泌的胰液为 1000~2000mL，pH 为 7.8~8.4。胰腺产生的胰液中含有碳酸氢钠，故呈碱性，可以中和进入小肠的胃酸，从而为小肠中的各种消化酶提供了适宜的碱性环境，也可使肠壁免受强酸的侵蚀。

胰液中还含有多种消化酶，如胰蛋白酶、糜蛋白酶、胰脂肪酶、胰淀粉酶、胆固醇酶等，它们是彻底分解食物中的蛋白质、脂类和碳水化合物最重要的催化剂。因此，胰液是所有消化液中最重要的一种。如果胰腺有病，胰液分泌缺乏，即使其他消化液分泌都很正常，食物中的蛋白质和脂肪也难以完全消化。

更重要是在腺泡间有一些不与导管相连的细胞团，叫作胰岛，这是胰的内分泌部分，它可分泌多种激素，其中最主要的是胰岛素和胰高血糖素，其主要作用是参与糖的代谢调节。胰高血糖素能促进糖原分解，升高血糖浓度；胰岛素则能使血液中的葡萄糖在肝脏中贮存及促进组织细胞对糖的利用，可以降低血糖。这两种作用相反的激素共同维持血糖浓度的稳定。

（五）肝脏与胆囊

肝脏（liver）位于腹腔右上方，与胆囊、胰腺的解剖关系如图 2-4 所示。肝脏是人体中最大的消化腺和最大的"化工厂"。肝脏具有许多重要的生理功能，其主要消化功能之一是分泌胆汁，每天的分泌量约 900mL。

其次，肝脏参与体内多种营养素的代谢过程。食物中的营养物质都要在肝脏中经过分解与合成等复杂的生物化学反应过程才能被人体利用。肝脏还能对许多物质进行贮存和调节。当人体血糖的浓度超过一定量时，肝脏就会自动将血糖转化成糖原，并贮存其中；当机体处于饥饿状态，血糖浓度下降到一定程度时，肝脏又将贮存的糖原转化释放入血液

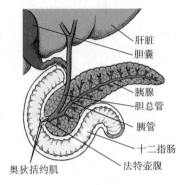

图 2-4 肝胆、胰脏解剖图

中，使血糖浓度始终保持一定的水平。所以，肝脏是对营养物质进行分解、合成、贮存和调节的综合性"化工厂"。

此外，肝脏还具有解毒和防御功能。毒物包括内源性毒物，如过量摄入高蛋白质食物时，大肠中的食物残渣在肠道腐败菌的作用下可以产生胺类、硫化氢等有毒物质；外源性毒物，即通过各种途径进入人体的一些环境毒物，包括药物。这些毒物大都由肝脏进行解毒，分解或转化成低毒或无毒物质排出体外。此外，肝脏中的某些细胞还能吞噬血液中的细菌和有害物质，起到保护身体的作用。

胆囊（cholecyst）可以吸收胆汁中的水分和无机盐，因而具有浓缩胆汁的作用。进食后胆囊收缩，胆汁被排入肠腔，帮助消化食物。胆汁的主要成分是胆盐、胆色素等物质。胆汁中的胆盐是脂肪被消化和吸收必不可少的成分。

（六）小肠

小肠（small intestine）是消化道中最长、最重要的一段，长 5~7m，分为十二指肠、空肠和回肠三部分。

小肠承担的食物消化过程大部分是在十二指肠内完成的。小肠内壁上有丰富的肠腺，可分泌弱碱性（pH 约为 7.6）的小肠液，成人每天分泌 1000~3000mL。小肠液中含有多种消化酶，这些消化酶能进一步分解食糜中的糖、脂肪和蛋白质等物质，使它们转化成可以被吸收的形式。

小肠又很像一个长长的过滤袋，能让人体需要的营养物质通过过滤袋上的"网眼"留下来，其中糖、蛋白质以及部分脂肪消化的产物直接进入毛细血管，而部分脂肪消化产物则进入毛细淋巴管，经淋巴循环后再进入血液，余下的残渣则排入大肠。食物中的纤维素因不被消化吸收，只能作为食物废料被输送进入大肠。

（七）大肠

大肠（large intestine）是处理和暂时贮存食物残渣的场所，长约1.5m，包括盲肠、结肠和直肠以及肛管。大肠内无消化作用，仅具一定的吸收功能。大肠的主要作用是吸收食物残渣中的水分。大肠吸收食物残渣中的水分使其逐渐浓缩，最后形成黏稠的粪便。大肠内的细菌能利用简单的物质合成一些对人体有用的维生素，如维生素K，并由大肠吸收。这些细菌对健康肠道的功能是必需的。一些疾病和抗生素会破坏大肠中各种细菌间的平衡，产生炎症，导致黏液和水分泌的增加，引起腹泻。

大肠的蠕动较弱，结肠每天只有3~4次较快的蠕动，可使粪便快速地向前移动，当粪便到达直肠后，就会引起排便的感觉。

第二节　食物的消化和吸收方式

一、消化方式

食物中有多种营养物质，其中三大营养物质，即蛋白质、脂肪和碳水化合物一般不能直接被人体吸收，必须经过消化变成小分子物质后，才能被机体吸收与利用，这种将摄入的食物成分由大分子状态变成小分子状态的过程称为消化。消化分为机械性消化和化学性消化两种方式。

1. 机械性消化

机械性消化是食物经过口腔的咀嚼、牙齿的磨碎、舌的搅拌、吞咽、胃肠肌肉的活动，将大块的食物变成碎小的，使消化液充分与食物混合，并推动食团或食糜下移，输送到胃肠道的过程（或称物理性消化）。通过机械性消化的作用，可增加食物与消化酶的接触面积，有利于化学性消化的进行，其主要表现为咀嚼及消化道的蠕动。

2. 化学性消化

化学性消化是大分子物质在消化酶和消化液的作用下变成小分子物质的过程。机械性消化虽然已经将食物磨碎，但食物中的大分子结构并没有改变，要将这些大分子变成人体可吸收利用的小分子，必须由化学性消化来完成。所谓化学性消化是指由消化腺所分泌的各种消化液，将复杂的各种营养物质分解为肠壁可以吸收的简单的化合物，如糖类分解为单糖，蛋白质分解为氨基酸，脂类分解为甘油及脂肪酸，然后这些分解后的营养物质被小肠（主要是空肠）吸收进入体内，进入血液和淋巴液的过程。因此，化学性消化是食物消化的主要过程。

正常情况下，这两种方式的消化作用是同时进行、互相配合的。机械性消化是初步而不彻底的消化过程，化学性消化才能完成食物的彻底消化。但是如果没有机械性消化的充分进行，消化酶也不易有效地发挥作用。

二、吸收方式

除了维生素、无机盐和水可直接吸收外，我们日常所吃的食物中蛋白质、脂肪和碳水化合物都是复杂的大分子有机物，均不能直接吸收，必须先在消化道内分解成结构简单的小分子物质，才能通过消化道的黏膜进入血液，再被送到身体各处供组织细胞利用。食物经过消化后，通过消化管黏膜上皮细胞进入血液循环的过程称为"吸收"。

消化和吸收是两个相辅相成、紧密联系的过程。消化是吸收的重要前提，吸收是人体对营养素利用的重要保证。吸收主要有单纯扩散、易化扩散和主动转运三种方式。

1. 单纯扩散

单纯扩散是指脂溶性的小分子物质或离子从膜的高浓度一侧移向低浓度一侧的现象。特点是不消耗能量，也不需要蛋白质的帮助。扩散的速度主要取决于膜两侧的浓度差，以及由分子大小、脂溶性高低和带电状况决定的通透性。转运的物质是脂溶性的小分子物质，如二氧化碳、氧气、氮气、一氧化碳等。

由于细胞膜的基质是类脂双分子层，脂溶性物质更易进入细胞。物质进入细胞的速度决定于它在脂质中的溶解度和分子大小，溶解度越大，透过越快；如果在脂质中的溶解度相等，则较小的分子透过较快。

2. 易化扩散

易化扩散是指非脂溶性物质或亲水性物质（如葡萄糖）或离子（如钠离子、钾离子等不能透过细胞膜的脂质双层）需在膜蛋白或载体（carrier）的帮助下从膜的高浓度一侧移向低浓度一侧。这种方式也不需要消耗能量。以葡萄糖为例，由于血糖和细胞外液中的糖浓度经常保持在相对恒定的水平，而细胞内部的代谢活动不断消耗葡萄糖而使其胞浆浓度低于细胞外液，于是依靠膜上葡萄糖载体蛋白的活动，使葡萄糖不断进入细胞，且其进入通量可同细胞消耗葡萄糖的速度相一致。不同物质通过易化扩散进出细胞膜，都需要膜具有特殊的载体蛋白。

3. 主动转运

主动转运是最重要的物质转运方式，指通过细胞本身的耗能将物质从细胞膜的低浓度一侧向高浓度一侧的转运，也称为原发性主动转运。营养物质的主动转运需要有细胞膜上载体的协助。所谓载体，是一种运输营养物质进出细胞膜的脂蛋白。

营养物质转运时，先在细胞膜同载体结合成复合物，复合物通过细胞膜转运到达上皮细胞时，营养物质与载体分离被释放进入细胞中，而载体又转回到细胞膜的外表面。

主动转运的特点是：载体在转运营养物质时需有酶的催化和能量，能量来自三磷酸腺苷的分解；这一转运系统可以饱和，且最大转运量可被抑制；载体系统有特异性，即细胞膜上存在着几种不同的载体系统，每一系统只运载某些特定的营养物质。

消化道不同部位的吸收能力和吸收速度均取决于消化道各部分的组织结构，以及食物在各部位被消化的程度和停留时间。在口腔和食道内，食物几乎不被吸收；胃内只吸收少量的水分和酒精；只有小肠是吸收的主要部位。蛋白质、脂肪和碳水化合物三大营养物质的消化产物大部分在十二指肠和空肠被吸收，回肠能主动吸收胆盐和维生素 B_{12}。对于大部分营养成分，它们到达回肠时，通常已吸收完毕，因此小肠内容物进入大肠时只含有极少量的可以被吸收的物质。大肠主要吸收水分和盐类。总之，食物的消化和吸收需要通过消化系统各个器官的协调合作来完成的。

第三节　各类营养素的消化与吸收

食物中存在的小分子营养素，如水、维生素和矿物质在小肠可被直接吸收。三大营养物质，即蛋白质、脂肪和碳水化合物一般不能直接被人体吸收，必须先在消化道内分解成为小分子物质后才能被机体吸收和利用。

一、碳水化合物的消化与吸收

（一）消化

碳水化合物只有被消化成单糖才能被吸收。消化的过程就是水解的过程。

如淀粉的消化从口腔开始，唾液中的唾液淀粉酶能水解 $\alpha-1，4$ 糖苷键，产生糊精、麦芽糖和麦芽低聚糖。虽然口腔内的唾液淀粉酶能水解淀粉，但食物在口腔内停留时间短，所以淀粉在口腔内的消化很少，而胃中由于酸性环境，几乎不消化，因此，淀粉的消化主要在小肠中进行（图2-5）。

此外，研究发现，淀粉中有抗性淀粉存在，仅部分在小肠内被消化吸收，其余则在结肠内经微生物分解，产生氢气、甲烷、二氧化碳和短链脂肪酸等后才能被吸收。这一分解产气的过程称为发酵，发酵也是消化的一种方式，所产生的气体经体循环转运，经呼气和直肠排出体外，其他产物如短链脂肪酸则被肠壁吸收并被机体利用。

大豆及豆类制品中含有的棉籽糖和水苏糖（胀气因子）因没有分解的酶类，可在大肠微生物的作用下发酵产气。

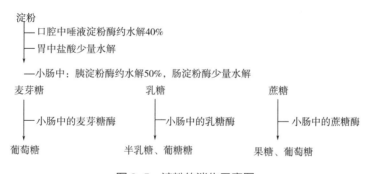

图2-5　淀粉的消化示意图

（二）吸收

碳水化合物经消化分解后成为单糖（主要为葡萄糖及少量果糖和半乳糖），在小肠（主要为空肠）主要以主动转运的方式被吸收。目前普遍认为，在肠黏膜上皮细胞刷状缘上有一特异的运糖载体蛋白，不同的载体蛋白对各种单糖的结合能力不同，有的单糖甚至完全不能与之结合，故各种单糖的相对吸收速率也就各异。一般来讲，己糖快于戊糖，己糖中的半乳糖和葡萄糖吸收最快，果糖次之（属于被动扩散吸收），甘露糖最慢。单糖吸收进入肠黏膜上皮细胞后，再进入小肠壁毛细血管，最终汇合于门静脉入肝，一部分在肝脏合成糖原或转变为脂肪储存，另一部分则由肝静脉入体循环，供全身组织、细胞利用。

二、 脂肪的消化与吸收

（一）消化

脂肪在胃里的消化有限，主要消化场所是小肠。食物中的脂肪在小肠腔内由于肠蠕动所起的搅拌作用和胆汁的掺入，分散成细小的乳胶体，同时，在胰脂肪酶和肠脂肪酶作用下，使三酰甘油、磷脂和胆固醇水解。

甘油三酯由胰脂肪酶特异性地催化甘油三酯的 α-酯键（即第1位、第3位酯键）而水解，产生 β-甘油一酯并释放出2分子游离脂肪酸。

磷脂的消化吸收和甘油三酯相似。胆固醇则可直接被吸收，如果食物中的胆固醇和其他脂类呈结合状态，则先被酶水解成游离的胆固醇，再被吸收。胆固醇是胆汁酸的主要成分，胆汁酸在乳化脂肪后，部分胆固醇被小肠吸收，由血液到肝脏和胆囊，被重新利用，另一部分和食物中未被吸收的胆固醇一道，被膳食纤维（主要为可溶性纤维素）吸附由粪便排出体外。

（二）吸收

脂肪分解后的小分子，如甘油、短链和中链脂肪酸，很容易被小肠吸收并直接进入血液。甘油一酯、长链脂肪酸被吸收后，在小肠细胞中重新合成甘油三酯，并和磷脂、胆固醇和蛋白质形成混合乳糜微粒，由淋巴系统进入血循环。

血液中的乳糜微粒是一种密度最低、颗粒最大的脂蛋白，是食物脂肪运输的主要形式，可随血液遍布全身以满足机体对脂肪和能量的需求，最终被肝脏吸收。脂肪的消化与吸收如图2-6所示。

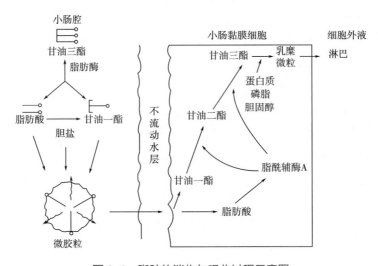

图2-6 脂肪的消化与吸收过程示意图

三、 蛋白质的消化与吸收

（一）消化

蛋白质的消化自胃开始，但由于胃蛋白酶的消化作用较弱，所以蛋白质在胃中的消化很不完全，食物蛋白质的消化主要在小肠中进行。食糜自胃进入小肠后，蛋白质的不完全水解产物在胰蛋白酶的作用下，被分解为游离氨基酸和寡肽，其中 1/3 为游离氨基酸，2/3 为寡肽。寡肽在小肠黏膜细胞氨基肽酶的作用下再被分解为二肽，二肽再经二肽酶的作用被分解成游离氨基酸，如图 2-7 所示。

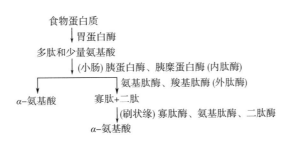

图 2-7　蛋白质的消化示意图

（二）吸收

蛋白质被消化后的终产物氨基酸和一些小肽最终被小肠黏膜吸收，如图 2-8 所示。氨基酸的吸收主要在小肠上段进行，为主动转运过程，黏膜面和浆膜面均有氨基酸载体。现已证实氨基酸转运载体有三种，它们分别转动中性、酸性或碱性氨基酸。这些转运系统多与 Na^+ 转运耦联，为继发性主动转运。

一般来讲，中性氨基酸的转运比酸性或碱性氨基酸速度快。与单糖的吸收相似，氨基酸的吸收也是通过与钠吸收耦联的，钠泵的活动被阻断后，氨基酸的转运便不能进行。氨基酸吸收的路径几乎完全是经血液的，当小肠吸收蛋白质后，门静脉血液中的氨基酸含量即增加。

完整的蛋白质是否可被人的小肠上皮细胞吸收？有研究报道，少量的食物蛋白质可通过胞饮作用完整地进入血液，由于吸收的量很少，从营养的角度来看是无意义的；相反，它们常可作为抗原而引起过敏反应或中毒反应，对人体造成不利影响。

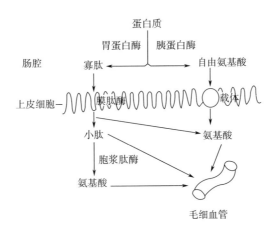

图 2-8　蛋白质消化吸收示意图

四、 维生素与矿物质的消化与吸收

人体消化道内没有分解维生素的酶，维生素和矿物质从食物中释放出来之后通过主动转运或被动扩散的方式直接被吸收利用。但胃液的酸性、肠液的碱性等环境条件、其他食物成分以及氧的存在都可能对不同维生素产生影响。某些脂溶性维生素，如维生素 A，在消化过程中可能被分解破坏。摄入足量的抗氧化剂，如维生素 E，能减少维生素在消化过程中的氧化分解。

矿物质在食物中有些是呈离子状态存在的，如钠、钾、钙；有些是与有机成分结合存在，如乳酪蛋白中的钙结合在磷酸根上，铁大多存在于血红蛋白、肌红蛋白中，许多微量元素存在于特定的酶中。人的胃肠道对它们的利用程度很大程度上取决于食物的性质及其成分之间的相互作用。

水在胃中吸收很少，主要由小肠吸收，大肠可吸收通过小肠吸收后余下的水分。小肠吸收水分主要靠渗透作用来完成。

🔍 思考与练习

1. 参与人体消化的器官有哪些？并简述其主要作用。
2. 食物蛋白质在机体内是如何被消化、吸收的？

CHAPTER

第三章

人体必需营养素与能量

3

[学习重点]

了解各种营养素的生理功能、常见营养素缺乏的原因和膳食参考摄入量。掌握各种营养素的主要食物来源、膳食影响因素、常见缺乏症；人体能量消耗及来源；必需氨基酸、食物蛋白质互补作用、必需脂肪酸、血糖生成指数及膳食纤维、食物特殊动力作用等概念；蛋白质营养学评价。

第一节 蛋 白 质

蛋白质（proteins）是生命的物质基础，没有蛋白质就没有生命。蛋白质主要由碳、氢、氧、氮组成，有些蛋白质还含有硫、磷、铁和铜等元素。不同蛋白质分子质量可以相差几千倍，但是氮元素在各种蛋白质中含量稳定，一般含量在16%左右，所以常以食物中氮的含量来测定蛋白质的含量。

正常人体内16%~19%是蛋白质，人体的蛋白质始终处于不断分解又不断合成的动态平衡之中；每天有3%的蛋白质代谢，由此可以达到组织蛋白不断更新和修复的目的。

一、 蛋白质的分类

（一）根据各种食物蛋白质所含必需氨基酸的种类、数量及比值分类

1. 完全蛋白质

完全蛋白质是一类优质蛋白质，它们所含的必需氨基酸种类齐全，数量充足，比例适当。这一类蛋白质不但可以维持人体健康，还可以促进生长发育。动物性食品如奶、蛋、鱼、肉中的蛋白质都属于完全蛋白质。

2. 半完全蛋白质

半完全蛋白质所含氨基酸虽然种类齐全，但其中某些氨基酸的数量不能满足人体的需要。它们可以维持生命，但不能促进生长发育。植物性食物如小麦中的麦胶蛋白便是半完全蛋白质，含赖氨酸很少。

3. 不完全蛋白质

不完全蛋白质不能提供人体所需的全部必需氨基酸，单纯靠它们既不能促进生长发育，也不能维持生命。如玉米中的玉米胶蛋白、动物结缔组织和肉皮中的胶质蛋白、豌豆中的豆球蛋白等均属于不完全蛋白质。

（二）根据各种食物蛋白质的性质分类

1. 动物性蛋白质

动物性蛋白质主要来源于禽、畜及鱼类的肉、蛋和乳等。其蛋白质含量较高，吸收与利用较好，因此比一般的植物性蛋白质营养价值高。

2. 植物性蛋白质

植物性蛋白质主要来源于米面类、豆类等。不同植物性食物如米面类和豆类的蛋白质营养价值不同。米面类来源的蛋白质中缺少赖氨酸，营养价值较低；大豆蛋白质含量高于谷类，也高于肉类和蛋类，且氨基酸组成较谷类好，是植物中蛋白质质量和数量最佳来源之一。

二、 蛋白质的功能

1. 人体组织的构成成分

人体的任何组织和器官都以蛋白质作为重要的组成成分，所以人体在生长过程中就包含着蛋白质的不断增加。人体的瘦肉组织中含有大量蛋白质（肌肉、心肝、肾等），骨骼和牙齿中含有大量的胶原蛋白，指甲中含有大量的角蛋白。总之，蛋白质是人体不可缺少的构成成分。

2. 构成体内各种重要的生理活性物质

如大多数酶是蛋白质酶，在物质的合成和分解代谢中起着重要的催化作用；有些激素是蛋白质，如胰岛素、生长激素、甲状腺素等，调节各种生理过程并维持内环境的稳定；抵抗外来微生物侵袭和其他有害物质入侵的抗体和细胞免疫因子是蛋白质；血液凝固、视觉形成、人体运动等重要的生理功能都有蛋白质参与。

3. 供给热能

蛋白质是三大产热营养素（蛋白质、脂肪、碳水化合物）之一，当机体需要时蛋白质可被代谢分解，释放出能量。1g 蛋白质产生 16.7kJ（4.0 kcal）的能量。

三、 氨 基 酸

蛋白质是由许多氨基酸（amino acid）以肽键连接在一起，再通过螺旋、折叠等修饰，形成一定空间结构的大分子物质。由于其氨基酸的种类、数量、排列次序和空间结构千差万别，就构成了无数种功能各异的蛋白质，也才有了丰富多彩、奥妙无穷的生物世界。构成人体蛋白质的氨基酸有 20 种，见表 3-1。

表 3-1 构成人体蛋白质的氨基酸

氨基酸	英文名	氨基酸	英文名
必需氨基酸		**非必需氨基酸**	
异亮氨酸	Isoleucine（Ile）	丙氨酸	Alanine（Ala）
亮氨酸	Leucine（Leu）	精氨酸	Arginine（Arg）
赖氨酸	Lysine（Lys）	天门冬氨酸	Aspartic（Asp）
蛋氨酸	Methionine（Met）	天门冬酰胺	Asparagine（Asn）
苯丙氨酸	Phenylalanine（Phe）	谷氨酸	Glutamic acid（Glu）
苏氨酸	Threonine（Thr）	谷胺酰胺	Glutamine（Gln）
色氨酸	Tryptophan（trp）	甘氨酸	Glycine（Gly）
缬氨酸	Valine（Val）	脯氨酸	Proline（Pro）
组氨酸	Histidine（His）	丝氨酸	Serine（Ser）
条件必需氨基酸			
半胱氨酸	Cysteine（Cys）		
酪氨酸	Tyrosine（Tyr）		

资料来源：孙长颢，《营养与食品卫生学》，2013。

（一）必需氨基酸

必需氨基酸（essential amino acid）指人体不能合成或合成数量不足，必须每日由膳食供给才能满足机体生理需要的氨基酸。构成人体的 20 种氨基酸中，有 9 种氨基酸是必需氨基酸，包括异亮氨酸、苯丙氨酸、蛋氨酸、苏氨酸、赖氨酸、亮氨酸、缬氨酸、色氨酸和组氨酸（组氨酸为婴儿的必需氨基酸）。其余则为非必需氨基酸，可在人体内由其他氨基酸转变。在人体合成蛋白质时，非必需氨基酸与必需氨基酸同等重要。

人体对必需氨基酸的需要量随着年龄的增长而不断下降。成人同婴儿相比有显著下降。婴儿和儿童对蛋白质和必需氨基酸的需要量比成人高，主要用来满足其生长发育的需要。

（二）半必需氨基酸

半胱氨酸和酪氨酸在体内可分别由蛋氨酸和苯丙氨酸转变而来，如果膳食中能直接提供这两种氨基酸，则人体对蛋氨酸和苯丙氨酸的需要量可分别减少 30%～50%。所以半胱氨酸和酪氨酸是可以减少人体对某些必需氨基酸需要量的氨基酸，称为半必需氨基酸（semiessential amino acid），也称条件必需氨基酸（conditionally essential amino acid）。

（三）氨基酸模式

所谓氨基酸模式（amino acid pattern），就是蛋白质中各种必需氨基酸的构成比例。其计算方法是将该种蛋白质中的色氨酸含量定为 1，分别计算出其他必需氨基酸的相应比值，这一系列的比值就是该种蛋白质的氨基酸模式。

氨基酸模式常用来反映不同来源蛋白质在必需氨基酸的种类和数量上的差异。几种食物蛋白质氨基酸模式和人体蛋白质氨基酸模式比较见表 3-2。

表 3-2 　　　　　　　　　　几种食物和人体蛋白质氨基酸模式

氨基酸	人体	全鸡蛋	鸡蛋白	牛乳	猪瘦肉	牛肉	大豆	面粉	大米
异亮氨酸	4.0	2.5	3.3.	3.0	3.4	3.2	3.0	2.3	2.5
亮氨酸	7.0	4.0	5.6	6.4	6.3	5.6	5.1	4.4	5.1
赖氨酸	5.5	3.1	4.3	5.4	5.7	5.8	4.4	1.5	2.3
蛋+半胱氨酸	3.5	2.3	3.9	2.4	2.5	2.8	1.7	2.7	2.4
苯丙+酪氨酸	6.0	3.6	6.3	6.1	6.0	4.9	6.4	5.1	5.8
苏氨酸	4.0	2.1	2.7	2.7	3.5	3.0	2.7	1.8	2.3
缬氨酸	5.0	2.5	3.5	3.5	3.9	3.2	3.5	2.7	3.4
色氨酸	1.0	1.0	1.0	1.0	1.0	1.0	1.0	1.0	1.0

资料来源：孙长颢，《营养与食品卫生学》，2017。

食物蛋白质氨基酸模式与人体蛋白质氨基酸模式越接近时，必需氨基酸被充分利用的程度越高，食物蛋白质的营养价值也就相对较高。动物蛋白质如蛋、乳、肉、鱼及大豆的氨基酸模式与人体最接近，称为优质蛋白质。其中鸡蛋蛋白质与人体蛋白质氨基酸模式最接近，在实验中常将其作为参考蛋白（reference protein），即用来测定其他蛋白质质量的标准蛋白。

（四）限制氨基酸与蛋白质的互补作用

1. 限制氨基酸

当食物蛋白质中任何一种或几种必需氨基酸含量较低，可导致体内氨基酸的不平衡，使其他必需氨基酸在体内不能被充分利用而浪费，造成其蛋白质营养价值降低。如植物性蛋白质因相对缺少赖氨酸、蛋氨酸、苏氨酸和色氨酸，其营养价值相对较低。这些含量相对较低的必需氨基酸称为限制氨基酸（limiting amino acid），其中含量最低的称为第一限制氨基酸，依次为第二限制氨基酸、第三限制氨基酸等。

2. 蛋白质的互补作用

由于各种食物蛋白质中必需氨基酸的含量和比值不同，故可将富含某种必需氨基酸的食物与缺乏该种必需氨基酸的食物互相搭配食用，必需氨基酸可互相补充，使蛋白质的氨基酸模式更接近人体的需要，从而提高蛋白质的生物学价值，这种作用称为蛋白质的互补作用。

四、 蛋白质的代谢

肠道中被消化吸收的蛋白质每天约有 70g 左右，其不仅来自食物，部分也来自肠道脱落的黏膜细胞和消化液等，其中大部分可被消化和吸收，未被吸收的通过粪便排出体外，这种蛋白质中的氮称为内源性氮或粪代谢氮。

进入细胞的氨基酸少数用于合成体内含氮化合物，主要被用来重新合成人体蛋白质，以达到机体蛋白质的不断更新和修复。大约 30% 用于合成肌肉蛋白、50% 用于体液、器官蛋白质合成，其余 20% 用于合成白蛋白、血红蛋白等其他机体蛋白质。未被利用的氨基酸则经代谢转变成尿素、氨、尿酸和肌酐等，由尿和其他途径排出体外或转化为糖原和脂肪。同样由尿排出的氮也包括来自食物中的氮和内源性氮两种，尿氮占总排出氮的 80% 以上。

机体每日由于皮肤、毛发和黏膜的脱落，妇女月经期的失血等，以及肠道菌体死亡排出，损失约 20g 以上的蛋白质，这种氮排出是机体不可避免的氮消耗，称为必要氮损失。因此，理论上只要从膳食中获得相当于必要氮损失量的蛋白质，即可满足人体对蛋白质的需要。

五、氮 平 衡

体内的蛋白质处于不断分解与合成的动态变化之中。氮平衡（nitrogen balance）是摄入蛋白质的量和排出蛋白质的量之间的关系，可以间接地反映人体蛋白质的营养状况。氮平衡关系式：氮平衡＝摄入氮−排出氮（尿氮＋粪氮＋经皮肤排出的氮）。

当摄入氮和排出氮相等时为零氮平衡（zero nitrogen balance），健康的成人应维持零氮平衡并富裕5%；当摄入氮多于排出氮时为正氮平衡（positive nitrogen balance），儿童处于生长发育阶段、妇女怀孕时、疾病恢复时以及运动、劳动需要增加肌肉时均应保证适当的正氮平衡，以满足机体对蛋白质额外的需要；当摄入氮少于排出氮时为负氮平衡（negative nitrogen balance），人在饥饿、疾病、老年时一般处于这种状况，应注意尽可能减轻或改变负氮平衡。

通常能量供给不足，或活动量过大和应激状态，都可促使机体趋向负氮平衡，使机体出现生长发育迟缓、体重减轻、贫血、免疫功能低下、易感染、智力发育障碍，严重时可引起营养性水肿等。

六、 食物蛋白质营养学评价

评价食物蛋白质的营养价值，对于食品品质的鉴定、新食品资源的研究和开发、指导人群膳食等许多方面都是十分重要的。各种食物蛋白质的含量、氨基酸模式等都不一样，人体对不同的蛋白质的消化、吸收和利用程度也存在差异，所以食物蛋白质营养学评价主要从蛋白质含量、蛋白质消化率和蛋白质利用率三方面进行。

（一）蛋白质的含量

虽然蛋白质的含量不等于质量，但是没有一定含量，质量再好的蛋白质其营养价值也有限，所以蛋白质的含量是食物蛋白质营养价值的基础。蛋白质含氮较稳定，多数蛋白质的平均含氮量为16%，可通过凯氏定氮法测定食物中总氮量，并乘以6.25来表示蛋白质含量，即：

$$蛋白质含量＝所得含氮量×6.25$$

扩展阅读：商家为什么要往乳粉里添加三聚氰胺？

三聚氰胺是一种无色（白色）、无味的化工原料，不法分子往乳粉里加入三聚氰胺，主要是想提高蛋白质的含量（而且加后不易被发现）。因为我国检查乳粉是否合格，主要是看乳粉中蛋白质含量，蛋白质含量则看乳粉整体的含氮量，而三聚氰胺中含氮量非常高，这样在乳粉中添加就可以冒充乳粉中的蛋白质。

蛋白质主要由氨基酸组成，其含氮量一般不超过30%，而三聚氰胺的分子中含氮量为66%左右。通用的蛋白质测试方法凯氏定氮法是通过测出含氮量来估算蛋白质含量，因此，添加三聚氰胺会使食品的蛋白质检测含量偏高，从而使劣质食品能够通过食品检验机构的测试。

各个品牌乳粉中蛋白质含量为15%~20%，蛋白质中含氮量平均为16%。有人估算，在植物蛋白粉和饲料中使检测蛋白质含量增加一个百分点，用三聚氰胺的花费只有用真实蛋白质原料花费的1/5。以某合格牛乳蛋白质含量为2.8%计算，含氮量为0.44%，某合格乳粉蛋白质含量为18%计算，含氮量为2.88%。而三聚氰胺含氮量为66.6%，是牛乳的151倍，是乳粉的23

倍。每100g牛乳中添加0.1g三聚氰胺，就能提高0.4%的蛋白质含量。商家以此谋得暴利。

（二）蛋白质消化率

蛋白质消化率（digestibility）反映蛋白质的消化和吸收两个方面，一是蛋白质在消化道内被分解的程度，二是蛋白质消化后，氨基酸和肽被吸收进入肠道的程度。蛋白质消化率越高，被机体吸收利用的可能性越大，营养价值也就越高。

蛋白质消化率计算公式：

$$蛋白质表观消化率（\%）=[（食物氮-粪氮）/食物氮]×100\%$$

$$蛋白质真消化率（\%）=[食物氮-（粪氮-粪代谢氮）/食物氮]×100\%$$

影响蛋白质消化率的因素包括：①不同食物中蛋白质消化率不同。如动物性食物的蛋白质消化率一般高于植物性食物，如肉类的蛋白质消化率可达92%~94%，蛋类为98%，而米饭、面制品为82%，土豆为74%。这是因为植物性食物的蛋白质往往被膳食纤维所包裹，与消化酶接触程度较差，不易消化吸收。②加工方式可影响食物蛋白质的消化率。整粒大豆食用时其蛋白质消化率仅为60%，而加工成豆腐时蛋白质消化率可提高到90%以上，这主要是因为加工后的制品去除了大豆中的纤维素和其他不利于蛋白质消化吸收的影响因素，如抗胰蛋白酶因子和抗糜蛋白酶因子等，提高了大豆蛋白质的消化吸收程度。

（三）蛋白质生物学价值

蛋白质生物学价值（简称生物价，biological value，BV）反映蛋白质消化吸收后在体内被储留和利用的程度。生物学价值越高，表明其被机体利用程度越高。蛋白质生物学价值的高低取决于必需氨基酸的含量和比值。食物蛋白质的必需氨基酸比值与人体组织蛋白质中氨基酸比值越接近，该食物蛋白质生物学价值越高。各种食物蛋白质生物学价值各不相同，一般动物性食物蛋白质生物学价值比植物性食物要高。

蛋白质生物学价值计算公式：

$$蛋白质生物学价值=储留氮/吸收氮×100$$

$$吸收氮=食物氮-（粪氮-粪代谢氮），储留氮=吸收氮-（尿氮-尿内源性氮）$$

生物学价值越高表示蛋白质被机体利用程度越高，最大值为100。生物学价值对指导肝、肾病人的膳食很有意义。生物价高表明食物蛋白质中氨基酸主要用来合成人体蛋白质，极少有过多的氨基酸经肝、肾代谢而释放能量或由尿排出过多的氮，从而大大减少了肝肾的负担。几种食物蛋白质的消化率（%）和生物价见表3-3。

表3-3 几种食物蛋白质的消化率和生物价

食物	真消化率/%	生物价	食物	真消化率/%	生物价
鸡蛋	97	94	大米	87	77
牛乳	95	90	面粉	96	67
鱼	94	83	小米	79	57
玉米	85	60	花生	94	59
豆子	78	64	豆腐		65

资料来源：孙长颢，《营养与食品卫生学》，2013。

七、　蛋白质的参考摄入量及食物来源

机体每天不断地分解消耗蛋白质，又不能储存蛋白质，为了补充身体所需的蛋白质，机体每天需要从食物中获取蛋白质。人体内存在着氮平衡，通过膳食给人体提供的蛋白质应满足机体的这种平衡，长时间不恰当的正氮平衡或负氮平衡都可对人体造成危害。

理论上成人每天约 30 g 蛋白质就可以满足零氮平衡，但从安全性和消化吸收等其他因素考虑，成人按 0.8g/（kg·d）摄入蛋白质为宜。但目前，我国膳食蛋白质的主要来源仍以粮谷类为主，所以成人蛋白质推荐摄入量为 1.16g/（kg·d）。按能量计算，蛋白质摄入占膳食总能量的 10%～12%，儿童青少年为 12%～14%。除了保证数量外，还要保证优质的动物及豆类蛋白质的摄入至少占 1/3 以上。

蛋白质广泛存在于动物和植物性食物中。动物性食物中蛋白质含量高（如畜禽类、蛋类和鱼蛋白质含量为 10%～20%）、质量好、利用率高，是优质蛋白质的良好来源；而植物性食物蛋白质含量较低（为 8%～10%），且蛋白质利用率亦较低。所以，日常生活中多注意蛋白质互补，适当进行食物搭配是非常重要的。大豆蛋白质含量为 20%～40%，是植物性食物中蛋白质含量最高的，并且大豆含赖氨酸较高，对粮谷类蛋白质有较好的互补作用。此外，大豆不仅可提供丰富的优质蛋白质，其保健功能也越来越被人们所认识。牛乳蛋白质含量为 1.5%～3.8%，也是优质蛋白质的重要食物来源，但我国人均牛乳的年消费量不高，应大力提倡我国各类人群增加牛乳和大豆及其制品的消费。

八、　蛋白质的缺乏与过量

蛋白质是人体不可缺少的重要营养物质，蛋白质的缺乏会给人体造成灾难性的创伤。蛋白质缺乏在成人和儿童中都有发生，但处于生长发育期的儿童更为敏感。蛋白质缺乏往往同时伴有能量和其他营养素的缺乏（如维生素和矿物质等）。据世界卫生组织估计，目前世界上大约有 500 万儿童患蛋白质-能量营养不良，其中大多数是由于贫困和饥饿造成的，主要分布在非洲、中美洲、南美洲、中东、东亚和南亚地区。

蛋白质-能量营养不良有两种类型，一种是能量摄入基本满足，而蛋白质摄入不足的儿童营养性疾病，称为水肿型。主要表现为腹、腿部水肿，虚弱，表情淡漠，生长迟缓，头发变色、发脆、易脱落，易感染等疾病。另一种是蛋白质和能量均严重不足的儿童营养性疾病，称为消瘦型。患儿消瘦明显，因易感染其他疾病而死亡。也有人认为此两种营养不良性疾病是蛋白质-能量营养不良的不同阶段。对成人来说，蛋白质摄入不足同样可引起体力下降、浮肿、抗病力减弱。

扩展阅读：婴儿为何变成"大头娃娃"？

背景：2003 年，在安徽阜阳农村，很多刚出生不久的婴儿陆续患上一种怪病，头脸肥大、四肢细短、全身浮肿，成了畸形的"大头娃娃"。安徽阜阳市人民医院、阜阳市妇幼保健医院、阜阳太和县中医院等医院的儿科已经收治了 171 例"大头娃娃"，其中有 13 名"大头娃娃"不幸死亡。根据医院的诊断，这些婴儿所患的都是营养不良综合征，而扼杀这些幼小生命的"元凶"，正是蛋白质等营养元素指标严重低于国家标准的劣质婴儿乳粉。

为了彻底搞清楚到底是什么原因导致"大头"怪病在安徽阜阳农村流行，阜阳市疾病预防

控制中心对这些婴儿所吃的乳粉中蛋白质含量进行了检测，结果让所有人都感到震惊。这些乳粉蛋白质含量大多数只有 2%~3%，有的甚至只有 0.37%。这样的乳粉可以说是没有什么营养价值（按照当时的国家标准 GB 10766—1997《婴儿配方乳粉Ⅱ，Ⅲ》，0~6 月婴儿配方乳粉蛋白质含量是 12%~18%）。除此之外，钙、钾等矿物质和磷、铁、锌等微量元素的含量也普遍不合格，有的甚至还含有亚硝酸盐之类的杂质，这就是为什么有的患儿会嘴唇青紫，"这显然是中毒了。""大头"怪病的起因终于水落石出，只是令谁都没有想到，本该是为婴儿提供营养的乳粉，最后竟然成了伤害婴儿的罪魁祸首。

蛋白质，尤其是动物性蛋白质摄入过多同样有害。第一，过多的动物蛋白质的摄入往往伴随着过多的动物脂肪和胆固醇的摄入。第二，过多的蛋白质本身也会产生有害影响。人体不贮存过多的蛋白质，因此必须将摄入过多的蛋白质经肝肾分解，产生氮类物质排出体外，这一过程需要大量水分，从而加重了肾脏的负荷，若肾功能不全，则危害就更大。过多动物性蛋白质的摄入还会造成含硫氨基酸摄入过多，这样可加速骨骼中钙质的丢失，易产生骨质疏松。另外，有研究表明，摄入过多的蛋白质与一些癌症相关，尤其是结肠癌、乳腺癌和肾癌。

第二节 脂 类

脂类（lipids）是一大类具有重要生物学作用的化合物，能溶于有机溶剂及其他脂溶性物质而不溶于水，是食物中产生能量最高的营养素。营养学上重要的脂类主要有甘油三酯（triglycerides）、磷脂（phospholipids）和固醇类（sterols）。人体内脂类 95% 是甘油三酯，5% 是其他脂类，主要包括磷脂和胆固醇。

一、甘 油 三 酯

甘油三酯也称为脂肪或中性脂肪。每个脂肪分子是由一个甘油分子和三个脂肪酸化合而成。甘油三酯因其所含脂肪酸的链的长短、饱和程度和空间结构不同，而呈现不同的特性和生理功能。

（一）人体内甘油三酯的生理功能

人体内的甘油三酯主要分布于腹腔、皮下和肌肉纤维之间。

1. 贮存和提供能量

当人体摄入能量不能及时被利用或过多时，就转变为脂肪而贮存起来。当机体需要时，脂肪细胞中的脂酶立即分解甘油三酯释放出甘油和脂肪酸进入血液循环，和食物中被吸收的脂肪一道被分解，释放出能量以满足机体的需要。人体在休息状态下，60% 的能量来源于体内脂肪，而在运动或长时间饥饿时，体脂提供的能量更多。由于甘油三酯中碳、氢的含量高于蛋白质和碳水化合物中的含量，所以可提供的能量也相对较多。体内每 1g 脂肪产生的能量约为 39.7kJ。

体内脂肪细胞的贮存和供能有两个特点：一是脂肪细胞可以不断地贮存脂肪，至今还未发现其吸收脂肪的上限，所以人体可因不断地摄入过多的能量而不断地积累脂肪，导致越来越胖；

二是机体不能利用脂肪酸分解的含二碳的化合物合成葡萄糖，所以脂肪不能给脑和神经细胞以及血细胞提供能量。人在饥饿时必须消耗肌肉组织中的蛋白质和糖原来满足机体的能量需要，节食减肥的危害性之一就在于此。

2. 维持体温正常

脂肪不仅可直接提供能量，皮下脂肪组织还可起到隔热保温的作用，使体温能达到正常或恒定。

3. 保护作用

脂肪组织在体内对器官有支撑和衬垫作用，可保护内脏免受外力伤害。

4. 内分泌作用

近些年来，脂肪组织的内分泌功能越来越受到人们的重视，现已发现的由脂肪组织所分泌的因子有瘦素、肿瘤坏死因子、白细胞介素-6、白细胞介素-8、血管紧张素原、雌激素、胰岛素样生长因子等。这些脂肪来源的因子参与机体的代谢、免疫、生长发育等生理过程。脂肪组织内分泌功能的发现是近年内分泌领域的重大进展之一，也为人们进一步认识脂肪组织的作用开辟了新的起点。

5. 帮助机体有效地利用碳水化合物和节约蛋白质

脂肪在体内代谢分解的产物可以促进碳水化合物的能量代谢，使其更有效地释放能量。充足的脂肪还可以保护体内蛋白质不被用来作为能源来源物质，而使其有效地发挥其他重要的生理功能，脂肪的这种功能称为节约蛋白质功能。

6. 机体重要的构成成分

细胞膜中含有大量脂肪酸，是维持细胞正常的结构和功能不可缺少的重要成分。

（二）食物中甘油三酯的功能

食物中的甘油三酯除了提供给人体能量和作为人体脂肪的合成材料以外，还有一些特殊的营养学上的功能。

1. 增加饱腹感

脂肪由胃进入十二指肠时，可刺激产生肠抑胃素，使肠蠕动受到抑制，造成食物由胃进入十二指肠的速度相对缓慢。食物中脂肪含量越多，胃排空的时间越长。

2. 改善食物的感官性状

脂肪作为食品烹调加工的重要原料，可以改善食物的色、香、味、形，达到美化食物和促进食欲的良好作用。如烘焙糕点时，适量加入植物油可使糕点更加可口。

3. 提供脂溶性维生素

食物脂肪中同时含有各类脂溶性维生素，如维生素 A、维生素 D、维生素 E、维生素 K。脂肪不仅是这类脂溶性维生素重要的食物来源，如植物油提供丰富的维生素 E，同时还可以促进这些维生素在肠道的吸收。

二、磷　　脂

磷脂是甘油三酯中一个或两个脂肪酸被含磷酸的其他基团所取代的一类脂类物质。其中最重要的磷脂是卵磷脂，它是由一个含磷酸胆碱基团取代甘油三酯中一个脂肪酸而形成的。磷脂是除甘油三酯以外体内最大的脂类，主要存在于脑和神经组织、骨髓及心、肝、肾等器官中。食物如蛋黄、植物种子及大豆中也含有丰富的磷脂。

同甘油三酯一样，磷脂可以提供能量；是细胞膜的构成成分，由于具有极性和非极性的双重特性，因此可以帮助脂类或脂溶性物质如脂溶性维生素、激素等顺利通过细胞膜，促进细胞内外的物质交流；作为乳化剂，磷脂可以使体液中的脂肪悬浮在体液中，有利于其吸收、转运和代谢；磷脂还能防止胆固醇在血管内沉积、降低血液黏度、促进血液循环，同时改善脂肪的吸收和利用，因此可以预防心血管疾病；食物中的磷脂被机体消化吸收后释放出胆碱，进而合成神经递质乙酰胆碱，促进、改善大脑组织和神经系统的功能。由于磷脂的乳化作用，在食品加工中也被作为乳化剂广泛应用。

如果机体缺乏磷脂会造成细胞膜结构受损，出现毛细血管脆性和通透性增加，皮肤细胞对水的通透性增高引起水代谢紊乱，产生皮疹等。

三、胆 固 醇

固醇类是一类含有多个环状结构的脂类化合物，因其环外基团不同而不同。固醇类广泛存在于动物和植物性食物中。

（一）人体内胆固醇的来源

胆固醇是最重要的一种固醇，人体内胆固醇的来源有两条途径：一为内源性胆固醇，即由肝脏合成（占80%），当摄入胆固醇后，肝内含量升高，可反馈抑制关键性酶使肝内合成减少，但不能降低肝外组织的合成，故仍可升高血浆胆固醇水平；二为外源性胆固醇，即来源于动植物食品（占20%），包括动物固醇和植物甾醇。动物性食物如蛋黄、脑、内脏等中含有胆固醇，长期过多摄入动物性食品有导致血液胆固醇升高的可能。

无论来自食物中的胆固醇或在体内合成的胆固醇，都可影响血液中胆固醇水平。当血液中胆固醇过高时，可能引起动脉粥样硬化，所以，人们认为胆固醇完全是一种有害物质。但实际上胆固醇是人体内必不可少的脂类物质，对人体有着重要的生理功能。

（二）胆固醇的功能

1. 构成细胞膜的重要成分

人体内90%的胆固醇存在于细胞内。

2. 合成重要的活性物质

胆固醇是体内许多重要的活性物质的合成材料，如胆汁、性激素、肾上腺素等，因此，肾上腺皮质中作为激素合成原料的胆固醇含量很高，主要作为激素合成的原料。

3. 可转变成维生素 D_3

体内的胆固醇也是合成维生素 D_3 的重要原料，如胆固醇在体内可转变成 7-脱氢胆固醇，后者在皮肤中经紫外线照射可转变成维生素 D_3。

由于机体既可以利用食物中的胆固醇，又可以利用内源性胆固醇，因此一般不存在胆固醇缺乏。实验证明，长期过量摄入动物性食品有导致血液胆固醇升高的可能。但胆固醇并非越少越好。美国和瑞士科学家认为，血液中正常的胆固醇含量有一定的抗癌功能。所以，过多的胆固醇有害，但过少也不行，应保持在正常水平为宜。对于那些需要降低血液胆固醇的人们，限制饱和脂肪酸的摄入量要比仅仅限制胆固醇的摄入效果好。

与来源于动物食物的胆固醇不同的是，来源于植物食物的植物甾醇，如豆固醇、谷固醇（主要存在于大豆油、麦胚油、菜籽油、燕麦油等植物油中），不仅不易被肠道吸收，并可干扰外源性胆固醇被肠道吸收和内源性胆固醇的重新吸收，所以，植物甾醇具有降低人和动物血液胆固醇的作用。

四、脂 肪 酸

目前已知自然界的脂肪酸有 40 多种，见表 3-4。脂肪酸的基本分子式如下：$CH_3[CH_2]_n$ COOH，基本上都是偶数碳原子。脂肪酸是根据碳的数目和不饱和双键的数目来命名和表达的。例如，油酸含有 18 个碳和一个不饱和双键，以 C18：1 表示；棕榈酸含有 16 个碳，没有不饱和双键，故以 C16：0 表示。

表 3-4　　　　　　　　　　　　　　常见的脂肪酸

名称	代号
丁酸（butyric acid）	C4：0
己酸（caproic acid）	C6：0
辛酸（caprylic acid）	C8：0
癸酸（capric acid）	C10：0
月桂酸（lauric acid）	C12：0
肉豆蔻酸（myristic acid）	C14：0
棕榈酸（palmitic acid）	C16：0
棕榈油酸（palmitoleic acid）	C16：1，*n*-7 *cis*
硬脂酸（stearic acid）	C18：0
油酸（oleic acid）	C18：1，*n*-9 *cis*
反油酸（elaidic acid）	C18：1，*n*-9 *trans*
亚油酸（linoleic acid）	C18：2，*n*-6，9，all *cis*
α-亚麻酸（α-linolenic acid）	C18：3，*n*-3，6，9，all *cis*
γ-亚麻酸（γ-linolenic acid）	C18：3，*n*-6，9，12 all *cis*
花生酸（arachidic acid）	C20：0
花生四烯酸（arachidonic acid）	C20：4，*n*-6，9，12，15 all *cis*
二十碳五烯酸（eicosapentaenoic acid，EPA）	C20：5，*n*-3，6，9，12，15 all *cis*
芥子酸（erucic acid）	C22：1，*n*-9 *cis*
二十二碳五烯酸（鳈鱼酸）（clupanodonic acid）	C22：5，*n*-3，6，9，12，15 all *cis*
二十二碳六烯酸（docosahexenoic acid，DHA）	C22：6，*n*-3，6，9，12，15，18 all *cis*
二十四碳单烯酸（神经酸）（nervonic acid）	C24：1，*n*-9 *cis*

注：all *cis*：都是顺式，*trans*：反式。

资料来源：孙长颢，《营养与食品卫生学》，2017。

（一）脂肪酸的分类

1. 根据碳链的长短分类

脂肪酸按其碳链长度可分为：短链脂肪酸（＜ 6 个碳）、中链脂肪酸（8~12 个碳）和长链脂肪酸（14~24 个碳），食物中主要以 18 碳脂肪酸为主。

2. 按脂肪酸的空间结构分类

根据空间结构不同可分为顺式脂肪酸和反式脂肪酸。在自然状态下，大多数不饱和脂肪酸为顺式脂肪酸，天然的反式脂肪酸只有少数，主要存在于牛奶和奶油中，但在食品加工过程中，不饱和脂肪酸的不饱和键能与氢结合变成饱和键，随着饱和程度的增加，油类可由液态变为固态，此过程称为氢化（hydrogenation）。在氢化过程中，其中会有一些仍未被饱和的不饱和脂肪酸由顺式转化为反式，成为反式脂肪酸。反式脂肪酸可升高低密度脂蛋白（LDL）胆固醇，降低高密度脂蛋白（HDL）胆固醇，因而与许多疾病之间存在关联。

3. 根据饱和程度分类

（1）饱和脂肪酸（saturated fatty acid，SFA）　即没有不饱和双键的脂肪酸。动物脂肪中饱和脂肪酸多（脂肪的饱和程度与熔点有关，饱和程度越高，熔点越高），常温下呈固态，称为脂，如猪油、牛油；植物脂肪中不饱和脂肪酸多，常温下呈液态，称为油，如花生油、芝麻油。研究表明，血液中胆固醇的含量受食物中饱和脂肪酸的影响，因为饱和脂肪酸可增加肝脏合成胆固醇的速度，提高血胆固醇的浓度，摄入过多易引发高血压、冠心病。

（2）单不饱和脂肪酸（monounsaturated fatty acid，MUFA）　有 1 个不饱和双键的脂肪酸，主要是油酸。含单不饱和脂肪酸较多的油品为橄榄油、花生油等。它具有降低坏的胆固醇、提高好的胆固醇比例的功效，所以，单不饱和脂肪酸具有预防动脉硬化的作用。

（3）多不饱和脂肪酸（polyunsaturated fatty acid，PUFA）　含 2 个以上不饱和双键的脂肪酸。多不饱和脂肪酸主要存在于植物油中，含量较多的如玉米油、黄豆油、葵花籽油等。膳食中最主要的多不饱和脂肪酸为亚油酸、亚麻酸、花生四烯酸、二十碳五烯酸 EPA、二十二碳六烯酸（DHA）等。人体需要的多不饱和脂肪酸有一些除了可以从食物中得到外，还可以自身合成，但如亚油酸、亚麻酸只能由食物来供给，因此称为必需脂肪酸。

所谓必需脂肪酸（essential fatty acid），是指人体不可缺少而自身又不能合成，必须通过食物供给的脂肪酸。真正意义的必需脂肪酸是亚油酸（C 18：2，n-6）和 α-亚麻酸（C 18：3，n-3）。事实上，许多脂肪酸，如花生四烯酸、二十碳五烯酸、二十二碳六烯酸等都是人体不可缺少的脂肪酸，但人体可利用亚油酸和 α-亚麻酸来合成这些脂肪酸。

必需脂肪酸主要有以下一些生理功能：①构成磷脂的组成成分，磷脂是细胞膜的主要结构成分，必需脂肪酸是膜磷脂具有流动性的物质基础，所以必需脂肪酸与细胞膜的结构和功能直接相关。②是合成前列腺素的前体物质。前列腺素具有多种生理功能，如使血管扩张和收缩、神经刺激的传导、影响肾脏对水的排泄等，乳中的前列腺素还可以防止婴儿消化道损伤等。③与胆固醇的代谢有关。体内大约 70% 的胆固醇与脂肪酸酯化成酯。在低密度脂蛋白和高密度脂蛋白中，胆固醇与亚油酸形成亚油酸胆固醇脂，然后被转运和代谢。高密度脂蛋白可将胆固醇运往肝而被代谢分解，从而降低体内胆固醇的含量。

必需脂肪酸缺乏可引起生长迟缓、生殖障碍、皮肤损伤以及肾脏、肝脏、神经和视觉方面的许多疾病。有关必需脂肪酸对心血管疾病、炎症、肿瘤等多方面影响的研究，目前也是营养学的一个热门课题。

4. 按双键位置分类

目前国际上一般从 CH_3— 的碳（为 ω 碳）起，计算不饱和脂肪酸中不饱和双键的位置。如油酸的表达式为 C 18：1，ω-9，即碳链由 18 个碳组成，有一个不饱和双键，从甲基端数起，不饱和双键在第九和第十碳之间；亚油酸为 C18：2，ω-6，即有 2 个不饱和双键，第一个不饱和双键从甲基端数起，在第六和第七碳之间。此外，国际上还有以 n 来代替 ω 的表示方法，如 ω-9 可写成 n-9。

（二）营养学上最具价值的脂肪酸

各种脂肪酸的结构不同，功能也不一样。目前认为，在营养学上最具价值的脂肪酸有两类，即 $n-3$ 系列和 $n-6$ 系列不饱和脂肪酸。

1. $n-3$ 系列不饱和脂肪酸

亚麻酸作为 $n-3$ 系列脂肪酸的前体，可转变生成二十碳五烯酸（EPA）、二十二碳六烯酸（DHA）等其他 $n-3$ 系列脂肪酸（图 3-1）。

（1）EPA 和 DHA　EPA 与 DHA 都属于 $n-3$ 系列的多不饱和脂肪酸，虽然亚麻酸在人体内可以转化为 EPA 和 DHA，但此反应在人体中的速度很慢且转化量很少，远远不能满足人体的需要，因此必须从食物中直接补充。在自然界，EPA 与 DHA 主要存在于深海冷水鱼体内，海鱼随季节、产地不同，鱼油 EPA、DHA 含量在 4%~40%。

（2）EPA 和 DHA 的生理功能

①维护脑和视网膜功能和延缓脑的衰老：DHA 是构成脑磷脂的重要成分，主要以磷脂形式存在于脑组织中的中枢神经系统细胞和视网膜细胞中，它占了人脑脂肪的 10%，对脑神经传导和突触的生长发育极为有利。有研究发现，EPA 能迅速在脑中转化成 DHA 并蓄积，这说明 DHA 是人的大脑发育、成长的重要物质之一。与其他脂肪酸不同的是，DHA 优先由母体转移至胎儿的全身循环中，并有临床证据表明，血浆中含有较多 DHA 的孕妇生出的胎儿的中枢神经系统成熟得较快。在胎儿时期，从受精卵在母亲子宫内分裂开始就需要 DHA，因此，孕妇应摄入足量的 DHA，对促进胎儿大脑的发育和脑细胞的增殖有重要作用。DHA 不足，婴幼儿脑发育障碍，青少年智力低下，中老年脑神经过早退化。

动物实验还证实，若神经系统和视网膜中 DHA 积累不足，可以导致视网膜电流图波形改变及视觉灵敏度下降。多吃富含 DHA 的鱼类，在脑神经，特别是神经突触的磷脂中有较多 DHA 分布，对维护神经正常功能有益。

DHA 对维持脑功能和延缓脑衰老也起重要作用。人的记忆、思维能力取决于控制信息传递的脑细胞、突触等神经组织的功能，即信息在神经系统内的传递范围、方向和作用。DHA 有助于其结构完整、功能发挥。如果缺乏 DHA，已形成的脑神经突触会逐渐萎缩，脑细胞间的信息传递能力就会下降，进而对信息传递、思维能力产生不良影响。日本学者研究证实，DHA 在一定程度上可以提高脑的柔软性，抑制脑的老化，有益健脑。DHA 还能改善心脑血管功能和大脑供能状况，使大脑的自我营养体得到完善，因而对因年龄等萎缩死亡的脑细胞起明显的修复作用。所以，给大脑补充 DHA 在一定程度上具有防治老年性痴呆的作用。

②预防心脑血管疾病：DHA 和 EPA 具有明显的降血脂效应，主要表现在降低血清甘油三酯、总胆固醇、低密度脂蛋白、极低密度脂蛋白和升高血清密度的作用。一般认为，DHA 和 EPA 降血脂的机制是增加胆固醇的排泄，抑制内源性胆固醇合成，改变脂蛋白中脂肪酸的组成，从而增加其流动性，减少极低密度脂蛋白中甘油三酯及载脂蛋白 B 的合成，抑制人单核细胞产生血小板活性因子，从而具有预防心血脑管疾病的作用。

③抑制肿瘤生长：流行病学调查发现，以海产食物为主食的爱斯基摩妇女，因患乳腺癌而死亡的人非常少。日本学者成泽富雄报道，鱼油中 EPA 和 DHA 均具有抑制直肠癌的作用，而且 DHA 的抑制效果更强。Dustin 等发现 DHA 能抑制巨噬细胞的激活且具有杀伤肿瘤细胞的活性。动物实验表明，EPA 和 DHA 对化学致癌剂引起的乳腺癌、结肠癌、前列腺癌、胰腺癌或移植瘤有延迟发生与减少数目的作用，但其作用机制尚未完全阐明。

④抗炎、抑制过敏反应：爱斯基摩人患喘息性气管炎、风湿性关节炎、红斑狼疮等以自身免疫异常为原因的慢性炎症性疾病的发病率明显低于当地的白种人。大量从海鱼、海兽中摄取 EPA、DHA 无疑是一个重要的原因。补充鱼油可减轻胶原所致关节炎，鱼油还具有显著抗皮炎作用，降低银屑病发病率。动物实验发现，饲喂 EPA 的动物，其实验性炎症水肿程度可降低。

2. n-6 系列不饱和脂肪酸

亚油酸和花生四烯酸（二十碳四烯酸，AA）是 n-6 系列不饱和脂肪酸中重要的脂肪酸，对于哺乳动物来说是必需的。这类脂肪酸完全来自植物，主要是植物油。

（1）亚油酸　亚油酸是人体必需的脂肪酸，由于亚油酸能降低血液胆固醇，预防动脉粥样硬化而备受重视。研究发现，胆固醇必须与亚油酸结合后，才能在体内进行正常的运转和代谢。如果缺乏亚油酸，胆固醇就会与一些饱和脂肪酸结合，发生代谢障碍，在血管壁上沉积下来，逐步形成动脉粥样硬化，引发心脑血管疾病。但是，如果亚油酸摄取过多，会引起过敏、衰老等病症，还会抑制免疫力、减弱人体的抵抗力，大量摄取时还会引发癌症。

（2）花生四烯酸　花生四烯酸是半必需脂肪酸，在体内可由亚油酸转化而来（图 3-1）。花生四烯酸参与生物合成类二十烷酸物质，如前列腺素 E_2（PGE_2）、前列腺环素（PGI_2）、血栓烷素 A_2（TXA_2）和白细胞三烯等。这些类二十烷酸是很多生化过程中重要和有利的调节剂，在协调细胞间生理学作用中起重要作用，如调节血压和血脂、血栓的形成，以及调节机体对伤害、感染的免疫反应等。许多必需脂肪酸的缺乏体征可能是因类二十烷酸化合物代谢的改变而引起。但在食用花生四烯酸时一定要注意不可过量，如花生四烯酸具有降低血压的作用，过量时会引起血压升高；可抑制血液凝固，过量时会促进血液凝固；可改善过敏症状，过量时会引发过敏。

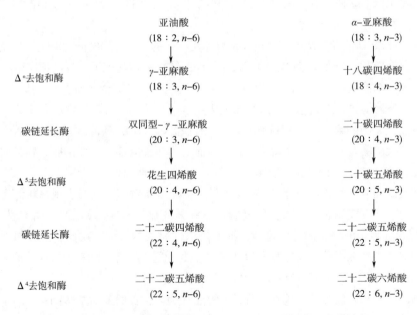

图 3-1　体内多不饱和脂肪酸（n-3、n-6 系列）合成途径

资料来源：摘自孙长颢，《营养与食品卫生学》，2017。

扩展阅读：鱼油与 ω-3 多不饱和脂肪酸

鱼油不等于 ω-3 多不饱和脂肪酸。一直以来鱼油倍受消费者和学术界的高度关注和追捧，但跟普通人不同，与其说科学家认可鱼油，不如说是认可鱼油中的 ω-3 多不饱和脂肪酸，鱼油不等于 ω-3。就像蔬菜不等于维生素 C，只是鱼油是自然界中能直接提取到的 ω-3 多不饱和脂肪酸含量最高的物质。初次提取的鱼油中含有 20%~30% 的 ω-3 多不饱和脂肪酸，经过多次加工提纯之后纯度可以提升到 80%~90%。ω-3 多不饱和脂肪酸纯度越高的鱼油，吸收效率越高，安全性也更高。

鱼油和鱼肝油是同一种东西吗？鱼油和鱼肝油不是同一种东西。对比一下鱼油和鱼肝油，它们的差异是显而易见的。

成分不同：鱼油的主要成分是 ω-3 多不饱和脂肪酸中的血管清道夫 EPA 和脑黄金 DHA；鱼肝油的主要成分是维生素 A 和维生素 D。

使用人群不同：主要成分为 ω-3 多不饱和脂肪酸的鱼油多为中老年人日常保健服用，高含量 DHA 的产品对胎儿和婴幼儿的大脑发育有好处；而鱼肝油主要为缺乏维生素 A 和维生素 D 的婴幼儿服用。

五、 脂 类 转 运

机体每天从胃肠道吸收 50~100g 甘油三酯、4~8g 磷脂和 300~450mg 胆固醇。

肝脏将来自食物的脂肪、内源性脂肪和蛋白质等合成极低密度脂蛋白（very-low lipoprotein，VLDL），并随着血液供应机体对甘油三酯的需要；随着其中甘油三酯的减少，同时又不断地集聚血中胆固醇，最终形成了甘油三酯少而胆固醇多的低密度脂蛋白（LDL）；血流中的低密度脂蛋白，一方面满足机体对各种脂类的需要，一方面也可被细胞中的低密度脂蛋白受体结合进入细胞，凭此可适当调节血中胆固醇的浓度。但低密度脂蛋白过多，可引起动脉粥样硬化等疾病。体内还可合成高密度脂蛋白，其重要的功能就是将体内的胆固醇、磷脂运回肝脏进行代谢。血液中低密度脂蛋白低一些，高密度脂蛋白高一些，对预防动脉粥样硬化有益。

六、 脂类的供给量及食物来源

脂肪的供给量以占膳食总能量比例计，中国营养学会制定的推荐摄入量（RNI）为成年人脂肪供热占总能量的 20%~30%。必需脂肪酸的供给不宜过多，一般认为应占全日总能量的 3%。膳食总脂肪中的饱和脂肪酸：单不饱和脂肪酸：多不饱和脂肪酸以 1:1:1 为宜。n-3 脂肪酸与 n-6 脂肪酸的摄入比例，大多数学者建议 1:(4~6) 较适宜。胆固醇的摄入量每天应不超过 300mg。要注意限制反式脂肪酸的摄入。

膳食脂肪主要来源于动物脂肪组织、肉类及植物的种子。动物脂肪中饱和脂肪酸和单不饱和脂肪酸含量较多，而多不饱和脂肪酸含量较少。海生动物和鱼也富含不饱和脂肪酸，如深海鱼贝类食物含二十碳五烯酸（EPA）和二十二碳六烯酸（DHA）相对较多。植物脂肪（或油）主要富含不饱和脂肪酸如亚油酸、亚麻酸，但椰子油、棕榈油则富含饱和脂肪酸。

磷脂含量较多的食物为蛋黄、肝脏、大豆、麦胚和花生等。含胆固醇丰富的食物是动物脑、肝、肾等内脏和蛋类，肉类和乳类也含有一定量的胆固醇（大豆富含豆固醇）。

几种食物的脂肪、胆固醇含量见表3-5。

表3-5 几种食物的脂肪、胆固醇含量

食物	脂肪/ （g/100g）	胆固醇/ （mg/100g）	食物	脂肪/ （g/100g）	胆固醇/ （mg/100g）
猪肉（肥）	88.6	109	带鱼	4.9	76
猪肉（后肘）	30.8	87	黄鱼	2.5	86
猪蹄	18.8	192	鸡蛋	8.8	585
牛肉	2.3	54	鸡蛋黄	28.2	1510
羊肉	3.9	83	鸭肉	13.0	565
鸡	9.4	106	核桃	58.8	—
鸡翅	11.8	113	花生米（炸）	48.0	—
鸡腿	13.0	162	葵花籽	52.8	—
草鱼	5.2	86			

资料来源：孙长颢，《营养与食品卫生学》，2017。

知识链接：色拉油和调和油

色拉油：色拉油俗称凉拌油，有译沙拉油，是将各种植物原油经脱胶、脱酸、脱色、脱臭、脱蜡、脱脂等工序精制而成的高级食用植物油。可生吃，因特别适用于西餐"色拉"凉拌菜而得名。色拉油呈淡黄色，澄清、透明、无气味、口感好，用于烹调时不起沫、烟少。

色拉油除主要用作冷餐凉拌油外，还可用于煎、炒、炸等，能保持蔬菜和其他食品原有的品味和色泽；还可以作为人造奶油、起酥油、蛋黄酱及各种调味油的原料油。通常进行烧烤时在铁板、石锅、烧烤网上涂刷，还可以辅助烧烤。但反复经高温加热的色拉油营养价值遭到破坏，应避免使用反复经高温加热的油。

色拉油含有丰富的亚油酸等不饱和脂肪酸，具有降低血脂和血胆固醇的作用，在一定程度上可以预防心血管疾病；还含有一定的豆类磷脂，有益于神经、血管、大脑的发育生长；色拉油因不含致癌物质黄曲霉素和胆固醇，对机体有保护作用。色拉油是符合食品卫生和安全要求的食用油。目前市场上供应的色拉油有大豆色拉油、菜籽色拉油、葵花籽色拉油和米糠色拉油等。

调和油：又称高合油，是将两种以上经精炼的植物油如花生油、菜籽油、大豆油、葵花籽油、棉籽油等（香味油除外）按比例（脂肪酸组成）调配制成的食用油，再经脱酸、脱色、脱臭、调合成为调和油。它有助于改善油品的营养价值或风味。调和油香味浓郁，营养均衡，绝少油烟，并富含维生素E及多不饱和脂肪酸。调和油澄清、透明，可作熘、炒、煎、炸或凉拌用油。

第三节 碳水化合物

碳水化合物（carbohydrate）是由碳、氢、氧三种元素组成的有机化合物，因分子式中氢和氧的比例恰好与水相同（2：1）而得名。但因为一些不属于碳水化合物的分子也有同样的元素组成比例，如甲醛（CH_2O）、醋酸（$C_2H_4O_2$）等，因此，国际化学名词委员会在1927年曾建议用"糖"一词来代替碳水化合物，但由于习惯和接受率，碳水化合物一词仍被广泛使用。

一、碳水化合物的分类

碳水化合物按其分子结构可分为单糖、双糖、寡糖和多糖。

（一）单糖

单糖（monosaccharide）是指分子结构中含有3~6个碳原子的糖。食物中的单糖有葡萄糖、果糖和半乳糖，以己糖为主，还有少量的戊糖，如核糖、脱氧核糖、阿拉伯糖和木糖等。

1. 葡萄糖

葡萄糖（glucose）是构成食物中各种糖类的最基本单位，不需要经过消化过程就能直接被人体小肠细胞吸收。葡萄糖是人体内主要以游离形式存在的单糖，对血液中的葡萄糖即血糖浓度保持恒定具有极其重要的生理意义。葡萄糖有D型和L型之分，人体只能代谢D型葡萄糖而不能利用L型。所以有人用L型葡萄糖作甜味剂，可达到增加食品的甜味而不增加能量摄入的双重目的。葡萄糖以单糖的形式存在于食物中是比较少的。

2. 果糖

果糖（fructose）是葡萄糖的同分异构体，主要存在于水果和蜂蜜中。在糖类中，果糖最甜，其甜度是蔗糖的1.2~1.5倍，作为甜味剂广泛应用于食品工业。如人工制作的玉米糖浆含果糖可达到40%~90%，是饮料、冷冻食品、糖果蜜饯生产的重要原料。

3. 半乳糖

半乳糖（galactose）是哺乳动物乳汁中乳糖的重要组成成分，很少以单糖方式存在于食品中。半乳糖在人体内先转变为葡萄糖后才能被利用。母乳中的半乳糖是在体内重新合成的，而不是从食物中获得的。

（二）双糖

双糖（disaccharide）由两分子单糖缩合而成，不能直接被人体吸收，必须经过酸或酶的水解作用变成单糖后才能被人体吸收。常见的天然存在于食物中的双糖有蔗糖、麦芽糖和乳糖等。

1. 蔗糖

蔗糖（sucrose）由一分子葡萄糖和一分子果糖连接而成。蔗糖在植物界分布最广泛，如甘蔗、甜菜和蜂蜜中含量较多。日常食用的白糖即是蔗糖，是从甘蔗和甜菜中提取的。蔗糖是人类使用最多的甜味剂。

2. 麦芽糖

麦芽糖（maltose）由两分子葡萄糖连接而成。麦芽糖大量存在于发芽的谷粒，特别是麦芽中，在自然界中很少以游离状态存在。麦芽糖是淀粉的组成成分，淀粉在酶的作用下可降解生成大量的麦芽糖，人们在咀嚼米饭、馒头时感到的甜味就是由淀粉水解的麦芽糖带来的。用大麦淀粉酶水解淀粉，可以得到产率为80%的麦芽糖，广泛用于制糖、制酒工业。

3. 乳糖

乳糖（lactose）由葡萄糖和半乳糖连接而成。乳糖主要存在于哺乳动物的乳汁中，鲜乳中含乳糖4%~7%，占乳类提供的总能量的30%~50%，是唯一动物来源的糖类。乳糖是婴儿碳水化合物的主要来源，有利于保持肠道中合适的菌群数量，并能促进钙的吸收，对婴儿有重要意义。高等植物花粉管及微生物中也含有少量乳糖。

4. 海藻糖

海藻糖（trehalose）由两分子葡萄糖构成。海藻糖存在于真菌及细菌中，如食用蘑菇中含量较多，可作为食品、蔬菜、水果的保鲜剂。

（三）寡糖

寡糖（oligosaccharide）又称低聚糖，是由3~10个单糖构成的一类小分子多糖，主要有棉籽糖和水苏糖。低聚糖不能被肠道消化酶分解而消化吸收，但在大肠中可被肠道细菌代谢，产生气体和其他产物，引起肠腔胀气，通过适当加工可减小其不良影响。有一些不被人体利用的寡糖可被肠道有益细菌（如双歧杆菌）利用，促进这类菌群的生长繁殖，对机体可起到保健作用。

寡糖甜度低，热量低，基本不增加血糖和血脂的浓度，因此常作为功能性食品添加剂，广泛应用于食品、保健品、饮料、医药、饲料等领域。它是替代蔗糖的新型功能性糖源，具有广泛适用范围和应用前景，近年来在国际上颇为流行。美国、日本、欧洲等地均有规模化生产，我国低聚糖的开发和应用始于20世纪90年代中期，近几年发展迅猛。

（四）多糖

多糖（polysaccharide）是由10个以上单糖组成的高分子碳水化合物。组成多糖的单糖可以相同也可以不同。由相同的单糖组成的多糖称为均多糖，如淀粉、纤维素和糖原；由不同的单糖组成的多糖称为杂多糖，如阿拉伯胶是由戊糖和半乳糖等组成。

多糖在自然界分布广、种类多，作用也不相同。有的是构成植物骨架结构的组成成分，如纤维素；有的是作为动植物贮藏的养分，如糖原和淀粉；有的具有特殊的生物活性，如大豆低聚糖、香菇多糖等。

食物中的多糖一部分可以被人体消化吸收，如淀粉、糊精；而另一部分不能被人体消化吸收，如纤维素、半纤维素、木质素、果胶等。营养学上最重要的多糖有糖原、淀粉和纤维。

1. 糖原

糖原（glycogen）也称动物淀粉，在肝脏和肌肉中合成并贮存。肝脏中贮存的糖原可维持正常的血糖水平，肌肉中的糖原可提供肌体运动所需要的能量，尤其是高强度和持久运动时的能量。由于食物中糖原含量很少，故食物不是主要来源。

2. 淀粉

淀粉（starch）是由很多葡萄糖组成的、能被人体消化吸收的植物多糖，主要贮存在植物细胞中，尤其是根、茎和种子细胞中，是人类碳水化合物的主要来源，也是最丰富、最廉价的能量营养素。淀粉水解到双糖阶段为麦芽糖，完全水解后得到葡萄糖。

淀粉部分水解可产生被称为糊精的混合物（不是有意义的碳水化合物的食物来源，主要用作食品添加剂、胶水、浆糊，并用于纸张和纺织品的制造等），完全水解时的最终产物为单糖。

淀粉根据其结构可分为直链淀粉（amylose）和支链淀粉（amylopectin）。前者易使食物老化，后者易使食物糊化。食物中含有的支链淀粉越多，则黏性越大，在一般的玉米和小麦中含有20%~25%的直链淀粉，75%~80%的支链淀粉，糯性粮食如糯米、糯玉米、糯高粱中含有更多的支链淀粉。

3. 纤维

纤维（fiber）是指存在于植物中不能被人体消化吸收的多糖（由于纤维中的葡萄糖分子以β键连接，不能被体内淀粉酶水解）。根据其水溶性不同将纤维分为两类，即可溶性纤维和不溶性纤维。

（1）可溶性纤维　可溶性纤维（soluble fiber）指既可溶解于水、又可以吸水膨胀并能被大肠中微生物酵解的一类纤维，存在于植物细胞液和细胞间质中，主要有果胶、树胶（gum）和黏胶（mucilage）等。果胶（pectin）通常存在于水果和蔬菜中，尤其是柑橘类和苹果中含量较多。在食品加工中常用果胶作为增稠剂制作果冻、色拉调料、冰淇淋和果酱等。果胶分解后产生甲醇和果胶酸，这就是过熟或腐烂的水果中及各类果酒中甲醇含量较多的原因。树胶、黏胶以及阿拉伯胶（arabic gum）、瓜拉胶（guar gum）均属于可溶性纤维，在食品加工中可作为稳定剂。

（2）不溶性纤维　不溶性纤维（insoluble fiber）包括纤维素、木质素和一些半纤维素。纤维素是植物细胞壁的主要成分，其构成成分和淀粉一样，而葡萄糖分子间的连接不同，一般不能被肠道微生物分解。半纤维素是谷类纤维的主要成分，包括戊聚糖、木聚糖、阿拉伯糖和半乳聚糖等，能被肠道微生物分解。木质素是植物木质化形成的非碳水化合物，不能被人体消化吸收。各种纤维的来源和主要功能见表3-6。

表3-6　　　　　　　　　　　　　　　纤维的种类、食物来源和主要功能

	主要食物来源	主要功能
不溶性纤维		
木质素	所有植物	正在研究中
纤维素	所有植物	增加粪便体积
半纤维素	小麦、黑麦、大米、蔬菜	促进胃肠蠕动
可溶性纤维		
果胶、树胶、少数半纤维素	柑橘类、燕麦制品和豆类	延缓胃排空时间、减缓葡萄糖吸收、降低血胆固醇

资料来源：陈炳卿，《营养与食品卫生学》，2000。

知识链接：术语和定义

益生元：益生元的概念是由不消化的碳水化合物派生出来的，是指不被人体消化系统消化和吸收，能够选择性地促进宿主肠道内原有的一种或几种有益细菌（益生菌）生长繁殖的物质，通过有益菌的繁殖增多，抑制有害细菌生长，从而达到调整肠道菌群、促进机体健康的目的。这类物质最具代表性的有乳果糖、异麦芽低聚糖等。

可消化的碳水化合物：是指可被人体消化吸收的碳水化合物，因其吸收入血并能引起血糖

水平升高，也称为生血糖碳水化合物（glycemic carbohydrate），包括单糖、双糖，淀粉（抗性淀粉除外）和部分具有生糖作用的糖醇。

不消化的碳水化合物：指不能直接提供可在小肠消化且直接吸收入血的碳水化合物（主要指半纤维素和纤维素），也被称为非生血糖碳水化合物（non-glycemic carbohydrate）。常见的不消化的碳水化合物如部分糖醇、低聚糖、膳食纤维等。

扩展阅读：大豆低聚糖（SOS）

大豆低聚糖是大豆中所含可溶性碳水化合物的总称，它是功能性低聚糖，属于益生元的一种。大豆低聚糖主要由水苏糖四糖、棉籽糖（或称蜜三糖）等组成，主要分布在大豆胚轴中，成熟后的大豆中约含有10%低聚糖。

大豆低聚糖可促进双歧杆菌等益生菌的增殖，减少人体肠道内产生有毒产物细菌的繁衍，具有防止便秘、调节脂肪代谢、降低血压、增强免疫力、抗肿瘤、保护肝脏等作用。由于大豆低聚糖具有诸多优点，在食品行业广泛应用于果汁饮料、酸乳、巧克力、儿童食品以及点心、饼干、挂面、保健食品、奶粉等食品中。

大豆低聚糖是一种低甜度、低热量的甜味剂，其甜度为蔗糖的70%，热量是8.36kJ/g，仅是蔗糖热量的1/2，而且安全无毒，可代替部分蔗糖作为一种具有保健功能的甜味剂。

二、 碳水化合物的功能

（一） 人体内碳水化合物的功能

1. 提供和贮存能量

碳水化合物在体内消化吸收完全，是人体最主要和最经济的供能物质。如脑和神经组织、血细胞、皮肤、睾丸等组织，葡萄糖是唯一的能量来源。糖原为糖在体内的贮存形式，肝脏约贮存机体内1/3的糖原，一旦机体需要，肝脏中的糖原分解为葡萄糖进入血液循环，提供机体尤其是脑、神经细胞和红细胞对能量的需要。肌肉中的糖原只满足自身的能量需要。但体内的糖原贮存仅维持数小时，必须不断从膳食中得到补充。

2. 参与构成重要的生命物质

碳水化合物以糖脂、糖蛋白和蛋白多糖的形式参与细胞膜、结缔组织、黏蛋白的构成，也是遗传物质脱氧核糖核酸（DNA）、核糖核酸（RNA）的组成成分。

3. 节约蛋白质作用

当体内碳水化合物供给充足时，蛋白质可执行其特有的生理功能而免除被作为能量消耗。由于脂肪不能转变成葡萄糖，当体内碳水化合物供给不足时，就要动用体内蛋白质，甚至是组织器官（如肌肉、肝、肾、心脏）中的蛋白质，久之就会对人体造成损害。节食减肥的危害性也与此有关，特别是完全不吃主食，只吃肉类是不适宜的，因肉类中含碳水化合物很少，这样机体组织将用蛋白质产热，对机体没有好处。

4. 抗生酮作用

脂肪在体内被彻底分解代谢需要三羧酸循环中葡萄糖代谢中间产物的协同作用。脂肪酸在体内分解所产生的乙酰基需与葡萄糖代谢中间产物草酰乙酸结合进入三羧酸循环，最终被彻底氧化产生能量。如果膳食中碳水化合物摄入不足，从而使草酰乙酸供应减少，会使脂肪不完全氧化而产生过多的酮体在体内集聚。尽管肌肉和其他组织可利用酮体产生能量，但过多的酮体可引起酮血症，影响机体酸碱平衡。而体内充足的碳水化合物就可以起到抗生酮作用。人体每天至少需要 50~100g 碳水化合物才能防止酮血症的产生。

（二）食物碳水化合物的功能

1. 主要的能量营养素

膳食中的碳水化合物是人类最主要的能量营养素，1g 葡萄糖在体内完全分解氧化可产生 16.7kJ 能量。依据我国居民的膳食结构特点，人体所需的能量 60% 由碳水化合物提供。这种膳食结构不仅经济，而且科学和有利于健康。

2. 改变食物的色、香、味、型

利用碳水化合物的各种性质可加工出色、香、味、型各异的多种食品。如糖和氨基化合物可以发生美拉德反应，使食品具有特殊的色泽和香味，如面包表面的金黄色和香气。食糖的甜味更是食品烹调加工中不可缺少的原料。

3. 提供膳食纤维

膳食纤维的最好来源是天然的食物，如豆类、谷类、新鲜的水果和蔬菜等。膳食纤维因其重要的生理功能，日渐受到人们的重视。

三、 乳糖不耐症

世界各地都有一部分人有不同程度的乳糖不耐受（世界上完全没有乳糖不耐受的人仅古 30% 左右），他们不能或只能少量地分解吸收乳糖，大量的乳糖因未被吸收而进入大肠，在肠道细菌作用下产酸、产气，引起胃肠不适、胀气、痉挛和腹泻等，称为乳糖不耐症（lactoseintolerance）。造成乳糖不耐受的原因主要有：①先天性缺少或不能分泌乳糖酶；②某些药物如抗癌药物或肠道感染而使乳糖酶分泌减少；③更多的人是由于年龄增加，乳糖酶水平不断降低，一般自 2 岁以后到青年时期，乳糖酶水平可降到出生时的 5%~10%。为了克服乳糖不耐受，可选用经发酵的乳制品如酸乳代替鲜乳，可减少因乳糖不耐受而引起的胀气，发酵乳中的乳糖已有 20%~30% 被降解，易于消化吸收。另外，逐步增加摄入量和坚持不断摄入牛乳及其制品也是很好的克服和减轻乳糖不耐受的办法。

四、 碳水化合物的食物来源与膳食参考摄入量

富含碳水化合物的食物主来有粮谷类、薯类、根茎类等。粮谷类含碳水化合物 60%~80%，薯类含量为 15%~29%。各种食糖，如蔗糖、乳糖、果糖等也提供能量，但除供能外，几乎不含其他营养素，营养价值远不如粮谷类和薯类。全谷类、蔬菜和水果是膳食纤维的良好来源，一般含量在 3% 以上。

根据我国膳食碳水化合物的实际摄入量和 FAO/WHO 的建议，除 2 岁以下的婴儿，碳水化合物应提供 55%~65% 的膳食总能量。精制糖（食糖）的摄入量不能超过每天总能量的 10%。

五、 膳 食 纤 维

在 20 世纪 70 年代以前，营养学中没有"膳食纤维"这个名词，只有"粗纤维"（是食物经酸和碱加热处理后的剩余残渣），而粗纤维曾被认为是对人体不起营养作用的非营养成分。

现研究表明，膳食纤维与人体健康关系密切，有多种防治疾病的功效。由于膳食纤维在预防人体胃肠道疾病和维护胃肠道健康方面功能突出，因而有"肠道清洁夫"的美誉，也有称之为"第七大营养素"。

（一）膳食纤维的定义

从化学结构上看，膳食纤维也属于碳水化合物的一种，但与淀粉不同。所谓膳食纤维（dietary fiber）是指植物性食物或原料中糖苷键大于3个，不能被人体小肠消化和吸收，但对人体有健康意义的碳水化合物。主要来自植物性食物，多数是植物的支撑物和细胞壁。包括纤维素、半纤维素、树脂、果胶及木质素等。膳食纤维虽然不能被人体消化吸收，但膳食纤维在体内具有重要的生理作用，是维持人体健康必不可少的一类营养素。

（二）膳食纤维的生理作用

1. 增强肠道功能，有利粪便排出

膳食纤维可促进肠蠕动，并具有很强的吸水性，一方面可使肠道平滑肌保持健康和张力，另一方面使粪便由于含水分较多而膨胀变软，这样非常有利于粪便的排出。此外，膳食纤维及发酵产物可促进肠道有益菌生长繁殖，维持肠道正常菌群平衡，有益于肠道功能。

2. 控制体重和减肥，增加饱腹感

膳食纤维可以减缓食物由胃进入肠道的速度和吸水作用，产生饱腹感，可以减少能量的摄入，相对控制和降低膳食总能量，避免热能过剩而导致体内脂肪的过度积累，既可解决饱腹的问题，又可达到控制体重的目的。

3. 降低血胆固醇和血糖

膳食纤维可吸附胆酸，减少胆酸的重吸收，从而促进胆固醇转化为胆汁酸排出，降低血液胆固醇水平，尤其是可降低低密度脂蛋白胆固醇，对防治心脑血管疾病和胆石症有良好作用。

膳食纤维可减少小肠对糖的吸收，降低餐后血糖升高的幅度，降低血液中胰岛素水平或提高胰岛素的敏感性。这与可溶性膳食纤维的黏稠性、延缓胃的排空时间并减缓营养素在小肠中的吸收率有关。

4. 清除体内毒素，预防结肠癌

有研究表明，膳食纤维具有预防结肠癌的作用，主要是因为膳食纤维能吸附某些食品添加剂、残留农药、洗涤剂等有害物质，减少对人体的毒害作用。膳食纤维还能促进肠蠕动，并具有很强的吸水性，可增加粪便体积，缩短粪便在肠道的停留时间，增加排便量，对预防肠道疾病和肿瘤具有重要作用。此外，膳食纤维在大肠中被肠道细菌代谢分解产生一些短链脂肪酸，对肠道具有保护作用。

膳食纤维摄入过多对人体健康有一定的副作用。如影响供能营养素、钙、镁、锌的吸收率，也会影响血清铁和叶酸的含量，还可引起胃肠胀气和大便次数增多等腹部不适症状。

六、 食物血糖生成指数

碳水化合物的类型不同，消化吸收率不同，引起的餐后血糖水平也不同。20世纪80年代，国外学者提出了一个衡量碳水化合物对血糖反应的指标，即血糖生成指数。

1. 血糖生成指数的概念

血糖生成指数（glycemic index，GI）是指含50 g可利用碳水化合物的食物与相当量的葡萄糖在一定时间（一般为2h）体内血糖反应水平的百分比值，反映食物与葡萄糖相比升高血糖的

速度和能力。通常将葡萄糖的血糖生成指数定位 100。

食物的 GI 是反映食物类型和碳水化合物消化吸收水平的一个参数，是衡量食物引起餐后血糖反应的一项有效指标。食物升高血糖的效应强弱，与食物的类型（如淀粉或非淀粉多糖）、在胃肠内消化吸收的速度（如碳水化合物本身的结构，如支链和直链淀粉）、食物的化学成分和含量（如膳食纤维、脂肪、蛋白质的多少）、加工方式（如颗粒大小、软硬、生熟、稀稠）有关。

一般而言，血糖生成指数在 55 以下时，可认为该食物为低 GI 食物，该类食物在胃肠中停留时间长，释放缓慢，升高血糖的程度小，葡萄糖进入血液后峰值低，下降速度慢，能大幅降低心脏疾病的风险；当血糖生成指数在 55~75 时，该食物为中等 GI 食物；当血糖生成指数在 75 以上时，该食物为高 GI 食物，即该类食物进入胃肠后消化快，吸收完全，葡萄糖迅速进入血液，升高血糖的程度大，对健康不利。

一般果糖和直链淀粉含量高的食物，GI 值偏低；膳食纤维含量高，一般 GI 值低；脂肪可延长胃排空和减少淀粉糊化，因此脂肪也有降低 GI 值的作用。值得注意的是，尽管含脂肪高的个别食物（如冰淇淋）GI 值较低，但对糖尿病患者来说仍是应限制的食物。

不同糖类的甜度与血糖生成指数并非是一致的，如果糖是目前已知天然糖中最甜的，但血糖指数较低，见表 3-7。

表 3-7 几种糖的血糖生成指数和相对甜度

名称	GI	相对甜度
葡萄糖	100	74.3
蔗糖	65.0	100
果糖	23.0	173
乳糖	46.0	16
麦芽糖	105.0	36.5

资料来源：中国营养学会，《中国居民膳食指南（2016）》，2016。

2. 血糖生成指数的应用

（1）控制血糖 保持血糖浓度的稳定对糖尿病患者非常重要。摄入低 GI 的食物后血糖仅有轻度或中度升高并缓慢回落，不会出现低血糖的现象，刺激胰岛素的释放也较少。而摄入高 GI 的食物往往伴随着血糖的大幅上升和迅速回落。所以，低 GI 的食物可有效控制餐后胰岛素和血糖异常，有利于血糖浓度保持稳定。

从临床治疗糖尿病的角度来看，可以选择最佳的碳水化合物食物。例如，在常用主食中，面食的 GI 比米饭低，而粗粮和豆类又低于米面，故糖尿病患者应多增加粗粮和面食的比例。常用食物的血糖生成指数见表 3-8。

（2）指导运动员饮食 在大量运动前应补充低 GI 的食物，低 GI 的食物可以温和地提高血糖水平，有利于维持稳定持续的血糖水平，并节约糖原，改善运动耐力。运动后应选用高 GI 的食物，可以迅速补充身体的能量消耗，有利于减轻运动后疲劳和体力恢复。

（3）改善胃肠功能 GI 高的食物消化吸收既快又好，适合胃肠功能差的人。低 GI 的食物含抗性淀粉或非淀粉多糖较多，有利于结肠内益生菌繁殖，促进排便。

目前，食物的 GI 概念和数值不仅用于糖尿病患者的膳食管理，还被广泛用于高血压患者和肥胖者的膳食管理、居民营养教育，并扩展到食欲研究等方面。

七、血糖负荷

血糖负荷（glycemic load；GL）用来评价某种食物摄入量对人体血糖影响的幅度。计算公式为：

$$GL=摄入食物中碳水化合物的质量×食物的 GI 值/100$$

GL>20 的为高 GL 食物，提示食用相当质量的食物对血糖的影响明显；GL 在 10~20 的为中 GL 食物，提示食用相当质量的食物对血糖的影响一般；GL<10 的为低 GL 食物，提示食用相当质量的食物对血糖的影响不大。

与 GI 相比，GL 是一个较新的概念，GL 的提出体现了碳水化合物数量对血糖的影响。如西瓜和苏打饼干的血糖生成指数都是 72，但 100g 食物所含糖类却大不相同，苏打饼干每 100g 含糖类约 76g，其血糖负荷＝72×（76/100）＝ 54.7；而 100g 西瓜所含糖类只有 7.5g，其血糖负荷＝72×（7.5/100）＝ 5.4。两者的血糖负荷相差 10 倍之多。可见，西瓜的血糖生成指数虽较高，但若少量食用如 100g，对血糖的影响并不显著。

近年来，有关将 GI 和（或）GL 应用于营养相关慢性病的预防和控制的研究已经取得了一些可喜的成绩，因此国内有学者指出，如果将 GI 和 GL 的概念纳入到现行的糖尿病患者的膳食结构中，能同时定量控制膳食总能量和血糖反应，为糖尿病防治提供一种更科学合理的饮食、治疗方法和营养宣传教育工具，将是十分有意义的。常见食物的 GI 和 GL 见表 3-8。

表 3-8　　　　　部分食物血糖生成指数（GI）与血糖负荷（GL）

食物名称	热量/kcal[1]	碳水化合物/g	GI	GL
馒头	223	47.0	88.1	41.4
面条	286	61.9	81.6	50.5
油条	388	51.0	74.9	50.5
米饭	116	25.9	83.2	21.5
大米粥	47	9.9	70	6.9
小米粥	46	8.4	61.5	5.2
玉米	112	22.8	12	2.7
荞麦	337	43.0	54.0	39.4
粉条	339	84.2	31	26.1
土豆	77	17.2	62	10.7
猕猴桃	61	14.5	53	7.7
蓝莓	57	14.5	34	5.4
苹果	54	13.5	36.0	4.9
葡萄	44	10.3	43.0	4.4
火龙果	59	13.9	25	3.5
面包	313	58.6	87.9	51.5

知识链接：无糖食品

无糖食品的诞生，为老年人特别是患有糖尿病的老年人带来了福音，丰富了老年人的饮食。而且，如今人们追求的不光是吃饱，而且要讲究健康，低脂、低糖饮食正形成一种新的消费潮流。一些企业看到这一商机后纷纷介入，推出各种无糖食品，如无糖饼干、无糖酸奶、无糖饮料……糖尿病人的专用食品琳琅满目。

所谓无糖食品，是相对于常规含糖食品而言，它不含精制糖，而用其他甜味剂代替，因此这个"无糖"，并不是指没有糖类。

根据《食品安全国家标准　预包装特殊膳食用食品标签》（GB 13432—2013）规定，"无糖"的要求是指固体或液体食品中每100g或100mL的含糖量不高于0.5g（含糖量指单糖、双糖等）。目前，在我国常用的食糖替代品有麦芽糖醇、山梨醇、木糖醇、乳糖醇等。

健康提示：糖尿病患者别迷信"无糖食品"，小心无糖食品的诱惑。

无糖糕点吃多了血糖也升高，质量可靠的无糖食品，糖尿病人也并非可以多吃。有些无糖食品的主料是粮谷类，如无糖汤圆、无糖糕点等，淀粉含量高。淀粉属于多糖，在人体中经消化分解成葡萄糖，同样能造成血糖的上升，糖尿病患者应少吃。而且，吃多了这类无糖食品，能量摄入过多，在人体内转化成脂肪。因此，"无糖食品"并不能降糖，特别是追求低糖时尚的健康人，没有必要一味选择无糖食品，只要注意别吃太多甜食就可以。

第四节　能　　量

能量（energy）是人体新陈代谢和维持生命活动的基础。人体为维持生命活动和从事体力活动，每天都需要一定的能量。在生命活动中，人体不断地从外界环境摄取食物，以获取所需要的能量和营养物质。产能营养素（碳水化合物、脂肪和蛋白质）进入机体后，通过生物氧化释放能量，一部分用于维持体温，另一部分形成三磷酸腺苷（ATP）贮存于高能磷酸键中，在生理条件下释放出能量供机体各组织器官活动所需。

一、能量单位与能量系数

（一）能量单位

国际上通用的能量单位是焦耳（J）、千焦耳（kJ）和兆焦耳（MJ）。营养学上使用最多的是卡（cal）和千卡（kcal）。两者之间的换算关系如下：

1千卡（kcal）≈4.184千焦耳（kJ）

1千焦耳（kJ）≈0.239千卡（kcal）

1兆焦耳（MJ）≈239千卡（kcal）

（二）能量系数

在体内，由于产能营养素在消化过程中不能完全被消化、吸收，所以，产能营养素也不是完全被氧化分解产生能量，特别是蛋白质可产生一些不能继续被分解利用的含氮化合物（如尿素、肌酐和尿酸等），将每克蛋白质产生的这些含氮物质在体外完全燃烧，还可以产生能量5.4kJ。因此，营养学上将每克产能营养素体内氧化产生的能量值称为生热系数（calorific coefficient/calorific value）。食物产能营养素的产能多少，经过换算其能量系数分别是：每克碳水化合物为 16.7 kJ（4.0 kcal），每克脂肪为 36.7kJ（9.0 kcal），每克蛋白质为 16.7 kJ（4.0 kcal）。

二、人体的能量消耗

人类从食物中所取得的热能用于生命活动的各种过程。因此，不同性别、年龄、劳动强度的人其能量的需要量各不相同。热能的需要量指的是维持身体正常生理功能及日常活动所需的一定数量的能量，如果能量低于这个数量，将对身体产生不良影响。

人体对能量的需要量取决于人体能量的消耗量，人体能量的消耗主要用于基础代谢、体力劳动和食物特殊动力作用 3 个方面。对于正在生长发育的儿童，还要增加生长发育所需要的能量。

（一）基础代谢

基础代谢（Basal metabolism，BM）又称基础能量消耗（basic energy expenditure，BEE），是指维持机体最基本的生命活动所需要的能量消耗，占人体能量消耗的 60%~70%。WHO/FAO 对基础代谢的定义是人体在安静和恒温条件下（一般 18~25℃）禁食 12h 后，静卧、放松而又清醒时的能量消耗。此时能量仅用于维持体温和呼吸、血液循环及其他器官最基本的生理需要。

基础代谢的水平用基础代谢率来表示（Basal metabolism rate，BMR），是指人体处于基础代谢状态下，每小时每千克体重（或每平方米体表面积）的能量消耗。表示单位为 kJ/（kg·h）或 kcal/（kg·h）、kJ/（m²·h）或 kcal/（m²·h）。

BMR 不仅与人的年龄、性别、体表面积等有关，而且还受人体的高级神经活动、内分泌系统状态、外界气候条件等因素的影响，概括起来包括以下几个方面。

1. 年龄与性别

婴幼儿时期和青春期是生长发育非常快的时期，也是基础代谢非常活跃的阶段，成年后随年龄增长基础代谢水平不断下降，一般儿童和青少年 BMR 比成人高 10%~12%，老年人比中年人低 10%~15%。更年期后 BMR 下降较多，能量消耗减少。在年龄、体表面积相同的情况下，女性的基础代谢率低于男性。

2. 体型与体表面积

基础代谢与体表面积的大小成正比，体表面积越大，向外环境散热越快，基础代谢能量消耗亦越高。因此，同等体重情况下瘦高者基础代谢能量消耗高于矮胖者。人体瘦组织（包括肌肉、心脏、肝和肾脏等）消耗的能量较大，占基础代谢的 70%~80%，所以瘦体质质量大、肌肉发达者，基础代谢水平高。年龄和体表面积相同，男性瘦体组织所占比例高于女性，其基础代谢能量消耗高于女性。

3. 生理与内分泌

在不同的生理状态下基础代谢能量消耗也不相同。孕期，孕妇的子宫、胎盘、胎儿的发育及体脂贮备以及乳母合成乳汁均需要额外的能量补充，故孕妇和乳母的基础代谢能量消耗较高。婴儿和青少年的基础代谢能量消耗相对较高。成年后，随着年龄增长基础代谢水平不断下降，30 岁以后每 10 年降低约 2%，更年期后下降较多，能量消耗减少。甲状腺激素、肾上腺素和去甲肾上腺素等分泌异常能使能量代谢增强，直接或间接影响人体基础代谢能量的消耗。

4. 其他因素

高温、寒冷、大量摄食、体力过度消耗以及精神紧张都可增高基础代谢水平。另外，在禁食、饥饿或少食时，基础代谢水平也相应降低。

（二）体力活动

人类的体力活动种类很多，如职业活动、社会活动、家务活动和休闲活动等。体力活动消耗的能量在人体总能量消耗中占主要部分。通常情况下，各种体力活动所消耗的能量占人体总能量消耗的15%~30%，但不同的体力活动，其能量消耗不同。

影响体力活动所消耗的能量的因素包括：①肌肉越发达，活动时消耗能量越多；②体重越重，做相同运动时所消耗的能量越多；③劳动强度越大、持续活动时间越长、工作越不熟练，消耗能量越多。

中国营养学会专家委员会在制定DRIs（2013年）时将我国成年人体力活动强度分为轻、中、重3级，成年人能量的推荐摄入量用BMR乘以不同的体力活动水平（physical activity level，PAL）系数进行计算。见表3-9。

表3-9　　　　　　　　　建议中国成人劳动强度分级

活动水平	职业工作时间分配	工作内容举例	PAL* 男	PAL* 女
轻	75%时间坐或站立，25%时间站着活动	办公室工作、修理电器钟表、售货员、酒店服务员、化学实验操作、讲课等	1.55	1.56
中	25%时间坐或站立，75%时间特殊职业活动	学生日常活动、机动车驾驶、电工安装、车床操作、金工切割等	1.78	1.64
重	40%时间坐或站立，60%时间特殊职业活动	非机械化农业劳动、炼钢、舞蹈、体育运动、装卸、采矿等	2.10	1.82

资料来源：孙长颢，《营养与食品卫生学》，2017。

由于工作熟练程度和作业姿势不同，从事同一工作的人消耗的能量存在个体差异，加上8h以外的活动差别也很大，故上述劳动强度分级只能作一般的参考范围，对每一个个体还需作具体分析。此外，由于现代生产工具的不断革新，机械化程度日益提高，人们的体力劳动强度将逐步减轻，劳动强度分级概念及所消耗的能量都将不断发生变化。

（三）食物特殊动力作用

人体在摄食过程中，由于要对食物中营养素进行消化、吸收、代谢转化等，需要额外消耗能量。这种因摄食引起的能量的额外消耗称为食物特殊动力作用（specific dynamic action，SDA），又称食物的热效应（thermic effect of food，TEF）。食物特殊作用所引起的能量额外消耗平均为627.6~836.8kJ，约相当于总能量消耗的10%。

食物特殊动力作用的大小与下列因素有关：①食物成分，食物的特殊动力作用随食物而异。食物在体内消化吸收消耗的能量不同，摄入脂肪类食物时其食物热效应为本身产生能量的4%~5%，碳水化合物为5%~6%，而蛋白质最高，可达30%，混合性食物约为10%。②进食量，吃得越多则能量消耗也越多。③进食频率，吃得快比吃得慢的人食物的特殊动力作用高。

（四）生长发育

成年人的能量消耗是基础代谢、体力活动、食物特殊动力作用三者能量消耗的总和，但对于正在生长发育的婴幼儿、儿童青少年，还应包括生长发育所需的能量。新生儿每增加 1kg 体重，比成年人增加 1kg 体重的能量消耗多 2~4 倍。3~6 个月的婴儿，每天有 15%~23% 摄入的能量被机体用于生长发育而保留在体内，每增加 1g 体内新组织需要大约 20kJ 的能量。另外，孕妇和泌乳的乳母，其摄入的能量除供给胎儿、婴儿的生长发育外，自身器官和生殖系统的进一步发育和恢复也需特殊能量。

三、 能量与健康

在正常情况下，人体每天摄入的能量与消耗的能量应基本保持平衡，则体重可维持在正常范围内，这种能量平衡对机体保持健康具有非常重要的意义。能量长期摄入不足时，可使体重减轻，出现全身无力、倦睡、怕冷、头晕等症状，机体各项生理功能受到影响，导致机体健康受损。当能量不足时，蛋白质用于提供能量，可继发蛋白质缺乏，出现营养不良性水肿、机体抵抗力降低、幼儿生长发育迟缓等一系列蛋白质缺乏症。反之，能量长期摄入过多，过剩的能量转化为脂肪贮存于体内，易引起肥胖，增加高血压、高胆固醇血症、冠心病、糖尿病、关节炎、癌症等疾病的发病危险性。

判断肥胖常用的指标如下。

1. 肥胖度

$$肥胖度 = （实测体重-标准身高体重/标准身高体重）\times 100\%$$

大于此值 20% 者为肥胖（大于 20%~30% 为轻度肥胖，大于 30%~50% 为中度肥胖，大于 50% 以上为重度肥胖）。

2. 体重质量指数（body mass index，BMI）

$$BMI = 身高（kg）/体重的平方（m^2）$$

WHO 建议：BMI<18.5 为消瘦，18.5~24.9 为正常，25~29.9 为超重，≥30 为肥胖。

亚洲标准为：BMI18.5~22.9 为正常水平，23~24.9 为超重，≥30 为肥胖。

2003 年 "中国肥胖问题工作组" 根据我国 20 多个地区流行病学数据与 BMI 的关系分析，提出我国成人 BMI 标准：BMI<18.5 为消瘦，18.5~23.9 为正常，24.0~27.9 为超重，≥28 为肥胖。

3. 腰臀比（waist-to-hip ratio，WHR）

腰臀比是腰围和臀围的比值，是判定中心型肥胖的重要指标。WHO 建议采用腰围和臀围比，并且规定腰围：男性≥102cm、女性≥88cm 作为上身性肥胖的指标；WHR：男性≥0.9、女性≥0.8 作为上身性肥胖的指标。我国提出腰围：男性≥90cm、女性≥85 cm 为成人中心型肥胖。

四、 能量供给及食物来源

根据我国人民以植物性食物为主、动物性食物为辅的饮食习惯，三大产能营养素占总能量适宜比例分别为：蛋白质 10%~14%，脂肪 20%~30%，碳水化合物 55%~65%。

年龄越小，蛋白质供能占总能量的比重越应适当增加，但成年人脂肪摄入量不宜超过总能量的 30%；能量的需要量随年龄的增加而逐渐减少，可按照 40~49 岁组减 5%，50~59 岁组减 10%，60~69 岁组减 20%，70 岁以上组减 30% 来计算。

目前我国居民的生活水平有了很大的提高，饮食结构也随之发生变化，膳食中动物性食品的摄入量在增加，使脂肪摄入过多导致的营养过剩现象正在或将取代以往的营养缺乏症而严重威胁人们的健康。为避免能量过剩，在保证能量平衡，蛋白质、脂肪、碳水化合物比例适宜的基础上，应注意谷类食物的选择。一般来讲，含脂肪多的食物，其能量密度高，是"高能食品"；含水分及非消化性成分多的食物，其能量密度低，是"低能食品"。

扩展阅读：警惕"健康食物"隐藏的能量

"健康食物"中隐藏的能量，主要是加工食品中的"隐藏糖"[即加工或制备食品时，添加到食物中的糖（添加糖）]。"隐藏糖"无处不在，并非甜的食物里才含糖，很多吃着无味，甚至是酸的、咸的食物里，都可能有大量"隐藏糖"存在。如核桃粉、芝麻糊等速溶糊是加工食品中最大的"隐藏糖"藏匿者。再比如雪饼、鲜贝、虾条等膨化食品，它们吃起来虽然是咸的，但里面含有大量淀粉，却不含任何能抑制血糖上升的膳食纤维。长期大量摄入含"隐藏糖"的食物，机体获得的能量增加，体重也就增加。所以，有句话就是"看到的或吃到的不一定是真实的/真相"。

看加工食品外包装上的标签是鉴别食品中"隐藏糖"的有效方法。标签上每种食物成分必须按含量多少排序。如果白糖、砂糖、蔗糖、果糖、葡萄糖、糊精、麦芽糊精、淀粉糖浆、果葡糖浆、麦芽糖、玉米糖浆等字眼排在成分中的前几名，就是含有"隐藏糖"的食物，一定要注意适量摄取。

第五节　矿　物　质

一、概　述

矿物质（mineral）又称无机盐，是构成人体组织、维持生理功能、生化代谢所必需的重要营养素。和维生素一样，矿物质也是人体无法自身产生、合成的，必须从外界摄取。人体内矿物质含量虽然很少，但起着十分重要的作用，如膳食中摄入不足、缺乏或过剩都会引起机体不同程度的异常或发生疾病。

人体组织中含有自然界各种元素（elements），其元素的种类和含量与其生存的地理环境表层元素的组成及膳食摄入量有关。但迄今为止，公认有26~28种元素是构成人体组织、维持生理功能、生化代谢所必需的。存在于人体的各种元素中，除C、H、O、N主要以有机化合物形式存在外，其余无论含量多少，均称为矿物质，亦称无机盐或灰分。

按照矿物元素在体内所占比重的不同，将其分为常量元素和微量元素两大类。凡在人体内含量大于体重0.01%的矿物质称为常量元素（macroelements）或宏量元素，如钙、磷、钠、钾、氯、镁、硫等，其中钙和磷是人体内含量最多的常量元素。凡在人体内含量小于体重0.01%的矿物质称为微量元素（microelements或trace elements），目前认为微量元素中铁、锌、硒、铜、铬、碘、锰、氟、钴和钼为维持正常生命活动不可缺少的必需微量元素；硅、镍、硼和钒为可能必需微量元素；铅、镉、汞、砷、铝、锡和锂为具有潜在毒性，但低剂量可能具有功能作用的微量元素。

（一）矿物质的特点

1. 矿物质在人体内不能合成，必须从外界摄取

与蛋白质、脂肪和碳水化合物不同，矿物质不能在人体内合成，而且机体在代谢过程中，每天都有一定量的无机盐通过各种途径（如毛发、汗、尿、粪等）排出体外。某些微量元素在体内虽需要量很少，但缺乏可产生相应的缺乏病。为满足机体需要，必须通过摄入食物或水来补充。无机盐在食物中分布很广，正常饮食能满足需要。

2. 矿物质在体内分布不均匀

钙、铁和磷主要分布在骨骼和牙齿，铁主要分布在红细胞，碘集中在甲状腺，钴分布在造血系统，锌分布在肌肉组织中等。

3. 矿物质之间存在协同或拮抗作用

一种矿物元素可影响另一种矿物元素的吸收或改变其在体内的分布。如过量摄入铁或铜可抑制锌的吸收和作用，而锌的过量摄入也可抑制铁的吸收，铁可促进氟的吸收。

4. 某些微量元素在体内的生理剂量与中毒剂量范围狭窄

特别是微量元素，摄入不足可产生缺乏病，摄入过多容易产生毒性作用。如氟的适宜摄入量为 1.5 mg/d，而可耐受最高摄入量为 3.0 mg/d，他们之间相差仅 1 倍。

（二）矿物质的生理功能

1. 构成机体组织的重要成分

钙、磷、镁是骨骼、牙齿的主要组成成分。所以，缺乏钙、镁、磷、锰、铜可能引起骨骼或牙齿不坚固。

2. 为多种酶的活化剂、辅因子或组成成分

迄今为止，研究发现一半以上的酶含有矿物质，有的具有激活酶原的作用，如钙为凝血酶的活化剂，锌是多种酶的组成成分。

3. 某些为具有特殊生理功能物质的组成成分

碘构成甲状腺素的成分，铁构成血红蛋白的成分。

4. 维持机体的酸碱平衡及组织细胞渗透压

人体中氯、硫、磷等酸性无机盐和钾、钠、镁等碱性无机盐适当配合，并与蛋白质协同，维持组织细胞渗透压、酸碱平衡。

5. 维持神经肌肉兴奋性和细胞膜的通透性

适量的钾、钠、钙、镁可维持正常神经肌肉的兴奋性和细胞膜的通透性。如当血浆钙离子浓度明显下降时可引起神经肌肉的兴奋增强。

（三）矿物质缺乏

在我国人群中比较容易缺乏的矿物质主要是钙、铁、锌、硒、碘。人群中钙、铁、锌、硒等矿物质的摄入存在普遍不足。而碘摄入不足情况明显改善，特别是近 10 年来，由于在全国实施食盐加碘强化工程，碘缺乏病的发生率明显降低。

长期某些矿物质摄入不足可引起临床缺乏症状，甚至疾病，如孕妇碘、锌、锰、硒等摄入不足可影响胎儿的生长发育，严重者可造成胎儿畸形；钙摄入不足可引起骨质疏松症；铁、锌、铜、钴缺乏可引起贫血等。

导致矿物质缺乏的原因有很多，如由于地球环境中各种元素分布的不平衡，造成某地域食

物、饮水中某元素含量低；某些食物中含有天然存在的矿物质拮抗物，如草酸盐、植酸盐等，可影响某些矿物质的吸收；食物加工过程中也可造成矿物质的损失；食物摄入不足或因挑食、偏食等不良的饮食习惯，使摄入食物品种单调，不能满足机体需要，或在生理上有特殊营养需求的人群，如儿童、青少年、孕妇、乳母、老年人对营养的需要高于普通人群，较易引起矿物质的缺乏。

二、钙

钙（calcium）是人体内除碳、氢、氧和氮外，含量最多的无机元素。新生儿体内含钙总量为 28~30 g，经生长发育过程的积累，成年时达 1000~1200 g，相当于体重的 1.5%~2.0%。钙不仅是机体不可缺少的组成部分，而且在机体各种生理学和生物化学过程中起重要作用。

（一）钙的吸收与代谢

1. 钙的吸收

人体摄入的钙主要在小肠上段吸收，有主动吸收和被动吸收两种方式。当膳食钙不足或机体对钙的需要增加（如青春发育期、孕期和乳母期）时，肠道对钙的吸收为主动吸收。此过程为一个逆浓度梯度的转运，所以需要能量和 1, 25-(OH)$_2$-D$_3$ 作为调节剂。当钙摄入量较高时，钙可通过被动扩散方式吸收。通常膳食中钙的吸收率为 20%~30%。

钙的吸收受很多因素影响：

（1）机体因素 钙吸收率受年龄的影响，随年龄增长吸收率降低，如婴儿的钙吸收率大于 50%，儿童约 40%，成年人为 20%，老年人仅 15% 左右。在特殊生理期钙的吸收增加，如青春发育期、孕期和乳母期钙的吸收率可达 40%~60%。

（2）膳食因素 植物性食物如谷物、蔬菜等含较多的草酸、植酸、磷酸，可与钙形成难溶的盐类；膳食纤维中的糖醛酸残基与钙结合，阻碍钙吸收；未被消化的脂肪酸也可与钙结合形成钙皂影响钙吸收。咖啡因和酒精的摄入可在一定程度上降低钙的吸收。蛋白质消化过程中释放的某些氨基酸，如赖氨酸、色氨酸、组氨酸、精氨酸等可与钙形成可溶性钙盐而促进钙的吸收；乳糖经肠道菌发酵产酸，降低肠内 pH，与钙形成乳酸钙复合物，可增强钙的吸收。

经肠道吸收的钙进入血液循环后，大部分沉积在骨骼，小部分被吸收的钙则存在于软组织和细胞外液中。正常情况下机体根据需要，通过甲状旁腺激素、降钙素和 1, 25-(OH)$_2$-D$_3$ 相互作用调节体内钙的吸收、排泄和贮存。

2. 钙的排泄

钙主要经肠道和泌尿系统排泄，营养状况良好时，每天进出钙大致相等，保持平衡状态。体内大部分钙可通过肠黏膜上皮细胞脱落及消化液分泌排出肠道，一部分被重吸收后由粪便排出。通过尿排出的钙量较恒定，约为摄入量的 20%。乳母通过乳汁每日排出 150~300mg 钙。高温作业者汗中排出钙可占总排出钙的 30%。补液、酸中毒及甲状腺素和肾上腺皮质激素等可使钙排出增加。

膳食蛋白质和钠的摄入量影响尿钙的排泄，蛋白质的摄入量与尿钙量呈正相关，增加蛋白质的摄入可使尿钙排出增加，因此长期高蛋白膳食可导致钙的负平衡；由于钠和钙在肾小管重吸收过程中存在竞争，当钠摄入增加，会相应减少钙的重吸收，而增加尿钙排泄。

（二）钙的生理功能

1. 构成骨骼和牙齿的成分

人体内 99% 的钙存在于骨骼和牙齿中，占干体重的 25% 和总灰分的 40%。骨骼和牙齿中的钙主要以羟磷灰石 $[Ca_{10}(PO_4)_6(OH)_2]$ 形式存在其余约 1% 的钙以游离的或结合的离子状态存在于软组织、细胞外液及血液中，统称为混溶钙池。

骨骼通过成骨作用和溶骨作用使其各种组分与血液间保持动态平衡，使骨骼不断更新。幼儿的骨骼每 1~2 年更新一次，以后其更新速度随年龄的增长而减慢，成年人 10~12 年更新一次，40~50 岁以后骨吸收大于骨生成，骨组织中钙量逐渐减少，每年下降约 0.7%。妇女停经后因雌激素水平下降，骨组织中钙量明显降低，易引起更年期骨质疏松症。因此，20 岁之前是骨骼的生长阶段，也就是人体长个子的时候；20 岁以后骨质依然在增加；35~40 岁骨密度达到峰值；40 岁以后骨钙逐渐流失。

2. 维持神经、肌肉的活动

钙离子可与细胞膜蛋白和各种阴离子基团结合，调节细胞受体结合和离子通透性及参与神经信号传递物质释放等，维持神经肌肉的正常生理功能，包括神经肌肉的兴奋性、神经冲动传导、心脏的搏动等。钙是一种天然的镇静剂，钙摄入不足时神经肌肉的兴奋性增高，特别是婴儿，当血钙低于 70 mg/L 时会引起夜惊、夜啼、盗汗、抽搐等。

3. 促进体内酶的活动

钙离子对体内多种细胞代谢酶的活动有重要调节作用，如鸟苷酸环化酶、腺苷酸环化酶、磷酸二酯酶等；钙也是血液凝固所必需的凝血因子，可催化凝血酶原转变为凝血酶而发挥止血功能。

此外，钙还参与细胞间胶质形成、激素分泌、维持体内酸碱平衡等。

（三）钙的缺乏与过量

我国人群中钙的缺乏比较普遍，许多人每日钙摄入量不足推荐摄入量的 50%。不同年龄人群缺钙的症状不同。

1. 儿童缺钙的症状

儿童长期缺钙和维生素 D 不足可导致生长发育迟缓，骨软化、骨骼变形，严重缺乏会导致佝偻病，出现"O"形或"X"形腿、肋骨串珠、鸡胸等。

2. 青少年缺钙的症状

青少年缺钙，会感到明显的生长疼，腿软、抽筋；乏力、烦躁、精力不集中，容易疲倦；偏食、厌食；蛀牙、牙齿发育不良；易过敏、易感冒等。

3. 孕妇及哺乳期妇女缺钙的症状

孕妇及哺乳期妇女缺钙现象较为普遍，表现为四肢无力，经常小腿痉挛（抽筋）、麻木；腰酸背疼、关节痛、头晕，并罹患贫血、产前高血压综合征、水肿及乳汁分泌不足等。

4. 中老年人缺钙的症状

中老年人随年龄增加，骨骼逐渐脱钙，尤其是妇女因雌激素分泌减少，钙丢失加快，易引起腰酸背痛、小腿痉挛、骨质疏松症和骨质增生、骨质软化、各类骨折、高血压、心脑血管病、结石等。

钙摄入过量也会给机体造成不利影响，可增加患肾结石的风险。有资料表明，高钙与肾结石患病率增加有直接关系。此外，钙与一些矿物质存在相互干扰和拮抗作用，高钙膳食还可抑制铁的吸收、降低锌的生物利用率等。目前，随着我国钙保健品的开发，钙补充剂越来越多，钙过量服用所带来的不利影响也逐渐增加，应该引起重视。

测量骨质［骨矿物质含量（BMC）、骨矿物质密度（BMD）］可直接反映机体的钙营养状况。血清总钙浓度、血清［Ca］×［P］也是评价钙水平的常用指标。

（四）钙的参考摄入量及食物来源

中国营养学会建议成年人钙的 RNI 为 800 mg/d，UL 为 2000 mg/d。根据不同生理条件，对婴幼儿、儿童、孕妇、乳母、老人均应适当增加钙的供给量。

不同食物钙的含量差异较大，见表3–10。选择含钙食物应考虑其含钙量及吸收利用率。例如，乳及乳制品不仅钙含量高，其吸收率也高，因此生物利用率高，是理想钙源；鱼肉特别是海鱼中钙和蛋白质相结合有利于钙的消化和吸收；海带和虾皮也是含钙量高的海产品。植物性食物如菠菜虽然钙含量也很高，但其草酸含量也高，导致其钙吸收率低，生物利用率低。我国居民以植物性食物为主，钙的质与量都不佳，应注意补充。

表3–10　　　　　　　　　　含钙丰富的食物　　　　　　　　　单位：mg/100g

食物	含量	食物	含量	食物	含量
虾皮	991	荠菜	294	榛子（炒）	815
虾米	555	茵陈蒿	257	黑芝麻	780
红螺	539	雪里蕻	230	白芝麻	620
河虾	325	苦苣菜	230	干桑葚	622
河蚌	306	红薯叶	180	酸枣	435
泥鳅	299	油菜薹	156	干无花果	363
鲜海参	285	油菜	148	酸乳	118

资料来源：杨月欣，《中国食物成分表（第一册，第6版）》，2018。

三、磷

磷（phosphorus）是人体内含量较多的元素之一，成年人体内磷的含量为600~700g，约占体重的1%。磷是构成骨骼、牙齿和神经组织的重要成分，人体内有85%~90%的磷以羟基磷灰石形式存在于骨骼和牙齿中，其余10%~15%与蛋白质、脂肪、糖及其他有机化合物结合，分布于细胞膜、骨骼肌、皮肤、神经组织和体液中。细胞膜和软组织中的磷大部分以有机磷酯形式存在，少部分以磷蛋白和磷脂形式存在，骨骼肌中的磷主要为无机磷酸盐。

（一）磷的吸收与代谢

从膳食中摄取的磷70%在小肠吸收。一般情况下，磷的吸收主要通过被动吸收，只有当磷摄入量较低或机体需要量大幅度增加时才会需要主动吸收。食物中的磷大部分是磷酸酯化合物，必须分解为游离磷后，以无机磷酸盐形式被吸收。钙、镁、铁、铝等金属离子及植酸可与磷酸形成难溶性盐类而影响磷的吸收。

血浆中的无机磷酸盐主要经肾小球过滤从尿排出。当磷的浓度升高时，肾小管排出的磷较多；当磷的浓度降低时，肾小管对磷的重吸收增加。机体主要通过甲状旁腺素（PTH）抑制肾小管对磷的吸收和排泄，从而调节血液中磷浓度以维持体内磷的平衡。

（二）磷的生理功能

1. 构成骨骼和牙齿的重要成分

在骨骼形成过程中 2g 钙需要 1g 磷，形成无机磷酸盐，主要成分为羟磷灰石。

2. 参与能量代谢

葡萄糖是以磷酸化合物形式被小肠黏膜吸收；葡萄糖-6-磷酸酯和丙糖磷酸酯是葡萄糖能量代谢的重要中间产物；磷酸化合物如三磷酸腺苷（ATP）等是代谢过程中贮存、转移、释放能量的物质。

3. 构成细胞的成分

磷酸基团是 RNA 和 DNA 的组成成分。细胞膜所必需的成分磷脂，与膜的离子通道有关。存在于血小板膜上的磷脂，促进凝血过程。此外，磷脂参与脂蛋白构成。

4. 组成细胞内第二信使环腺苷酸

磷是环磷酸苷酸（cAMP）、环磷酸鸟苷酸（cGMP）和肌醇三磷酸（IP_3）等的成分。

5. 酶的重要成分

磷酸基团是组成体内许多辅酶或辅基的成分，如焦磷酸硫胺素、磷酸吡哆醛、辅酶I（NAD）和辅酶II（NADP）等。

6. 调节细胞因子活性

磷参与细胞的磷酸化和去磷酸化过程，发挥信号转导作用，具有激活蛋白激酶、调控细胞膜离子通道、活化核内转录因子、调节基因表达等作用。

7. 调节酸碱平衡

磷参与组成体内磷酸盐缓冲体系，磷酸盐可与氢离子结合为磷酸氢二钠和磷酸二氢钠，并从尿中排出，从而调节体液的酸碱平衡。

（三）磷的缺乏与过量

几乎所有食物中均含有磷，所以，磷缺乏只有在特殊情况下先才会出现。如早产儿仅喂母乳，乳汁含磷量较低，不能满足早产儿骨磷沉积需要，可发生磷缺乏，出现佝偻病样骨骼异常。临床上长期使用抗酸药、肾小管重吸收障碍或禁食者易出现磷缺乏，严重时可发展为低磷血症，出现厌食、贫血、肌无力、骨痛、佝偻病和骨软化、全身虚弱、对传染病的易感性增加、感觉异常、共济失调、精神错乱甚至死亡。

磷过量也会对机体产生不良影响，过量磷酸盐可引起低钙血症，导致神经兴奋性增强，出现手足抽搐和惊厥。

测定血清无机磷水平是评价磷营养状况的合理指标。如果血清无机磷浓度在该年龄正常值低限以上，可认为磷摄入量对满足健康个体的细胞与骨构成需要是适宜的。

（四）磷的参考摄入量及食物来源

动物性食物和植物性食物中均含丰富的磷，当膳食中能量与蛋白质供给充足时不会引起磷的缺乏。理论上膳食中钙磷比例维持在（1~1.5）：1 比较好，不宜低于 0.5。牛乳的钙磷比为 1：1，人乳的钙磷比例比牛乳更好，成熟母乳为 1.5：1。中国营养学会推荐成年人磷的 RNI 为 720mg/d，UL 为 3500mg/d。因妊娠期和哺乳期考虑机体对磷的吸收增加，无需增加磷的摄入，所以孕妇和哺乳期妇女磷的适宜摄入量与成年人的一致。

磷在食物中分布广泛，瘦肉、禽蛋、鱼、坚果、海带、紫菜、油料种子、豆类等均是磷的良好来源。

四、镁

镁（magnesium）也是人体内非常重要的宏量元素之一。正常人体内镁的含量为 20~28g，其中 60%~65% 存在于骨骼，27% 存在于肌肉、肝、心、胰等组织。镁主要分布于细胞内，细胞外液的镁含量不超过 1%。红细胞含镁为 2.2~3.1mmol/L（53~74mg/L），血清镁含量为 0.75~0.95mmol/L（18~23mg/L）。

（一）镁的吸收与代谢

人体摄入的镁 30%~50% 在小肠吸收，镁的摄入水平及食物中钙、磷、乳糖含量等均可影响机体对镁的吸收。镁摄入量高时其吸收率低，而在摄入量较低时，其吸收率可明显增高。正常人肠及肾的吸收和排泄机制具有调节镁在机体内稳态平衡的作用。尿是镁的主要排泄途径。饮酒、服用利尿剂能明显增加镁从尿中排出。

（二）镁的生理功能

1. 多种酶的激活剂

镁作为多种酶的激活剂，参与体内 300 多种酶促反应。镁可激活磷酸转移酶及水解肽酶系的活性，对葡萄糖酵解、脂肪、蛋白质、核酸的生物合成等起重要调节作用。镁可激活 Na^+-k^+-ATP 酶的活性，Na^+-k^+-ATP 酶是一种镁依赖性酶，细胞内游离镁浓度低可降低 Na^+-k^+-ATP 酶活性，导致心肌细胞内的钾向细胞外迁移，造成细胞内钾浓度降低，使心肌兴奋性增高。

2. 对钾、钙离子通道的作用

镁可封闭不同钾通道的外向性电流，阻止钾的外流，当镁缺乏时，这种作用受拮抗。另外，镁作为钙阻断剂，具有抑制钙通道作用，当镁浓度降低时，这种抑制作用减弱，导致钙进入细胞增多。

3. 促进骨骼生长和神经肌肉的兴奋性

镁也是骨细胞结构和功能所必需的元素，可影响钙的吸收，具有维持和促进骨骼生长的作用。镁浓度降低时，可引起低血钙。镁和钙具有拮抗作用，主要与某些酶竞争结合。

4. 促进胃肠道功能

硫酸镁溶液具有利胆作用。碱性镁盐可中和胃酸。镁离子在肠道内吸收缓慢，促使水分滞留，具有导泻作用。

5. 对激素的调节作用

血浆镁的变化可直接影响甲状旁腺激素的分泌，当血浆镁增加时可抑制甲状旁腺激素分泌，血浆镁水平下降则可兴奋甲状旁腺，使镁从组织转移至血中。

（三）镁的缺乏与过量

饥饿、蛋白质-能量营养不良等因素可引起镁的摄入不足，胃肠道感染、肾病、慢性酒精中毒及长期肠外营养等可造成机体镁的不足。镁缺乏可引起神经肌肉兴奋性亢进，常见肌肉震颤、手足抽搐、反射亢进、共济失调等临床症状，严重时出现谵妄、精神错乱，甚至惊厥、昏迷。

一般情况下不易发生镁中毒，但肾功能不全者和接受镁制剂治疗者，常因体内镁过量而易引起镁中毒。糖尿病酮症早期因脱水，镁从细胞内溢出到细胞外引起血清镁升高。过量的镁可引起腹泻，因此，腹泻可作为评价镁毒性的敏感指标。摄入过量镁可引起恶心、胃肠痉挛等胃肠道反应，重者出现嗜睡、肌无力、膝腱反射弱、肌麻痹等临床症状。

血清镁可用于评价镁营养状况。当血清镁低于 0.7 mmol/L 时，诊断为低镁血症。

（四）镁的参考摄入量及食物来源

中国营养学会推荐成年人膳食镁的 RNI 为 330mg/d，考虑到从食物和水中摄入的镁不会引起毒性反应，故《中国居民膳食营养素参考摄入量 2013》中暂不制定镁的 UL。

绿色蔬菜、大麦、黑米、荞麦、麸皮、苋菜、口蘑、木耳、香菇等食物镁含量丰富。粗粮、坚果也含丰富的镁，肉类、淀粉类、乳类食物镁含量中等。除食物之外，从饮水中也可获得少量镁，硬水含有较高的镁盐，软水中含量相对较低。

五、铁

铁（iron）是所有活体组织的组成成分，是人体重要的必需微量元素之一。正常人体内含铁总量为 4~5g，其中 65%~70% 的铁存在于血红蛋白，3% 在肌红蛋白，1% 在含铁酶类、辅助因子及运铁载体中，此类铁称为功能性铁。剩余 25%~30% 为储存铁，主要以铁蛋白和含铁血黄素形式存在于肝、脾、骨髓的网状内皮细胞中。体内铁的水平随年龄、性别、营养状况和健康状况的不同而异。

（一）铁的吸收与代谢

1. 铁的吸收

食物中铁吸收主要在十二指肠和空肠上端黏膜，胃和小肠的其余部分也吸收少量铁。膳食中铁的吸收率差异很大，与食物中铁的含量及存在形式、机体铁营养状况、影响铁吸收的食物成分及含量均有密切关系。

（1）食物中铁的形式　食物中的铁有血色素铁和非血色素铁两种形式。血色素铁是与血红蛋白和肌红蛋白中的卟啉结合的铁，它以完整的卟啉复合物方式被肠黏膜细胞吸收，不受食物中植酸和草酸的影响，吸收率较高，如鱼类铁吸收率为 11%，动物肌肉和肝脏为 22%。但血色素铁也不受维生素 C 等促进吸收因素影响。

非血色素铁是以氢氧化铁络合物的形式存在于植物性食物中，这种形式的铁必须在胃酸作用下，还原成亚铁离子后才能被吸收，且吸收过程易受许多因素影响。食物中的植酸盐、草酸盐、碳酸盐可与铁形成不溶性铁盐，降低铁的吸收率，如大米铁吸收率为 1%，玉米和黑豆为 3%，小麦与面粉为 5%。因此说谷类中铁的吸收率低，原因就在于此。

此外，人体试验证实，无机锌与无机铁之间有较强的竞争作用，相互干扰吸收。而维生素 C 和动物类食物能促进非血色素铁的吸收。维生素 C 对铁的吸收、转运与贮存有良好作用。维生素 C 可与铁结合形成可溶性螯合物，使铁在高 pH 条件下亦能呈溶解状态，有利于铁的吸收。动物蛋白质如牛肉、猪肉、肝脏、鱼等存在一些有益于铁吸收的物质（暂称肉类因子），亦可促进铁的吸收，但牛乳、蛋类无此作用。

其他膳食成分如蛋白质类食物能够刺激胃酸分泌，促进非血色素铁的吸收。氨基酸如组氨酸、赖氨酸、胱氨酸、蛋氨酸、酪氨酸可与铁螯合成小分子可溶性单体，提高铁的吸收。有机酸类如枸橼酸、乳酸、丙酮酸、琥珀酸以及酒石酸等可促进铁的吸收。

（2）机体因素　机体营养状况、生理和病理改变都可影响铁的吸收，如贫血、孕期、生长发育可使铁的需要量增加。胃肠道 pH 对铁复合物的形成及溶解性有一定作用，影响铁的吸收。某些疾病如萎缩性胃炎、胃酸缺乏或过多服用抗酸药物时，影响铁离子释放。

2. 铁的代谢

机体对铁具有贮存、再利用的代谢特点。正常成年人每日血红蛋白分解代谢相当于 20~25mg 的铁，人体能保留代谢铁的 90% 以上，并能将其反复利用，包括细胞死亡后其内部的铁也同样被保留和利用。机体对铁的排泄能力有限，成年人每天排出铁 0.90~1.05mg。摄入的铁约有 90% 从肠道排出，尿中排出量极少。另外，月经、出血等也是铁的排出途径。

（二）铁的生理功能

1. 参与体内氧的运送和组织呼吸过程

铁是血红蛋白的重要部分，而血红蛋白的功能是向细胞输送氧气，并将二氧化碳带出细胞，参与体内氧的交换及组织呼吸。铁是肌红蛋白的构成成分，肌红蛋白仅存在于肌肉组织内，基本功能是在肌肉组织中起转运和储存氧的作用。铁也是细胞色素氧化酶等呼吸酶的成分，细胞色素为一系列血红素的化合物，其在线粒体内具有电子传递作用，对细胞呼吸和能量代谢具有重要作用。

2. 维持正常造血功能

机体中的铁大多存在于红细胞中。铁在骨髓造血组织中与卟啉结合形成高铁血红素，再与珠蛋白合成血红蛋白，缺铁可影响血红蛋白合成，甚至影响 DNA 的合成及幼红细胞增殖。

3. 参与其他重要功能

铁参与维持正常的免疫功能。研究发现，铁可以提高机体的免疫力，增加中性白细胞和吞噬细胞的吞噬功能，同时也可使机体的抗感染能力增强。但铁负荷过度和缺铁都可导致免疫反应的变化。缺铁可引起机体感染性增加，微生物繁殖受阻，白细胞的杀菌能力降低，淋巴细胞功能受损。另外，铁还能催化 β-胡萝卜素转化为维生素 A；嘌呤和胶原的合成、抗体的产生、脂类在血液中转运及药物在肝脏解毒等方面均需要铁的参与。但也有发现铁与抗脂质过氧化有关，随着铁缺乏程度增高，脂质过氧化损伤加重，以及铁的缺乏可使具有脂质过氧化作用的卵磷脂胆固醇酰基转移酶活性下降。

（三）铁的缺乏与过量

铁的缺乏是一个全球性的问题，据联合国儿童基金会统计，全球大约有 37 亿人缺铁，其中大多数是妇女。发展中国家 40%~50% 的 5 岁以下儿童和 50% 以上的孕妇患缺铁病。长期膳食铁供给量不足，可引起体内铁缺乏或导致缺铁性贫血，尤其婴幼儿、孕妇及乳母更易发生。

1. 铁缺乏的过程

体内缺铁可分为三个阶段：第一阶段为铁减少期，该阶段体内贮存铁减少，血清铁蛋白浓度下降，无临床症状；第二阶段为红细胞生成缺铁期，此时除血清铁蛋白下降外，血清铁降低，铁结合力上升，游离原卟啉浓度上升；第三阶段为缺铁性贫血期，血红蛋白和血细胞比容下降，并伴有缺铁性贫血的临床症状，如头晕、气短、心悸、乏力、注意力不集中、脸色苍白等症状。

2. 铁缺乏的表现

（1）婴幼儿、青少年铁缺乏症状　易烦躁、爱哭闹、睡中易惊醒、精神委靡、厌食、挑食、生长发育迟缓、经常头晕、失眠、感冒、发烧、咳嗽、腹泻、注意力不集中、理解力和记忆力差、学习成绩差等。有资料表明，缺铁可导致末梢神经障碍，至少 25% 的多动综合征患者的血铁浓度降低，补铁后症状即消失。

（2）成年人铁缺乏症状　工作效率降低、学习能力下降、表情冷漠呆板、易烦躁、抗感染抵抗力下降等。当血红蛋白继续降低，出现面色苍白、口唇黏膜和眼结膜苍白，有疲劳乏力、头晕、心悸、指甲脆薄、反甲等。

（3）女性铁缺乏症状　面色苍白暗黄、唇无血色、发无光泽、失眠多梦、四肢乏力、畏寒怕冷、月经量少或量多或闭经、痛经、皮肤易产生皱纹和色斑、口腔易发生溃疡等。流行病学研究表明，妊娠早期贫血与早产、低体重儿及胎儿死亡有关。动物和人体实验均证实缺铁会增加铅的吸收。

人体铁缺乏仍然是世界性的主要营养问题之一。此外，铁过多的危害也越来越受重视。由于机体无主动排铁功能，而铁的贮存部位主要是肝脏，故长期过量摄取铁积存在肝脏可损伤肝脏，引起肝纤维化和肝细胞瘤；当铁过量时还会增加心血管疾病和动脉粥样硬化的风险。过量的铁也可能积存在肺、胰等组织而造成损害。铁过量还可干扰人体对锌的吸收。

3. 铁的营养学评价

世界卫生组织推荐的铁营养评价指标包括：血清铁蛋白，是反映机体铁贮存的指标，对血清铁蛋白的测定是诊断隐性缺铁性贫血最好、最可靠的方法；红细胞游离原卟啉、血红蛋白、平均红细胞容量和血清运铁蛋白受体，在缺铁性贫血的筛查、诊断及鉴别诊断上均具有实用价值。

（四）铁的参考摄入量及食物来源

中国营养学会建议铁的适宜摄入量：成年男性 15mg/d，女性为 20mg/d，孕中期与乳母为 25mg/d，孕后期为 35mg/d。4 个月以上婴儿因体内铁贮备已耗尽，而母乳中铁含量较低，应及时补充含铁食物。

铁缺乏是世界范围内最常见的营养缺乏病，也是我国严重的公共卫生问题，缺铁性贫血的患病率平均在 20%，由于我国人民的膳食以植物性食物为主，铁的质与量均不佳，应特别注意补充。

动物性食物含有丰富的铁，如动物肝脏、瘦肉、鸡蛋、动物全血、禽类、鱼类等含丰富的铁（表 3-11）。蔬菜和牛乳及乳制品中含铁量不高且生物利用率低。

表 3-11　　　　　　　　　　　含铁较高的食物　　　　　　　　　　单位：mg/100g

食物	含量	食物	含量	食物	含量
蛏子	33.6	鸭血（白鸭）	30.5	黑木耳	97.4
河蚌	26.6	鸭肝	23.1	紫菜	54.9
鲍鱼	22.6	猪肝	22.6	黑芝麻	22.7
毛蛤蜊	15.3	羊血	18.3	豆腐皮	11.7
秋蛤蜊	22.0	牛肉干	15.6	干扁豆	19.2
虾米	11.0	鸡肝	12.0	腐竹	16.5

资料来源：杨月欣，《中国食物成分表（第一册，第 6 版）》，2018。

六、锌

成年人体内含锌（zinc）量为 2~3 g，存在于人体所有组织，以肝、肾、骨骼、肌肉、视网膜、前列腺内含量最高。血液中 75%~85% 的锌分布在红细胞中，3%~5% 在白细胞中，其余在血浆中。锌对生长发育、智力发育、免疫功能、物质代谢和生殖功能等具有重要作用。

（一）锌的吸收与代谢

锌的吸收主要集中在十二指肠和空肠，回肠也可吸收部分，吸收率为 20%~30%。经肠吸收的锌，开始集中于肝脏，然后分布到其他组织。血液中的锌除与白蛋白、运铁蛋白等结合外，有一小部分锌与氨基酸及其他配价基结合，随血液分布各组织器官。食物中的植酸、草酸、钙、纤维素等可影响其吸收，故植物性食物的锌吸收率较动物性食物低。锌与铁比值过小，即铁摄入过多可抑制锌吸收。某些氨基酸（如组氨酸、甲硫氨酸半胱氨酸等）和维生素 D_3、葡萄糖可促进锌吸收。

（二）锌的生理功能

1. 金属酶的组成成分或酶的激活剂

锌是构成机体多种酶的成分。已知体内有 200 多种酶含锌，是 RNA、DNA 聚合酶呈现活性所必需，参与蛋白质和核酸的代谢；也是过氧化物歧化酶、苹果酸脱氢酶、乳酸脱氢酶等的组成成分，在组织呼吸、能量代谢及抗氧化过程中发挥重要作用。

2. 促进生长发育

锌是调节基因表达即调节 DNA 复制、转译和转录的 DNA 聚合酶的必需组成部分，参与蛋白质合成及细胞生长、分裂和分化等过程。因此，缺锌动物突出的症状是生长、蛋白质合成、DNA 和 RNA 代谢等发生障碍，儿童缺锌严重者会引发缺锌性侏儒症。锌还参与促黄体激素、促卵泡激素、促性腺激素等与内分泌相关的激素的代谢，对胎儿生长发育、性器官和性功能发育均具有重要调节作用。缺锌会导致性成熟推迟、性器官发育不全、性功能降低、精子减少、第二性征发育不全等。

3. 促进食欲

锌通过参与构成含锌蛋白——唾液蛋白，对味觉及食欲起作用。动物和人缺锌时出现食欲下降，锌缺乏还会使味觉迟钝。

4. 参与免疫功能

锌可促进淋巴细胞有丝分裂，增加 T 细胞的数量和活力。锌对机体免疫功能的调节作用主要表现在控制周围血单核细胞合成干扰素、白介素-1、白介素-6 和肿瘤坏死因子-α 等免疫调节因子的分泌和产生。锌缺乏可引起胸腺萎缩、胸腺激素减少、T 细胞功能受损及细胞介导免疫功能改变。因此，机体缺锌可削弱免疫机制，降低抵抗力，使机体易受细菌感染。

5. 其他功能

锌具有保护皮肤健康的作用。动物和人都可因缺锌而影响皮肤健康，出现皮肤粗糙、干燥等现象。锌还参与维生素 A 和视黄醇结合蛋白的合成，维持正常的暗适应能力，具有保护正常视力作用。

（三）锌的缺乏与过量

长期膳食锌摄入量不足或特殊生理需要量增加，或疾病，都可造成锌缺乏。缺锌对儿童青少年危害较大，表现为食欲不振、味觉减退、有异食癖、生长发育迟缓、皮炎、伤口不易愈合、暗适应能力下降，严重缺乏时可致侏儒症；青少年还会发生性成熟推迟、性器官发育不全、第二性征发育延迟等。孕妇缺乏锌，可以不同程度地影响胎儿的生长发育，严重时可引起胎儿的畸形、低体重儿。

不论儿童或成人，缺锌均可引起食欲不振及味觉减退，出现异食癖。例如发生于伊朗的缺锌性侏儒症中，常见有食土癖。锌缺乏病一般还会有皮肤干燥等症状，在急性锌缺乏病中，主要表现为皮肤损害和秃发病，也有发生腹泻、嗜睡、抑郁症和对眼睛损害的情况。

盲目过量补锌或食用因镀锌罐头锌污染的食物和饮料可引起锌过量或锌中毒，典型表现为上腹部疼痛、腹泻及恶心呕吐等。过量锌可干扰铜、铁及其他微量元素的吸收和利用；影响中性粒细胞和巨噬细胞活力，抑制细胞杀伤能力，损害免疫功能。成年人摄入 2 g 以上锌可引发锌中毒。

血浆碱性磷酸酶是评价锌营养状况最常用的指标。

扩展阅读：伊朗乡村的怪病

1958 年，在伊朗某乡村发现了一些奇怪的病人，这些人的身材相貌与他们的年龄极不相符，二、三十岁的人看上去却像个孩子。他们身材矮小、皮肤粗糙；临床检查，他们还有肝脾肿大、严重的贫血和生殖腺功能不足等。值得注意的是，这些人每天有食用黏土的癖好。后经调查，他们的食物每天都以面包为主，几乎不吃肉。一开始，医生以为他们得的是缺铁性贫血，给他们补铁，结果贫血症状得到了改善，但生长阻滞及生殖系统萎缩等其他症状仍然存在。给他们补锌后，这些症状大为改善。后来，人们称这种病为伊朗乡村病，也称锌缺乏症。

（四）锌的参考摄入量及食物来源

人体对锌的需要量在不同的生长发育阶段及不同的功能状态下不同。中国营养学会制定的推荐摄入量（RNI）为成年男性每天 15mg，女性 11.5mg，孕妇在孕中、晚期增加到 16.5mg，乳母 21.5mg。

锌的食物来源较广泛，普遍存在于各种食物中。动物性食物含锌丰富且吸收率高，尤其是贝壳类海产品（牡蛎）、红色肉类（猪肉、牛肉、羊肉）及其内脏均为锌的良好来源，蛋类、豆类、谷类胚芽、燕麦、花生等也富含锌（表 3-12）。植物性食物（蔬菜、水果）含锌量较低。

表 3-12　　　　　　　　　　含锌较高的食物　　　　　　　　　　单位：mg/100g

食物	含量	食物	含量	食物	含量
生蚝	71.20	马肉	12.26	小麦胚粉	23.40
蛏干	13.63	山羊肉（冻）	10.42	蕨菜（脱水）	18.11
扇贝（鲜）	11.69	火腿鸡	9.26	口蘑	9.04
螺蛳	10.27	牛里脊	6.92	松子（生）	9.02
赤贝	11.58	羊肉（瘦）	6.06	板栗	8.00

资料来源：杨月欣，《中国食物成分表（第一册，第6版）》，2018。

七、硒

1957 年，我国学者首先提出克山病与缺硒（selenium）有关的报告，并进一步验证和肯定了硒是人体必需的微量元素。人体硒总量为 14~20mg，存在于所有细胞组织器官中，其中在肝、肾、胰、心、脾、牙釉质和指甲中浓度较高，肌肉、骨骼和血液中次之，脂肪组织中最低。

（一）硒的吸收与代谢

1. 硒的吸收

硒主要在小肠内吸收，人体对食物硒的吸收良好，吸收率可达 50% 以上。硒的吸收率高低与硒的化学结构和溶解度有关。

体内大部分硒主要以两种形式存在：一种是硒蛋氨酸，在体内不能合成，来自膳食，主要作为一种非调节性贮存形式存在，当膳食中硒供给中断时，硒蛋氨酸可向机体提供硒；另一种是硒蛋白中的硒半胱氨酸，为具有生物活性的化合物。硒蛋氨酸较无机形式硒更易吸收，溶解度大的硒化合物比溶解度小的更易吸收。

2. 硒的代谢

人体内硒大都经过尿液排出，少量从肠道排出，粪中排出的硒大多数为未被吸收的硒。硒摄入量高时可在肝内甲基化生成挥发性二甲基硒化物由肺呼气排出。此外，还有少量硒可从汗液、毛发排出。

（二）硒的生理功能

1. 抗氧化功能

硒是谷胱甘肽过氧化物酶（GSH-PX）的组成成分，谷胱甘肽过氧化物酶的作用是催化还原性谷胱甘肽与过氧化物的氧化还原反应，发挥抗氧化作用；硒还可阻断活性氧和自由基对机体的损伤作用，是重要的自由基清除剂。科学证实，正是由于硒的高抗氧化作用，适量补充硒能起到防止器官老化与病变、延缓衰老、增强免疫力、抵御疾病、抵抗有毒害重金属、减轻放化疗副作用、防癌和抗癌的作用。

2. 保护心血管和心肌健康

硒是维持心脏正常功能的重要元素，对心脏有保护和修复的作用。研究发现，硒缺乏可导致体内清除自由基的功能减退，造成有害物质沉积增多，血压升高、血管壁变厚、血管弹性降低、血流速度变慢，送氧功能下降，从而导致心脑血管疾病发病率的升高。高硒地区人群中心血管病的发病率较低。

3. 防治克山病、大骨节病

调查发现，机体缺硒可引起以心肌损害为特征的克山病。硒的缺乏还可引起脂质过氧化反应增强，导致心肌纤维坏死、心肌小动脉和毛细血管损伤。另外，硒缺乏与大骨节病发病有关。研究发现，补硒能防止骨髓端病变，促进修复。

4. 增强免疫功能

硒可使淋巴细胞、NK 细胞、淋巴因子激活杀伤细胞的活性增强，从而提高免疫功能。

5. 有毒重金属的解毒作用

硒与金属具有较强亲和力，能和体内重金属如汞、镉、铅等结合成金属-硒-蛋白质复合物，并促进有毒金属排出体外，从而起到解毒作用。例如，硒能抵抗镉对肾、生殖腺和中枢神经的毒害。

6. 其他作用

硒具有抗肿瘤作用。人群流行病学调查发现，硒缺乏地区的肿瘤发病率明显增高。硒还具有促进生长、保护肝脏、防治白内障、防治糖尿病等作用。研究发现，硒缺乏可引起生长迟缓及神经性视觉损伤，由白内障和糖尿病引起的失明经补硒视觉功能可得到改善。

（三）硒的缺乏与过量

我国科学家首先证实缺硒是发生克山病的重要原因，人群中缺硒现象与其生存的地理环境土壤中硒元素含量偏低及膳食中硒摄入量不足有关。据流行病学调查，克山病分布在我国 14 个省、自治区的贫困地区，大多数发生在山区及丘陵，主要易感人群为 2~6 岁的儿童和育龄妇女。调查发现病区人群血、尿、头发及粮食中的硒含量明显低于非病区。

克山病是一种以多发性灶状坏死为主要病变的心肌病，临床特征为心肌凝固性坏死，伴有明显的心脏扩大、心功能不全和心律失常，严重者发生心源性休克或心力衰竭，死亡率高达85%。硒对心脏有保护作用，用亚硒酸钠在低硒地区进行干预能取得较好的预防效果。硒缺乏还可导致谷胱甘肽过氧化物酶活力下降，直接影响机体抗氧化系统的功能。调查发现，病区人群血液中谷胱甘肽过氧化物酶的活力明显低于非病区人群。

与缺硒有关的还有大骨节病，其主要病变是骨端软骨细胞变性坏死、肌肉萎缩、发育障碍等，多发生在青春期的青少年。缺硒还可影响机体的免疫功能。

过量硒可引起中毒。表现为头发、指甲脱落和皮肤损伤及神经系统异常，肢体麻木、抽搐，严重者可导致死亡。

通过测定红细胞中的谷胱甘肽过氧化物酶活力，可直接反映硒营养状况。全血、血浆、红细胞、发、尿、指（趾）甲等组织中的硒含量也是评价硒营养状况的常用指标。

扩展阅读：克山病

克山病是一种原因未明的以心肌病变为主的疾病，亦称地方性心肌病。1935 年首先在黑龙江省克山县发现，故以克山病命名。克山病是一种流行于荒僻的山区、高原及草原地带的以心肌病为主的疾病。过去本病死亡率较高，新中国成立后积极防治本病，使本病发病率和病死率都有大幅度下降。20 世纪 70 年代末急性克山病的发病率已由建国初期的 52/10 万下降到 0.3/10 万。

硒与克山病有关，是人类认识硒的第三个里程碑，是中国人对硒与克山病关系的研究。在 1980 年第二届关于硒的国际会议上，中国预防医学科学院杨光圻教授宣布"硒缺乏与克山病发病的关系"的研究成果时，引起了震惊。因为是首次有力地证明了硒是人体必需的微量元素，成为人类认识硒的重要里程碑。因此，1984 年，在北京召开的第三届国际硒会议上，杨光圻团队获得了国际生物无机化学家协会授予的"施瓦茨奖"。这是中国人第一次荣获施瓦茨奖，是对中国科学家首次证明硒是人体必需微量元素这一重大贡献的铭志。

（四）硒的参考摄入量及食物来源

中国营养学会建议每人每日硒的推荐摄入量（RNI）成年人为 50μg，孕妇为 50μg，乳母为 65μg，可耐受最高摄入量（EAR）为 400μg。

硒的良好来源为动物肝、肾和海产品，蛋类含硒量略高于肉类。食物中的含硒量随地域不同而异（表 3-13），特别是植物性食物的硒含量与地表土壤中硒元素的水平有关。因此，硒的摄取量与土壤硒含量的关系超过与饮食方式的关系。

表 3-13 　　　　　　　　　　　含硒丰富的食物 　　　　　　　　　单位：mg/100g

食物	含量	食物	含量	食物	含量
魔芋精粉	350.15	猪肾（青海）	156.77	鸭胸脯肉	12.62
干松茸（河北）	98.44	羊肾	58.90	鸡胸脯肉	10.50
普中红蘑（干，河北）	91.70	鸭肝	57.27	鲑鱼子酱	203.09
花豆（干，紫，甘肃）	74.06	鸡肝	38.55	牡蛎	86.64
小麦胚粉	65.20	猪肉（前肘）	32.48	鲜赤贝	57.35
干扁豆（甘肃）	32.00	羊肉（肥瘦）	32.20	小黄花鱼	55.20
豆腐干（杭州小香干）	23.60	猪肝（卤煮，北京）	28.70	带鱼	36.57
面条（特粉，切面，青海）	15.82	鸡蛋	14.34	青鱼	37.69
粳米（小站稻米）	10.10	瘦牛肉	10.55	黄鳝	34.56

资料来源：杨月欣，《中国食物成分表（第一册，第 6 版）》，2018。

八、碘

正常人体内含碘（iodine）20~50mg，其中 70%~80% 存在于甲状腺组织中，其余分布在骨骼肌、肺、卵巢、肾、淋巴结、肝、睾丸和脑组织中。甲状腺组织含碘量随年龄、摄入量及腺体的活动性不同而有差异，健康人甲状腺组织内含碘 8~12mg，其中甲状腺素占 16.2%，三碘甲状腺原氨酸占 7.6%，一碘酪氨酸占 33.4%，其他碘化物占 16.1%。血液中含碘 30~60μg/L，主要为蛋白结合碘。

（一）碘的吸收与代谢

食物中的碘有两种存在形式，即无机碘和有机碘。无机碘在胃和小肠内几乎 100% 被迅速吸收；有机碘在消化道被消化、脱碘后，以无机碘形式被吸收。此外，与氨基酸结合的碘可直接被吸收，进入血液中的碘分布于各组织中，如甲状腺、肾脏、唾液腺、乳腺、卵巢等，但只有甲状腺组织能利用碘合成甲状腺素。人体的甲状腺是贮存碘化物的唯一组织，大多数碘以一碘酪氨酸、二碘酪氨酸以及少量甲状腺素的形式存在。

在碘供应稳定和充足的条件下，人体排出碘几乎等于摄入碘，体内 90% 的碘随尿排出，10% 由粪便排出，极少数通过肺和皮肤排出。此外，哺乳期妇女还可通过乳汁排出碘，以满足婴幼儿对碘的需要。

（二）碘的生理功能

碘在体内主要参与甲状腺素的合成，其生理功能主要通过甲状腺素的生理作用显示出来，迄今为止，未发现碘有除甲状腺素以外的其他独立生理作用。甲状腺素是人体重要的激素，具有以下生理功能。

1. 促进生物氧化

甲状腺素能促进三羧酸循环中的生物氧化，协调生物氧化和磷酸化的偶联，调节能量转换。

2. 促进生长发育

甲状腺素促进蛋白质合成和神经系统发育。当蛋白质摄入不足时，甲状腺素有促进蛋白质合成的作用；当蛋白质摄入充足时，甲状腺素可促进蛋白质分解。甲状腺素还可促进神经系统发育，维护中枢神经系统的正常结构，对胚胎发育期和出生后早期生长发育，特别是智力发育尤为重要。

3. 促进糖和脂肪代谢

甲状腺素能促进肝糖原分解和组织对糖的利用，促进脂肪分解及调节血清胆固醇和磷脂浓度。

4. 激活体内许多重要酶类

甲状腺素能活化体内 100 多种酶，如细胞色素酶系、琥珀酸氧化酶系、碱性磷酸酶等，在物质代谢中起作用。

5. 调节组织中水盐代谢

甲状腺素可促进组织中水盐进入血液并从肾脏排出，缺乏时可引起组织内水盐潴留，在组织间隙出现含有大量黏蛋白的组织液，发生黏液性水肿。

6. 促进维生素的吸收和利用

甲状腺素可促进烟酸的吸收利用、胡萝卜素转化为维生素 A 及核黄素合成核黄素腺嘌呤二核苷酸等。

（三）碘的缺乏与过量

长期碘摄入不足或长期摄入含抗甲状腺素因子食物，可干扰甲状腺对碘的吸收利用，引起碘缺乏。碘缺乏导致甲状腺组织代偿性增生而发生腺体肿大，临床称甲状腺肿。饮水、食物中缺碘的地区往往大面积地发生甲状腺肿大，又称地方性甲状腺肿病。

孕妇严重缺碘影响胎儿神经、肌肉的发育及引起胚胎期和围产期死亡率上升。婴幼儿缺碘可引起生长发育迟缓（如身材矮小）、智力低下，严重者发生呆小症（克汀病），因此碘也被称为智力元素。青春期缺碘，会出现毛发粗糙、肥胖等症。

长期高碘摄入可导致高碘性甲状腺肿。河北、山东、山西等 11 个省市的部分地区，居民因饮用高碘水，或食用高碘食物造成高碘性甲状腺肿，部分地区患病率高达 20%～40%。此外，碘过量摄入还可引起碘性甲状腺功能亢进、甲状腺功能减退等。

促甲状腺激素（TSH）可作为筛查评估婴幼儿碘营养状况的敏感指标，TSH 升高提示碘缺乏；尿碘是评价碘摄入量的良好指标。

（四）碘的参考摄入量及食物来源

中国营养学会建议每人每日碘的 RNI 成年人为 150mg，孕妇和乳母为 200mg；碘的 UL 为 1000mg/d。

食物中碘含量随地球化学环境变化会出现较大差异，也受食物烹调加工方式的影响。海产品中含碘较丰富，如海带、紫菜、淡菜、海参、虾皮等都是碘良好的食物来源。

碘强化措施是防治碘缺乏的重要途径，常用食盐加碘、食用油加碘以及自来水加碘等方法防治。

扩展阅读：科学食碘盐

由于碘是一种比较活泼、易于挥发的元素，含碘食盐在储存期间可损失 20%～25% 的碘，加上烹调方法不当又会损失 15%～50%，所以食用碘盐应注意以下几点：

①碘盐不宜久存。碘盐存放时间久了，碘元素容易挥发，所以随食随买为宜。

②贮存碘盐的容器要加盖盖严，放置在干燥、遮光、避高温处，尽量不要食盐受热。

③不要用碘盐爆锅、长炖、久煮，因为碘容易挥发。

④应在菜即将出锅时加盐，防止高温挥发减少含碘量，降低效果。

⑤购买贴有碘盐标志的碘盐，千万不要随意购买私盐或无（低）碘盐。

⑥在选购碘盐时，有两种鉴别方法：可滴1、2滴米粥在盐上，粥片刻变为蓝黑色，则证明为碘盐，因淀粉遇碘变蓝黑色；也可在切开的土豆片上撒少许盐，土豆片变蓝黑色也证明为碘盐。

按我国碘盐标准，一个正常人每天摄入标准碘盐 6~8g 即可获得 120~150μg 碘，完全可以满足机体的生理需要。碘的摄入量过多会导致高碘性甲状腺肿大、甲状腺功能亢进（甲亢）。

第六节　维　生　素

一、概　述

维生素（vitamin）是维持机体生命活动所必需的一类微量的低分子有机化合物。维生素的种类繁多，化学结构各不相同，在生理上既不是构成各种组织的主要原料，也不是体内的能量来源，但它们却在机体物质和能量代谢过程中起着非常重要的作用。

维生素一般是以本体形式或以能被机体利用的前体形式存在于天然食物中。如维生素 A 在植物性食物中主要以类胡萝卜素的形式存在，被称为维生素 A 原；在动物性食品中则主要以维生素 A 的活性形式视黄醇、视黄醛等存在。除少部分维生素可由机体合成或由肠道细菌合成外，大多数维生素既不能在机体内合成，也不能在机体组织中大量贮存，虽然机体对各种维生素需要量很小，但必须由食物提供。即使是自身能够合成（如烟酸和维生素 D）和肠道细菌能够产生的维生素［如维生素 K 和生物素（维生素 H）］也需要通过食物来补充其量的不足。

扩展阅读：第一个维生素的发现

1897 年，艾克曼（Christian Eijkman）在爪哇发现只吃精磨的白米可患脚气病，而未经碾磨的糙米能治疗这种病。并发现可治疗脚气病的物质能用水或酒精提取，当时称这种物质为"水溶性B"。1906 年，证明食物中含有除蛋白质、脂类、碳水化合物、无机盐和水以外的"辅助因素"，其量很小，但为动物生长所必需。1911 年，波兰化学家卡西米尔·冯克（Kazimierz-Funk）鉴定出在糙米中能对抗脚气病的物质是胺类（一类含氮的化合物），因这类物质含有氨基，所以被命名为 vitamine，中文译为维生素或维他命。后来，荷兰的生物化学家从糖中提取并命名为"硫胺素"，即维生素 B_1。

（一）命名

维生素的命名分为三个系统。一是按其发现顺序，以英文字母命名，如维生素 A、维生素 B_1、维生素 B_2、维生素 C、维生素 D、维生素 E、维生素 K 等；二是按其化学结构命名，如视黄醇、硫胺素和核黄素等；三是按其生理功能命名，如抗癫皮病因子、抗干眼病因子和抗凝血维生素等。

（二）分类

目前所发现维生素的化学结构不同，生理功能各异，根据维生素的溶解性可将其分为两大类，即脂溶性维生素和水溶性维生素。

1. 脂溶性维生素

脂溶性维生素是指不溶于水而溶于脂肪及有机溶剂（如苯、氯仿及乙醚等）的维生素，包括维生素 A、维生素 D、维生素 E 和维生素 K。脂溶性维生素在食物中常与脂类共存，其消化吸收与食物和肠道中的脂类密切相关；易贮存于体内各器官组织，而不易排出体外（除维生素 K 外）。若过多或长期摄入大剂量维生素 A 和维生素 D 等脂溶性维生素，易在体内蓄积而导致毒性作用；若摄入过少，可缓慢地出现缺乏症状。

2. 水溶性维生素

水溶性维生素是指可溶于水的维生素，包括 B 族维生素和维生素 C。水溶性维生素在体内贮存量较少，当机体内水溶性维生素饱和后，摄入的维生素易从尿中排出；反之，若组织中的维生素耗竭，则给予的维生素将大量被组织摄取利用，故从尿中排出量减少。所以，尿液是水溶性维生素的主要排泄途径，而且水溶性维生素在体内没有非功能性的单纯贮存形式，因此可利用尿负荷试验对水溶性维生素的营养水平进行鉴定。虽然大部分水溶性维生素较易自尿中排出，但维生素 B_{12} 例外，它甚至比维生素 K 更易于贮存于体内。大多数水溶性维生素以辅酶的形式参与机体的物质代谢。水溶性维生素一般无毒性，但过量摄入时也可能出现毒性，如摄入维生素 B_6、维生素 C 或烟酸达正常人体需要量的 15~100 倍时，可出现毒性作用；若摄入过少，可较快地出现缺乏症状。

（三）维生素缺乏

1. 维生素缺乏的原因

（1）摄入不足　由于膳食结构不合理，选择食物不当；也可由于食物加工、运输、贮藏、烹调不当使维生素遭受破坏和丢失。

（2）吸收利用降低　重大疾病、手术患者和老年人胃肠道功能降低，对维生素的吸收利用降低；肝、胆疾病患者由于胆汁分泌减少会影响脂溶性维生素的吸收。

（3）维生素需要量相对增高　生长发育期儿童、妊娠和哺乳期妇女、特殊生活及工作环境的人群、疾病恢复期患者，以及长期食用营养素补充剂者等对维生素的需要量增加，一旦摄入量减少，很容易出现维生素缺乏的症状；老年人、腹泻严重患者等由于机体功能下降，维生素流失严重，对维生素的需要量也相应增加。

2. 维生素缺乏的分类

按缺乏原因可分为原发性和继发性维生素缺乏两种。

（1）原发性维生素缺乏　是指由于膳食中维生素供给不足或其生物利用率过低引起的维生素缺乏。

（2）继发性维生素缺乏　是指由于生理或病理原因妨碍了维生素的消化、吸收、利用或因需要量增加、排泄或破坏增多而引起的条件性维生素缺乏。

按缺乏程度又可分为临床和亚临床维生素缺乏两种。

（1）临床维生素缺乏　人体维生素不足或缺乏是一个渐进的过程，当膳食中长期缺乏某种维生素时，最初表现为组织中维生素的贮存降低，继而出现生化指标和生理功能异常，进一步发展则引起组织的病理改变，并出现临床体征。当维生素缺乏出现临床症状时，称为维生素的临床缺乏。

（2）亚临床维生素缺乏 维生素的轻度缺乏常不出现临床症状，但一般可降低劳动效率及对疾病的抵抗力，这称为亚临床维生素缺乏或不足，也称维生素边缘缺乏（marginal deficiency）。维生素的亚临床缺乏引起的临床症状不明显、不特异，往往被人们忽略，故应对此高度警惕。

二、 维生素 A

（一）理化性质

维生素 A 类是指含有视黄醇（retinol）结构，并具有其生物活性的一大类物质，它包括已形成的维生素 A（preformed vitamin A）和维生素 A 原（provitamin A）及其代谢产物。

机体内已形成的维生素 A 包括视黄醇（retinol）、视黄醛（retinal）、视黄酸（retinoic acid）和视黄基酯复合物，即在人体中维生素 A 以上述四种形式存在。其中视黄醇、视黄醛、视黄酸是机体内维生素 A 的三种生物活性形式，视黄基酯复合物并不具有维生素 A 的生物活性，但它能在肠道中水解产生视黄醇。

在植物中不含已形成的维生素 A，但有些红、黄、橙色植物中含有类胡萝卜素（carotenoid），其中可在小肠和肝细胞内转变成视黄醇和视黄醛的类胡萝卜素称为维生素 A 原（provitamin A），如 α-胡萝卜素（α-carotene）、β-胡萝卜素（β-carotene）、γ-胡萝卜素（γ-carotene）、β-隐黄素（β-cryptoxanthin）等。相当一部分类胡萝卜素，如玉米黄素（zeaxanthin）、辣椒红素（capsanthin）、叶黄素（xanthophyll）和番茄红素（lycopene），它们不能分解形成维生素 A，不具有维生素 A 的活性。目前已经发现的类胡萝卜素有约 600 种，仅有约十分之一是维生素 A 原，其中最重要的为 β-胡萝卜素。

大多数天然的类维生素 A 溶于脂肪或有机溶剂，不溶于水，对酸、碱和热稳定，故一般烹调和罐头加工不易破坏；密封、低温冷冻组织中的维生素 A 可以稳定存在几年，而且当食物中含有磷脂、维生素 E、维生素 C 和其他抗氧化剂时，视黄醇和胡萝卜素较为稳定。维生素 A 易被氧化破坏，特别是在高温条件下更甚，紫外线也可促进其氧化破坏，除此之外，脂肪酸败可引起其严重破坏。

（二）吸收与代谢

食物中的视黄醇一般是以与脂肪酸结合成的视黄基酯（retinyl ester）的形式存在，视黄基酯和类胡萝卜素又常与蛋白质结合成复合物，与蛋白质结合的类胡萝卜素和视黄基酯在胃和肠道蛋白酶的作用下从食物中经酶解作用释放出来，然后在小肠中胆汁及各种脂肪酶的共同作用下，释放出脂肪酸和游离的视黄醇以及类胡萝卜素。释放出的游离视黄醇以及类胡萝卜素与其他脂溶性食物成分形成胶团（micelles），通过小肠绒毛进入肠黏膜细胞。膳食中视黄醇的吸收率为 70%~90%，类胡萝卜素的吸收率为 20%~50%，类胡萝卜素的吸收随其摄入量的增加而降低，有时甚至低于 5%。

在小肠黏膜细胞内 β-胡萝卜素转化为维生素 A，一分子 β-胡萝卜素能够生成两分子视黄醇。在 β-胡萝卜素-15，15'二加氧酶的作用下，β-胡萝卜素转化成视黄醛，后者与细胞视黄醛结合蛋白 II 结合，在视黄醛还原酶的作用下，结合的视黄醛转变成视黄醇。由于 β-胡萝卜素-15，15'二加氧酶活性相当低，大部分 β-胡萝卜素没有被氧化。据估计，大约 6mg 的 β-胡萝卜素可产生 1mg 视黄醇的活性，而 12mg 的其他维生素 A 原类胡萝卜素（如 α-胡萝卜素、γ-胡萝卜素）才能产生 1mg 视黄醇的活性。没有转变成视黄醇的类胡萝卜素可被吸收并转运至血液和组织。

视黄醇在细胞内被氧化成视黄醛，再进一步被氧化成视黄酸。在小肠黏膜细胞内视黄醛和视黄醇可以相互转化，但视黄醛转变成视黄酸的反应却不可逆。与视黄醇不同的是，视黄酸经门静脉吸收，并与血浆白蛋白紧密结合在血液中运输。

在小肠黏膜细胞中结合的视黄醇重新酯化成视黄基酯，并与少量未酯化的视黄醇及其他类胡萝卜素一同掺入乳糜微粒进入淋巴，经胸导管进入人体循环。

总之，维生素进入消化道之后，在胃内几乎不被吸收，在小肠与胆汁酸脂肪分解产物一起被乳化，由肠黏膜吸收。

影响维生素 A 吸收的因素有很多，主要如下。

（1）小肠中的胆汁　是维生素 A 乳化形成乳糜微粒所必需的。

（2）膳食脂肪　足量脂肪可促进维生素 A 的吸收。

（3）抗氧化剂　如维生素 E 和磷酸酯等，有利于其吸收。

（4）服用矿物油及肠道寄生虫　不利于维生素 A 的吸收。

肝脏是贮存维生素 A 的主要器官，但贮存类胡萝卜素的能力有限，过多的类胡萝卜素由血浆脂蛋白运至脂肪组织贮存。视黄醇主要以棕榈酸视黄酯的形式贮存在肝星状细胞（80%～95%）和肝主细胞。肾脏中视黄醇贮存量约为肝脏的 1%，眼色素上皮细胞也有少量的视黄醇贮存。

维生素 A 在体内被氧化成一系列的代谢产物，后者与葡萄糖醛苷结合后由胆汁进入粪便排泄。大约 70% 的维生素 A 经此途径排泄，其中一部分经肠-肝循环再吸收入肝脏。大约 30% 的代谢产物由肾脏排泄，类胡萝卜素主要由胆汁排泄。

（三）生理功能

1. 维持正常的视觉功能

维生素 A 是构成视觉细胞内感光物质的重要成分。人视网膜的杆状细胞内含有感光物质视紫红质，它是由 11-顺式视黄醛的醛基和视蛋白内赖氨酸的 ε-氨基通过形成西夫氏（schiff）碱键缩合而成，对暗视觉十分重要。当视紫红质被光照射后经过各种中间构型，最后 11-顺式视黄醛转变成全反式视黄醛（all-trans retinal），并与视蛋白分离。在这一过程中感光细胞超极化，引发神经冲动，电信号上传到视神经。与视蛋白分离的全反式视黄醛在一系列酶的作用下又转变成 11-顺式视黄醛，再与视蛋白结合成视紫红质供下一次循环使用。

暗适应（dark adaptation）是指人从亮处进入暗处，因视紫红质消失，最初看不清楚任何物体，经过一段时间待视紫红质再生到一定水平才逐渐恢复视觉的过程。暗适应的快慢取决于照射光的波长、强度和照射时间，同时也与体内维生素 A 的营养状况有关。当维生素 A 不足时，暗适应时间会延长。这在儿童时期比较明显，因为儿童没有足够的维生素 A 贮备。

2. 维持细胞正常的生长和分化

核受体超家族在细胞生长、分化、增殖以及凋亡过程中起着十分重要的调节作用。视黄酸受体（RAR）和类维生素 A X 受体（RXR）是核受体超家族的重要成员。细胞内视黄酸及其代谢产物与 RAR 及 RXR 特异性结合，后者再与 DNA 特异反应元件结合，激活靶基因的转录和特异性蛋白质的合成。视黄酸通过与 RA、RXR 的结合影响 DNA 的转录，被称为转录调节因子。

在视黄酸及其代谢产物中，最重要的就是9-顺式视黄酸和全反式视黄酸，参与调节机体多种组织细胞的生长和分化，包括眼睛、四肢和上皮组织以及神经系统和心血管系统等。此外，视黄醇和视黄酸在胚胎发育和骨骼、牙齿发育中起重要作用，能促进儿童正常生长。

3. 维持上皮组织细胞的健康

维生素 A 能保证上皮细胞中糖蛋白的合成，所以对上皮的正常形成、发育与维持十分重要。维生素 A 充足时，皮肤和机体保护层（如肺肠道、阴道、泌尿道、膀胱上皮层）才能维持正常的抗感染和抵御外来侵袭的天然屏障作用，故维生素 A 有助于抵抗致病因子的侵袭。当维生素 A 不足或缺乏时，可导致糖蛋白结合异常，导致上皮基底层增生变厚，表层角化、干燥等，削弱了机体的屏障作用，易于感染。过量摄入维生素 A，对上皮感染的抵抗力并不随剂量而增高。

4. 免疫功能

维生素 A 通过增强巨噬细胞和自然杀伤细胞的活力以及改变淋巴细胞的生长或分化而调节细胞和体液免疫以提高免疫功能。

5. 抗氧化作用

类胡萝卜素能捕捉自由基（free radicals），猝灭单线态氧（singleoxygen, $^1O_2$），提高抗氧化防御能力。流行病学研究表明，高维生素 A 和 β-胡萝卜素摄入量者患肺癌等上皮癌症的危险性减少。

6. 抑制肿瘤生长

动物实验研究揭示天然或合成的类维生素 A 具有抑制肿瘤的作用。维生素 A 抑制肿瘤的作用可能与其调节细胞的分化、增殖和凋亡有关，也可能与抗氧化功能有关。

此外，维生素 A 能促进细胞膜表面糖蛋白的合成。细胞膜表面的功能如细胞连接、受体识别、细胞黏附和细胞聚集等一般与细胞表面的糖蛋白密切相关。维生素 A 被认为在糖蛋白的合成中发挥重要作用。其机制可能是：视黄醇与 ATP 结合成视黄基磷酸酯，在 GDP-甘露糖存在的条件下，视黄基磷酸酯转变为视黄醇-磷酸-甘露醇的糖酯，后者进一步将甘露糖转移到糖蛋白上，形成甘露糖-糖蛋白。糖蛋白糖苷部分的变化则改变细胞膜表面的诸多功能。

（四）缺乏与过量的危害

1. 维生素 A 缺乏

维生素 A 缺乏仍是许多发展中国家的一个主要公共卫生问题。维生素 A 缺乏的发生率相当高，在非洲和亚洲许多发展中国家的部分地区，甚至呈地方性流行。维生素 A 缺乏主要包括以下两个人群。

（1）婴幼儿和儿童　维生素 A 缺乏的发生率远高于成人，这是因为孕妇血液中的维生素 A 不易通过胎盘屏障进入胎儿体内，故初生儿体内维生素 A 贮存量低。目前全世界有 300 万 ~ 1000 万儿童患有严重的维生素 A 缺乏症。

（2）某些疾病患者　一些疾病，如麻疹、肺结核、肺炎、猩红热等消耗性疾病，胆囊炎、胰腺炎、肝硬化、胆管阻塞、慢性腹泻等消化道疾病，血吸虫病和饮酒等，皆可影响维生素 A 的吸收和代谢，故这些疾病极易伴发维生素 A 缺乏。

维生素 A 缺乏最早的症状是暗适应能力下降，严重者可致夜盲症；维生素 A 缺乏还可引起干眼病（xerophthalmia），进一步发展可致失明。儿童维生素 A 缺乏最重要的临床诊断体征是毕脱氏斑，为贴近角膜两侧和结膜外侧因干燥而出现皱褶，角膜上皮堆积，形成大小不等的形状似泡沫的白斑。

维生素 A 缺乏除了引起眼部症状外，还会引起机体不同组织上皮干燥、增生及角化，以致出现各种症状（如皮脂腺及汗腺角化，出现皮肤干燥、毛囊角化过度、毛囊丘疹与毛发脱落），食欲降低，易感染。特别是儿童、老年人容易引起呼吸道炎症，严重时可引起死亡。

另外，维生素 A 缺乏时，血红蛋白合成代谢障碍，免疫功能低下，儿童生长发育迟缓。

2. 维生素 A 摄入过量的危害

维生素 A 过量摄入可引起急性、慢性及致畸毒性。

（1）急性毒性 急性毒性产生于一次或多次连续摄入大量的维生素 A（成人大于 RNI 100 倍，儿童大于 RNI 20 倍），其早期症状为恶心、呕吐、头痛、眩晕、视觉模糊、肌肉失调、婴儿囟门突起。当剂量更大时，可出现嗜睡、厌食、少动、反复呕吐。一旦停止服用，症状会消失。然而，极大剂量（1g，RNI 的 13000 倍）的维生素 A 可以致命。

（2）慢性中毒 慢性中毒比急性中毒常见，维生素 A 使用剂量为其 RDA 的 10 倍以上时可发生，常见症状是头痛、食欲降低、脱发、肝大、长骨末端外周部分疼痛、肌肉疼痛和僵硬、皮肤干燥瘙痒、复视、出血、呕吐和昏迷等。过量的维生素 A 可引起细胞膜的不稳定和某些基因的不适当表达。动物试验证明，维生素 A 摄入过量可导致胚胎吸收、流产、出生缺陷。

（3）致畸作用 孕妇在妊娠早期每天大剂量摄入维生素 A，娩出畸形儿的相对危险度为 25.6%。

大量摄入类胡萝卜素一般不会引起毒性作用，其原因是类胡萝卜素在体内向视黄醇转变的速率慢；另外，随着类胡萝卜素摄入增加，其吸收减少。大剂量的类胡萝卜素摄入可导致高胡萝卜素血症，出现类似黄疸的皮肤，但停止食用类胡萝卜素后，症状会慢慢消失，未发现其他毒性。摄入普通食物一般不会引起维生素 A 过多。

（五）维生素 A 的参考摄入量及食物来源

膳食或食物中全部具有视黄醇活性的物质常用视黄醇当量（RE）来表示，包括已形成的维生素 A 和维生素 A 原的总量（μg）。它们常用的换算关系是：

$1μg$ 视黄醇 $=1μg$ 视黄醇当量（RE）

$1μg$ $β$-胡萝卜素 $=0.167μg$ 视黄醇当量（RE）

$1μg$ 其他维生素 A 原 $=0.084μg$ 视黄醇当量（RE）

$1IU$ 维生素 A $=0.3μg$ 视黄醇

$$膳食或食物中总视黄醇当量（μg RE）= 视黄醇（μg）+β-胡萝卜素（μg）× 0.167+其他维生素 A 原（μg）×0.084$$

根据我国成人维生素 A 推荐摄入量（RNI），男性为 800 μg 视黄醇当量，女性为 700 μg 视黄醇当量，成年人 UL 值为 3000 μg/d。维生素 A 的安全摄入量范围较小，大量摄入有明显的毒性作用。维生素 A 的毒副作用主要取决于视黄醇的摄入量，也与机体的生理及营养状况有关。$β$-胡萝卜素是维生素 A 的安全来源。

维生素 A 最好的来源是动物肝脏，其次是鱼肝油、鱼卵、乳、奶油、禽蛋等；植物性食物只能提供类胡萝卜素，胡萝卜素主要存在于深绿色或红黄色的蔬菜和水果中，如西兰花、菠菜、苜蓿、空心菜、莴笋叶、芹菜叶、胡萝卜、豌豆苗、红心红薯、辣椒、芒果、杏及柿子等。除膳食来源之外，维生素 A 补充剂也常使用，应注意的是用量过大不仅没有益处，反而会引起中毒。

三、维生素 D

（一）理化性质

维生素 D 类是指含环戊氢烯菲环结构并具有钙化醇生物活性的一大类物质，以维生素 D_2（ergocalciferol，麦角钙化醇）及维生素 D_3（cholecalciferol，胆钙化醇）最为常见。

维生素 D_2 和维生素 D_3 皆为白色晶体，溶于脂肪和脂溶剂，其化学性质比较稳定，在中性和碱性溶液中耐热，不易被氧化，故通常的烹调加工不会引起维生素 D 的损失。但在酸性溶液中逐渐分解，脂肪酸败可引起维生素 D 破坏，并且过量辐射照射可形成具有毒性的化合物。

维生素 D_2 是由酵母菌或麦角中的麦角固醇（ergosterol）经日光或紫外光照射后形成的产物，能被人体吸收，其活性只有维生素 D_3 的 1/3。

维生素 D_3 是由贮存于皮下的胆固醇的衍生物——7-脱氢胆固醇在紫外光照射下转变而成的。类固醇 B 环中 5~7 位这个特定位置的共轭双键能吸收紫外线中波长为 290~315nm 的光量子，光照启动了一系列复杂的转化过程，即生成维生素 D_3。

从膳食或由皮肤合成的维生素 D 没有生理活性，必须到其他组织激活才具有生理作用，即它们是有活性作用维生素 D 的前体，又称为激素原（prohormone）。在某些特定条件下，如工作或居住在日照不足、空气污染（阻碍紫外光照射）的地区，维生素 D 必须由膳食供给，才成为一种真正意义上的维生素，故又认为维生素 D_3 是条件性维生素。并且由于维生素 D_3 是在身体的皮肤中产生（由皮下的 7-脱氢胆固醇经紫外线照射转变而来），要运往靶器官才能发挥生理作用，故认为维生素 D_3 实质上是激素。

膳食中维生素 D 以维生素 D_2 和维生素 D_3 的形式存在，无活性；然后在肝肾相关酶类物质作用下生成其活性形式 1,25-(OH)-D_3（或 D_2）后释放入血液，运至靶器官以产生生物学效应。

（二）吸收与代谢

体内维生素 D 来源包括膳食摄入和体内产生。

（1）膳食中的维生素 D 进入小肠后，在胆汁的作用下与其他脂溶性物质一起形成胶团被动吸收入小肠黏膜细胞。食物中 50%~80% 的维生素 D 在小肠吸收。吸收后的维生素 D 掺入乳糜微粒经淋巴入血。在血液中，部分维生素 D 与一种特异载体蛋白——维生素 D 结合蛋白（DBP）结合，由维生素 D 结合蛋白（DBP）携带运输。

（2）在皮肤中产生的维生素 D_3 缓慢扩散进入血液，血浆中约 60% 的维生素 D_3 与维生素 D 结合蛋白结合运输。大部分与维生素 D 结合蛋白结合的维生素 D_3 在被肝脏摄取之前，进入肝外组织，如肌肉和脂肪。

无论是由乳糜微粒还是由结合蛋白携带进入肝脏的维生素 D_3（或维生素 D_2）均被肝脏内 D_3-25-羟化酶催化生成 25-(OH)-D_3；25-(OH)-D_3 由肝脏分泌入血，并由维生素 D 结合蛋白携载运输至肾脏，在肾脏 25-(OH)-D_3-1 羟化酶和 25-(OH)-D_3-24 羟化酶的催化下，进一步被氧化成 1,25-(OH)-D_3 和 24,25-(OH)-D_3。一旦 1,25-(OH)$_2$-D_3 合成后，由肾脏释放入血，与维生素 D 结合蛋白松散式结合，并运输至各个靶器官，产生相应的生物学效应。

维生素 D 的激活需要的上述各种酶易受到多种因素的影响，主要包括甲状旁腺素（PTH）、血钙浓度、活性维生素 D 的浓度和食物中磷的含量。PTH、低钙和低活性维生素 D 浓度和低磷膳食摄入刺激这些酶的活性，反之则抑制其活性。

（三）生理功能

1，25-（OH）-D$_3$（或 D$_2$）是维生素 D 的活性形式，作用于小肠、肾、骨等靶器官，参与维持细胞内、外钙浓度，以及钙磷代谢的调节；此外，它还作用于其他很多器官，如心脏、肌肉、大脑、造血和免疫器官，参与细胞代谢或分化的调节。

1. 促进小肠对钙吸收的转运

1，25-（OH）$_2$-D$_3$可诱导一种特异的钙结合蛋白质（calcium-binding protein，CBP）合成。钙结合蛋白在小肠黏膜细胞促进钙的吸收，其确切的机制仍需进一步的研究。1，25-（OH）$_2$-D$_3$能增加刷状缘碱性磷酸酶的活性，促进磷酸酯键的水解和磷的吸收。

2. 促进肾小管对钙、磷的重吸收

1，25-（OH）$_2$-D$_3$对肾脏也有直接作用，能促进肾小管对钙、磷的重吸收，减少丢失。促进磷的重吸收比促进钙的重吸收的作用明显。

3. 对骨细胞呈现多种作用

当血液中钙浓度降低时，1，25-（OH）$_2$-D$_3$能动员骨组织中的钙和磷释放入血液，以维持正常的血钙浓度。1，25-（OH）$_2$-D$_3$通过核受体诱导干细胞分化为成熟的破骨细胞和增加破骨细胞的活性，继而破骨细胞发挥调节骨的重吸收作用，释放钙进入血液。一旦破骨细胞成熟，核受体失去，即不再对 1，25-（OH）$_2$-D$_3$产生反应。成骨细胞也有 1，25-（OH）$_2$-D$_3$的核受体。体外试验提示，1，25-（OH）$_2$-D$_3$能增加碱性磷酸酶的活性及骨钙化基因的表达。一般来说，1，25-（OH）$_2$-D$_3$对骨的骨化作用的调节并不重要，但当细胞外钙、磷浓度超饱和时，1，25-（OH）$_2$-D$_3$才对维持钙磷浓度和促进骨化发挥作用。

4. 通过维生素 D 内分泌系统调节血钙平衡

目前已确认存在维生素 D 内分泌系统，其主要的调节因子是 1，25-（OH）$_2$-D$_3$、甲状旁腺激素、降钙素及血清钙和磷的浓度。当血钙降低时，甲状旁腺素升高，1，25-（OH）$_2$-D$_3$增多，通过对小肠、肾、骨等器官的作用以升高血钙水平；当血钙过高时，甲状旁腺素降低，降钙素分泌增加，尿中钙和磷排出增加。

5. 调节细胞的分化、增殖和生长

1，25-（OH）$_2$-D$_3$通过调节基因转录调节细胞的分化、增殖和生长。如上所述，1，25-（OH）$_2$-D$_3$可促进干细胞向破骨细胞的分化，抑制成纤维细胞、淋巴细胞以及肿瘤细胞的增殖；1，25-（OH）$_2$-D$_3$促进皮肤表皮细胞的分化并阻止其增殖，对皮肤疾病具有潜在的治疗作用。

除此之外，维生素 D 还参与机体多种功能的调节。由于维生素 D 具有激素的性质和功能，它通过与维生素 D 受体（VDR）结合调节人体生长发育、细胞分化、免疫、炎性反应等功能。近年来大量研究发现，机体低维生素 D 水平与高血压、部分肿瘤、心脑血管疾病、脂肪肝、低水平的炎性反应、自身免疫性疾病密切相关，也与部分传染病如结核和流感的发病相关。

（四）缺乏与过量的危害

1. 缺乏症

维生素 D 缺乏导致肠道吸收钙、磷减少，肾小管对钙和磷的重吸收减少，影响骨钙化，造成骨骼和牙齿的矿物质异常。婴儿缺乏维生素 D 将引起佝偻病（rickets）；成年人，尤其是孕妇、乳母和老年人，缺乏维生素 D 可使已成熟的骨骼脱钙而发生骨质软化症（osteomalacia）和骨质疏松症（osteoporosis）。

（1）骨质软化症 成年人，尤其是孕妇、乳母和老年人在缺乏维生素 D 和钙、磷时容易发生骨质软化症，主要表现为骨质软化、容易变形，孕妇骨盆变形可致难产。

（2）骨质疏松症 老年人由于肝肾功能降低、胃肠吸收欠佳、户外活动减少，体内维生素 D 水平常低于年轻人。骨质疏松症及其引起的骨折是威胁老年人健康的主要疾病之一。

（3）佝偻病 维生素 D 缺乏时，由于骨骼不能正常钙化，易引起骨骼变软和弯曲变形。例如，幼儿刚学会走路时，身体重量使下肢骨弯曲，形成"X"形或"O"形腿，胸骨外凸（"鸡胸"），肋骨与肋软骨连接处形成"肋骨串珠"，囟门闭合延迟、骨盆变窄和脊柱弯曲；由于腹部肌肉发育不良，易使腹部膨出；牙齿方面，出牙推迟，恒齿稀疏、凹陷，容易发生龋齿。

（4）手足痉挛症 缺乏维生素 D、钙吸收不足、甲状旁腺功能失调或其他原因造成血清钙水平降低时可引起手足痉挛症，表现为肌肉痉挛、小腿抽筋、惊厥等。

2. 过量的危害

维生素 D 的中毒剂量虽然尚未确定，但过量摄入维生素 D 也可引起维生素 D 过多症，如可引起高钙血症和高钙尿症。维生素 D 的中毒症状包括：食欲不振、体重减轻、恶心、呕吐、腹泻、头痛、多尿、烦渴、发热，血清钙磷增高，以致发展成动脉、心肌、肺、肾、气管等软组织转移性钙化和肾结石，严重的维生素 D 中毒可导致死亡。预防维生素 D 中毒最有效的方法是避免滥用。

（五）维生素 D 的参考摄入量及食物来源

在钙、磷供给量充足的条件下，儿童、少年、孕妇、乳母、老年人维生素 D 的 RNI 为 $10\mu g/d$，成年人为 $5\mu g/d$，UL 为 $50\mu g/d$。维生素 D 既来源于膳食，又可由皮肤合成，因而较难估计膳食维生素 D 的摄入量。维生素 D 的量可用 IU 或 μg 表示，它们的换算关系是：

1IU 维生素 D_3 = 0.025μg 维生素 D_3（即 $1\mu g$ 维生素 D_3 = 40IU 维生素 D_3）

成年人只要经常接触阳光，一般不会发生维生素 D 缺乏病，而且经常晒太阳是人体廉价获得充足有效的维生素 D_3 的最好来源。在阳光不足或空气污染严重的地区，也可采用紫外线灯作预防性照射。

动物性食物是维生素 D 的主要来源，如海水鱼（如沙丁鱼）、肝、蛋黄等动物性食品及鱼肝油制剂，其中鱼肝油制剂常用作婴幼儿维生素 D 的补充剂。蔬菜、谷类及其制品和水果只含有少量的维生素 D 或几乎没有维生素 D 的活性。人乳和牛乳虽是维生素 D 较差的来源，但我国不少地区食用维生素 A、维生素 D 强化牛乳，使维生素 D 缺乏症得到了有效的控制。

四、维生素 E

（一）理化性质

维生素 E 是指含苯并二氢吡喃结构、具有 α-生育酚生物活性的一类物质。它包括八种化合物：四种生育酚（tocopherols，即 α-T、β-T、γ-T、δ-T）和四种生育三烯酚（tocotrienols，即 α-TT、β-TT、γ-TT、δ-TT），其中 α-生育酚的生物活性最高，故通常以 α-生育酚作为维生素 E 的代表进行研究。β-T、γ-T、δ-T 的生物活性分别为 α-T 的 50%、10%、2%，α-TT 的生物活性为 α-T 的 30%。

α-生育酚是黄色油状液体，溶于酒精、脂肪和脂溶剂，对热及酸稳定，故食物中维生素 E 在一般烹调时损失不大。其对氧极为敏感，对碱不稳定，油脂酸败加速维生素 E 的破坏，油炸时维生素 E 活性明显降低。

（二）吸收与代谢

在食物中生育酚可以以游离的形式存在，而生育三烯酚则以酯化的形式存在，它必须经胰酯酶和肠黏膜酯酶水解，然后才被吸收。游离的生育酚或生育三烯酚与其他脂类消化产物在胆汁的作用下以胶团的形式被动扩散吸收，然后掺入乳糜微粒，经淋巴导管进入血液循环。维生素 E 的吸收率一般在 20%~50%，最高可达 80%。随着维生素 E 的摄入量增加，吸收率降低。

血液中的维生素 E 可从乳糜微粒转移到其他的脂蛋白进行运输，如 HDL、LDL 和 VLDL，以及转移到红细胞膜。在红细胞膜上，发现有生育酚结合蛋白。维生素 E 主要由 LDL 运输，在保护 LDL 免遭氧化损伤方面起重要的作用。由于维生素 E 溶于脂质并主要由脂蛋白转运，所以血浆维生素 E 浓度与血浆总脂浓度呈正相关。

在体内大部分维生素 E 以非酯化的形式贮存在脂肪细胞，少量贮存在肝脏、肺、心脏、大脑、肌肉和肾上腺。脂肪组织中维生素 E 的贮存随维生素 E 的摄入剂量增加而呈线性增加，而其他组织中的维生素 E 基本不变或很少增加。当机体缺乏维生素 E 时，肝脏和血浆中的维生素 E 下降很快，而脂肪中维生素 E 的降低相对缓慢。

（三）生理功能

1. 抗氧化作用

自由基升高导致细胞膜脂质损伤、蛋白质氧化损伤、DNA 损伤、LDL 的氧化以及炎性反应，这些变化与一些疾病的发生密切相关，如动脉粥样硬化和肿瘤。动物实验研究和人群调查研究提示，维生素 E 具有防治这些与氧化损伤相关疾病的作用。

维生素 E 是氧自由基的清道夫，是非常重要的强抗氧化剂。它与其他抗氧化物质以及抗氧化酶包括超氧化物歧化酶（SOD）、谷胱甘肽过氧化物酶（GSH-PX）等一起构成体内抗氧化系统，保护生物膜上的多不饱和脂肪酸、细胞骨架及其他蛋白质免受自由基攻击。

维生素 E 生育酚分子与自由基起反应后，自己本身被氧化成生育酚羟自由基，即氧化型维生素 E。氧化型维生素 E 在维生素 C、谷胱甘肽和 NADPH 的参与下重新还原成生育酚（还原型）。可见，体内抗氧化功能是由复杂的体系共同完成的，维生素 E 是这个体系的一个重要组成成分。

2. 维持动物的生殖功能

维生素 E 是维持动物生殖功能的必需物质，其与精子的生成和繁殖能力有关，但与性激素分泌无关。缺乏时可出现睾丸萎缩和上皮细胞变性、孕育异常。临床上常用维生素 E 治疗先兆流产和习惯性流产，但在人类尚未发现有因维生素 E 缺乏而引起的不育症。

3. 预防衰老

人们随着年龄增长体内脂褐质不断增加，脂褐质俗称老年斑，是细胞内某些成分被氧化分解后的沉积物。补充维生素 E 可减少细胞中的脂褐质形成；维生素 E 还可改善皮肤弹性，使性腺萎缩减轻，提高免疫能力。因此，维生素 E 在预防衰老中的作用日益受到重视。

4. 增强人体免疫和预防肿瘤

动物实验发现，高浓度的维生素 E 可使多种免疫功能增强，包括抗体反应和吞噬细胞活性等；维生素 E 可以阻断胃中亚硝胺的合成，有利于减少胃癌的发生；维生素 E 还能保护细胞膜、细胞核和染色体免受致癌物的作用。

5. 调节血小板的黏附力和聚集作用

维生素 E 缺乏时血小板聚集和凝血作用增强，增加罹患心肌梗死及中风的风险。这是由于维生素 E 可抑制磷酯酶 A_2 的活性，减少血小板血栓素 A_2 的释放，从而抑制血小板的聚集。

6. 保持红细胞的完整性

膳食中缺少维生素 E 可引起红细胞数量减少及其生存时间缩短，引起溶血性贫血，故临床上常被用于治疗溶血性贫血。维生素 E 水平偏低者比值为 10%～20%，缺乏者>20%。当维生素 E 缺乏时，红细胞膜上的部分脂质失去抗氧化剂的保护作用。

（四）缺乏与过量的危害

维生素 E 缺乏在人类较少见，但可出现在低体重的早产儿和患血 β-脂蛋白缺乏症、脂肪吸收障碍的患者。缺乏维生素 E 时，可出现视网膜退变、蜡样质色素积聚、溶血性贫血、肌无力、神经退行性病变、小脑共济失调等。维生素 E 缺乏引起神经—肌肉退行性变化的机制目前仍不清楚，一种可能的解释是维生素 E 缺乏引起神经—肌肉组织抗氧化能力减弱，无法抵抗自由基对其的损伤。

在脂溶性维生素中，维生素 E 的毒性也相对较小。大剂量维生素 E（每天摄入 0.8～3.2g）有可能出现中毒症状，如肌无力、视觉模糊、复视、恶心、腹泻以及维生素 K 的吸收和利用障碍。补充维生素 E 制剂，应以每天不超过 400mg 为宜。

（五）维生素 E 的参考摄入量及食物来源

我国现行成人的维生素 E 的 AI（适宜摄入量）是 14mgα-TE/d。

有建议对推荐的维生素 E 摄入量需要考虑膳食能量的摄入或膳食多不饱和脂肪酸的摄入量，成人膳食能量为 2000～3000kcal 时，维生素 E 的供给量为 7～11mgα-TE/d；或每摄入 1g 多不饱和脂肪酸，应摄入 0.4mg 维生素 E。

不同生理期对维生素 E 的需要量不同。妊娠期间维生素 E 需要量增加，以满足胎儿生长发育需要；婴儿出生时体内维生素 E 储存量有限，为防止发生红细胞溶血，早产儿在出生后的头三个月，建议补充 13mg/kg。从人体衰老与氧自由基损伤的角度考虑，老年人需适量增加维生素 E 的摄入。

α-生育酚有两个来源，即天然的生育酚（d-α-生育酚，IUPAC 命名为 RRR-α-生育酚）和人工合成生育酚（为 dl-α-生育酚，化学名为全消旋 α-生育酚或 all-rac-α-生育酚），人工合成 dl-α-生育酚的活性相当于天然 d-α-生育酚活性的 74%。

维生素 E 的活性可用 α-生育酚当量（α-Tocopherol equivalence，TE）来表示，规定 1mgα-TE 相当于 1mg RRR-α-生育酚的活性。维生素 E 的活性又可用国际单位（IU）来表示，1IU 的维生素 E 等于 1mg dl-α-生育酚乙酸酯的活性。

维生素 E 只能在植物中合成，所有高等植物的叶子和其他绿色部分都含有维生素 E。其中 α-生育酚主要存在于植物细胞的叶绿体内，而 β-生育酚、γ-生育酚、δ-生育酚通常发现于叶绿体外，故绿色植物中的维生素 E 含量高于黄色植物。维生素 E 在自然界中分布甚广，一般情况下不会缺乏。

维生素 E 含量丰富的食品有植物油、麦胚、硬果、种子类、豆类及其他谷类，其中麦胚、向日葵富含 α-生育酚，而玉米和大豆中主要含 γ-生育酚；植物绿叶中不含三烯生育酚，其主要是以天然的酯化形式而不是游离形态存在于麦芽等食物中。蛋类、肉类、鱼类、水果及其他蔬菜中维生素 E 含量甚少。

五、 维生素 B$_1$

（一）理化性质

维生素 B$_1$ 也称硫胺素（thiamin）、抗脚气病因子和抗神经炎因子。其分子是由含有氨基的嘧啶和含硫基的噻唑环通过亚甲基桥相连而成的，因分子中含有"硫"和"氨"，故而称为硫胺素。

维生素 B$_1$ 纯品为白色粉末状结晶，微带酵母气味，口感呈咸味，易溶于水，微溶于乙醇，故富含维生素 B$_1$ 的米在淘洗或蒸煮时，维生素 B$_1$ 常随水流失。

维生素 B$_1$ 在酸性环境下较稳定，加热 120℃ 仍不分解，但在中性和碱性条件下不稳定，易被氧化和受热破坏，所以在烹调食品过程中，如果加碱会造成硫胺素损失。二氧化硫、亚硫酸盐在中性及碱性介质中能加速硫胺素的分解破坏，故在保存含硫胺素较多的谷物、豆类时，不宜用亚硫酸盐作为防腐剂，或以二氧化硫熏蒸谷仓。

（二）吸收与代谢

维生素 B$_1$ 在人体内以不同的磷酸化形式存在，其中大约 80% 为焦磷酸硫胺素（TPP），10% 为三磷酸硫胺素（TTP），其他为单磷酸硫胺素（TMP）。三种形式的硫胺素在体内可以相互转化。

食物中的维生素 B$_1$ 进入消化道后主要在空肠和回肠被吸收，其肠道内浓度高时可由被动扩散吸收，浓度低（≤2μmol/L）时主要由主动转运系统吸收，吸收过程中需要 Na$^+$ 存在，并且消耗 ATP。

成年人体内维生素 B$_1$ 主要分布在肌肉中，其次为心脏、大脑、肝脏和肾脏，总量为 25~30mg。在体内维生素 B$_1$ 的生物半衰期为 9~18d，如膳食中缺乏维生素 B$_1$，1~2 周后人体组织中的含量就会下降。所以，为维持组织中的正常含量需要定期供给维生素 B$_1$。

维生素 B$_1$ 在肝脏中代谢后主要由肾脏随尿排出体外，排出量与摄入量有关，由汗液排出较少，但高温作业人员可经汗液排出高达 90~150μg/L。

（三）生理功能

1. 参与碳水化合物及能量的代谢

在体内维生素 B$_1$ 主要以辅酶的形式参与两个重要的反应，即 α-酮酸的氧化脱羧反应和磷酸戊糖途径的转酮醇反应。

乙酰辅酶 A 和琥珀酰辅酶 A 是三大营养物质分解代谢和产生能量的关键环节，因为由葡萄糖、脂肪酸和支链氨基酸衍生来的丙酮酸和 α-酮戊二酸需经氧化脱羧反应产生乙酰辅酶 A 和琥珀酰辅酶 A 才能进入三羧酸循环，氧化产生 ATP。三磷酸硫胺素（TTP）是碳水化合物代谢中氧化脱羧酶的辅酶，即作为丙酮酸和 α-酮戊二酸脱羧反应的辅酶。因此，当维生素 B$_1$ 严重缺乏时，ATP 生成障碍，丙酮酸和乳酸在机体内堆积，对机体造成损伤。

其次，焦磷酸硫胺素（TPP）可作为转酮醇酶的辅酶参与转酮醇作用，这是磷酸戊糖通路中的重要反应。维生素 B$_1$ 缺乏早期，转酮醇酶的活性明显下降，所以测定红细胞中转酮醇酶活性可作为评价维生素 B$_1$ 营养状况的一种可靠方法。

2. 对神经组织的作用

维生素 B$_1$ 对神经组织的确切作用机制还不清楚，在神经组织中可能具有一种特殊的非酶作用，当维生素 B$_1$ 缺乏时可影响某些神经递质的合成和代谢，如乙酰胆碱合成减少和利用降低，而乙酰胆碱有促进胃肠蠕动和腺体分泌的作用。焦磷酸硫胺素（TPP）还可影响神经系统碳水化合物的代谢和能量供应。维生素 B_1 缺乏可引起脚气病，主要损害神经-血管系统。

3. 促进胃肠蠕动

人体组织中含有胆碱酯酶，能使乙酰胆碱水解成乙酸和胆碱而失去活性。维生素 B_1 是胆碱酯酶的抑制剂，当维生素 B_1 缺乏时，胆碱酯酶的活性增强，使乙酰胆碱分解加速，导致胃肠蠕动变慢，消化液分泌减少，出现消化不良。所以，临床上常将维生素 B_1 作为辅助消化药。

此外，TPP 可能具有调控某些离子通道功能，其作用机制与维生素 B_1 磷酸化有关。

（四）缺乏与过量的危害

维生素 B_1 缺乏的原因主要有摄入不足、需要量增加和机体吸收或利用障碍。严重时可导致脚气病，主要损害神经-血管系统，多发生在以精白米面为主食的地区。我国南方脚气病发病率较高，其主要原因是这些地区以大米为主食，大米研磨精度高，其维生素 B_1 含量比杂粮中少，加上南方气候潮湿，粮食易变质，使大米中维生素 B_1 含量更少。

1. 成年人脚气病

早期症状较轻，有疲乏、淡漠、食欲差、恶心、忧郁、急躁、沮丧、腿麻木和心电图异常。症状特点和严重程度与维生素 B_1 缺乏程度、发病急缓等有关，一般将其分成以下三类。

（1）干性脚气病　以多发性周围神经炎症状为主，出现上行性周围神经炎，表现为指（趾）端麻木、肌肉酸痛、压痛，尤以腓肠肌为甚。膝跳反射在发病初期亢进，后期减弱甚至消失。向上发展累及腿伸屈肌、手臂肌群，而出现垂足、垂腕症状。

（2）湿性脚气病　多以水肿和心脏症状为主。由于心血管系统障碍，出现水肿，右心室可扩大，有心悸、气短、心动过速，如处理不及时，常致心力衰竭。

（3）混合型脚气病　其特征是既有神经炎又有心力衰竭和水肿。

2. 婴儿脚气病

多发生于2~5月龄的婴儿，且多是维生素 B_1 缺乏的乳母所喂养的婴儿。其发病突然，病情急，初期食欲不振、呕吐、兴奋和心跳快、呼吸急促和困难；晚期有发绀、水肿、心脏扩大、心力衰竭和强直性痉挛；常在症状出现1~2d后突然死亡。婴儿先天性脚气病常因母亲孕期缺乏维生素 B_1，主要症状有青紫（唇、指/趾）、吮吸无力、嗜睡。

3. 脑型脚气病

长期酗酒者可出现 Wernicke's-Korsakoff 综合征，其表现有精神错乱、共济失调、眼肌麻痹、假记忆和逆行性健忘甚至昏迷。

维生素 B_1 过量中毒尚不多见。

（五）维生素 B_1 的参考摄入量及食物来源

中国营养学会推荐维生素 B_1 的 RNI 成年男性为1.4mg/d，女性为1.2mg/d，维生素 B_1 的 UL 为50mg/d。人体对维生素 B_1 的需要量与体内能量代谢密切相关，故供给量应与机体热量供给量呈正比，所以一般维生素 B_1 的供给量应按照总热量需要量推算。目前多数国家包括我国在内，成人的维生素 B_1 供给量都定为0.5mg/1000kcal，孕妇、乳母和老年人较成人高，为0.5~0.6mg/1000kcal。

维生素 B_1 广泛存在于天然食物中，含量丰富的食物有谷类、豆类及干果类，动物内脏（肝、心、肾）、瘦肉、禽蛋中含量也较多，如葵花籽仁、花生、大豆粉及瘦猪肉，其次是小麦粉、小米、玉米、大米等谷类食物；鱼类、蔬菜和水果中含量较少。

六、维生素 B_2

（一）理化性质

维生素 B_2 又称核黄素（riboflavin），是具有一个核糖醇侧链的异咯嗪类的衍生物。

维生素 B_2 为黄色粉末状结晶体，味苦，熔点高，为 275～282℃；水溶性较低，常温下每 100mL 水可溶解 12mg 核黄素，核黄素水溶液呈现黄绿色荧光。在酸性及中性环境中对热稳定，但在碱性环境中易被热和紫外线破坏，如将牛乳（乳中维生素 B_2 40%～80%为游离型）放入瓶中在日光下照射，2h 内维生素 B_2 可破坏一半以上，所以加工过程中宜少使用碱及避光。维生素 B_2 破坏程度随温度及 pH 升高而加速，故肉类烹调时，炒比油炸和红烧损失少。

膳食中维生素 B_2 大部分是以黄素单核苷酸（FMN）和黄素腺嘌呤二核苷酸辅酶（FAD）形式与蛋白质结合存在，仅少量以游离核黄素和黄素酰肽类（flavinyl peplides）形式存在。游离状态的维生素 B_2 容易被日光和热破坏，而结合状态的维生素 B_2 状态比较稳定。食物中的核黄素大多数与磷酸及蛋白质形成复合物，因此在食物加工（如蒸煮）过程中损失较少。

（二）吸收与代谢

维生素 B_2 主要在胃肠道上部吸收，机体对维生素 B_2 的吸收量与其摄入量呈正比。

一般来说，胃酸和胆盐可促进游离维生素 B_2 的释放，有利于维生素 B_2 的吸收，而且动物来源的维生素 B_2 比植物来源的维生素 B_2 容易吸收。

抗酸制剂干扰食物中维生素 B_2 的释放；乙醇可干扰维生素 B_2 的消化和吸收；某些金属离子，如 Zn^{2+}、Cu^{2+}、Fe^{2+} 通过螯合抑制维生素 B_2 的吸收。

成年人体内维生素 B_2 可维持机体 2～6 周的代谢需要。在视网膜、尿和乳中有较多的游离维生素 B_2，在肝脏、肾脏和心脏中结合型维生素 B_2 浓度最高。体内多余的维生素 B_2 主要随尿液排出，食物中未被吸收的维生素 B_2 和胆汁中未被重吸收的部分维生素 B_2 随粪便排出，汗液亦可排出少量维生素 B_2。

（三）生理功能

维生素 B_2 以 FMN 和 FAD 辅酶形式参与许多代谢的氧化还原反应，起递氢的作用。

1. 参与体内生物氧化与能量代谢

维生素 B_2 在体内以 FMN 和 FAD 的形式与特定蛋白质结合形成黄素蛋白（flavoprotein），黄素蛋白是机体中许多酶系统中重要辅基的组成成分，通过呼吸链参与体内氧化还原反应与能量代谢，这些酶在氨基酸的氧化脱氨基作用及嘌呤核苷酸的代谢中起重要作用，从而维持蛋白质、脂肪和碳水化合物的正常代谢，促进正常的生长发育，维护皮肤和黏膜的完整性。若体内维生素 B_2 不足，则物质和能量代谢发生紊乱，将出现生长发育障碍、物质代谢障碍。

2. 参与烟酸和维生素 B_6 的代谢

FAD 和 FMN 分别作为辅酶参与色氨酸转变为烟酸、维生素 B_6 转变为磷酸吡哆醛的过程。

3. 其他生理功能

维生素 B_2 与肾上腺皮质激素的产生、骨髓中红细胞生成以及铁的吸收、贮存和动员有关，补充维生素 B_2 对治疗缺铁性贫血有重要作用。

维生素 B_2 还参与体内的其他一些生化过程，如 FAD 作为谷胱甘肽还原酶的辅酶，参与体内的抗氧化防御系统，维持还原性谷胱甘肽的浓度；以 FAD 的形式与细胞色素 P450 结合，参与药物代谢。维生素 B_2 还具有提高机体对环境应激适应能力的作用等。

（四）缺乏与过量的危害

维生素 B_2 缺乏的原因有：膳食摄入不足、食物贮存和加工不当导致维生素 B_2 的破坏和丢失；机体感染；维生素 B_2 吸收不良、利用不良或排泄增加和酗酒。

维生素 B_2 缺乏的主要临床表现为眼、口腔和皮肤的炎症反应。

（1）眼 眼球结膜充血，角膜周围血管增生，角膜与结膜相连处有时发生水泡。表现为睑缘炎、畏光、视物模糊和流泪等，严重时角膜下部有溃疡。

（2）口腔 口角湿白、裂隙、疼痛和溃疡（口角炎）；嘴唇疼痛、肿胀、裂隙、溃疡以及色素沉着（唇炎）；舌疼痛、肿胀、红斑及舌乳头萎缩（舌炎），典型者全舌呈紫红色或红紫相间，出现中央红斑，边缘界线清楚的如地图样变化（地图舌）。

（3）皮肤 脂溢性皮炎，常见于皮脂分泌旺盛部位，如鼻唇沟、下颌、眼外及耳后、乳房下、腋下、腹股沟等处。患处皮肤皮脂增多，轻度红斑，有脂状黄色鳞片。

维生素 B_2 缺乏常干扰体内铁的吸收、贮存及动员，致使贮存铁量下降，严重时可造成缺铁性贫血。维生素 B_2 缺乏还会影响生长发育，妊娠期缺乏维生素 B_2，可导致胎儿骨骼畸形。一般维生素 B_2 不会引起过量中毒。

（五）维生素 B_2 的参考摄入量及食物来源

我国成年人膳食核黄素的 RNI 男性为 1.4mg/d，女性为 1.2mg/d，婴儿、儿童及孕妇、乳母的供给量应适当增加。维生素 B_2 的需要量与机体能量代谢及蛋白质的摄入量均有关系，所以，能量需要增加、生长加速和创伤修复期，维生素 B_2 的供给量均需增加。

膳食模式对维生素 B_2 的需要量有一定影响，低脂肪、高碳水化合物膳食使机体对维生素 B_2 需要量减少，高蛋白、低碳水化合物膳食或高蛋白、高脂肪、低碳水化合物膳食可使机体对维生素 B_2 需要量增加。此外，特殊环境或特殊作业下，维生素 B_2 的需要量有不同程度的增加，如寒冷、高原环境或井下作业等。

维生素 B_2 广泛存在于动物和植物性食物中，不同食物中含量差异较大，动物性食物中含量较植物性食物高，动物肝脏、肾脏、心脏含量最高，其次是乳汁及蛋类。植物性食物以绿色蔬菜、豆类含量较高，而谷类含量较少。

七、叶　酸

（一）理化性质

叶酸（folic acid，FA）最初是从菠菜叶子中分离提取出来的，故此得名，别名维生素 B_9、维生素 M 和抗贫血因子。其化学名称是蝶酰谷氨酸（pteroylglutamic acid，PGA），由蝶啶、对氨基苯甲酸和谷氨酸结合而成。

叶酸为亮黄色结晶状粉末，不溶于冷水，稍溶于热水，但其钠盐易溶解于水，不溶于有机溶剂。叶酸在水中易被光破坏，在酸性溶液中不稳定，pH<4 可破坏，但在中性和碱性溶液中对热稳定。

叶酸在食物贮存和烹调中一般损失 50%~70%，有时可达 90%。但食物中维生素 C 含量较高时，叶酸的损失可相应减少。

（二）吸收与代谢

膳食中的叶酸多以与多个谷氨酸结合的形式存在。此种形式不易被小肠吸收，需经空肠黏

膜分泌的 γ-谷氨酰羧基肽酶水解为单谷氨酸叶酸才能被小肠吸收。叶酸在肠道的转运是由载体介导的主动转运过程，并受 pH、热量等因素的影响，最适 pH 为 5.0~6.0，但以单谷氨酸盐形式大量摄入时是以简单扩散为主。

食物中叶酸存在的形式决定叶酸的生物利用率，例如，莴苣仅为 25%，而豆类高达 96%。混合膳食中大约有 3/4 是以与多个谷氨酸相结合的形式存在的，一般来说，叶酸结构中谷氨酸分子越少吸收率越高，还原型叶酸吸收率高。膳食中的维生素 C 和葡萄糖可促进叶酸的吸收；锌缺乏可引起叶酸结合酶的活性降低，从而降低对叶酸的吸收；酒精及某些药物，如口服避孕药、抗惊厥药物可抑制叶酸的吸收。

正常成年人体内叶酸贮存量为 5~10mg，可供 2~3 个月的需要。体内约 50% 的叶酸贮存于肝脏。体内叶酸一般可经胆汁、粪便和尿液排泄，少量可随汗与唾液排出，排泄量与血浆浓度成正比。成年人叶酸的丢失量平均为 60μg/d。

（三）生理功能

叶酸为许多生物和微生物生长所必需。天然存在的叶酸大多是还原形式的叶酸，即二氢叶酸和四氢叶酸，但只有四氢叶酸才具有生理功能。叶酸的重要生理功能是作为一碳单位的载体参加代谢。所谓一碳单位，是指在代谢过程中某些化合物分解产生的含一个碳原子的基团，如甲酰基（-CHO）、亚甲基（-CH₂）及甲基（CH₃）等。

1. 作为一碳基团的载体参与代谢

四氢叶酸主要携带一碳基团参与嘌呤、嘧啶核苷酸的合成，进一步合成 DNA 和 RNA 在细胞分裂和增殖中发挥作用。

2. 参与氨基酸之间的相互转化

叶酸参与催化二碳氨基酸和三碳氨基酸相互转化如促进苯丙氨酸与酪氨酸、组氨酸与谷氨酸、半胱氨酸与蛋氨酸的转化，特别是在蛋氨酸合成中发挥重要作用。

3. 参与血红蛋白的合成

叶酸对红细胞的形成有促进作用，缺乏时可致红细胞中血红蛋白生成减少，红细胞成熟受阻。

（四）缺乏与过量的危害

1. 叶酸缺乏

（1）巨幼红细胞贫血　叶酸缺乏影响核酸代谢，尤其是胸腺嘧啶核苷的合成，以致红细胞成熟受阻停留在幼红细胞阶段，核蛋白形成不足，红细胞体积增大，核内染色质疏松，形成巨幼红细胞。叶酸缺乏同时引起血红蛋白合成减少，形成巨幼红细胞性贫血。患者红细胞发育障碍，伴有红细胞和白细胞减少，还可能引起智力退化。

叶酸对于巨幼红细胞贫血患者的作用十分明显。但是叶酸不能取代维生素 B₁₂ 来治疗恶性贫血。

（2）对孕妇和胎儿的影响　正常发育的胎儿要求母体有大量的叶酸贮存，如果怀孕初期由于厌食而引起叶酸贮存减少，那么在临产或产后早期，极易由于叶酸贮存耗尽而产生巨幼红细胞贫血。临床上表现为头晕、乏力、面色苍白、舌炎及胃肠功能紊乱；其次，叶酸缺乏可使孕妇先兆子痫和胎盘早剥的发生率增高，胎盘发育不良导致自发性流产，叶酸缺乏尤其是患有巨幼红细胞性贫血的孕妇，易出现胎儿宫内发育迟缓、早产和新生儿低体重。

叶酸缺乏能引起胎儿神经管畸形。研究表明，叶酸能携带和提供"一碳基团"，提供合成神经鞘和神经递质的主要原料，因此缺乏叶酸会影响神经系统的发育。神经管闭合是在胚胎发育的 3~4 周，怀孕早期缺乏叶酸是引起胎儿神经管畸形（NTD）的主要原因。NTD 主要表现为脊柱裂和无脑畸形等中枢神经系统发育异常。

（3）高同型半胱氨酸血症　膳食中缺乏叶酸会使同型半胱氨酸向胱氨酸转化受阻，从而使血中半胱氨酸水平升高，形成高同型半胱氨酸血症。

（4）叶酸与某些癌症　人类患结肠癌、前列腺癌及宫颈癌与膳食中叶酸的摄入不足有关。研究发现，结肠癌患者的叶酸摄入量明显低于正常人，叶酸摄入不足的女性，其结肠癌发病率是正常人的 5 倍。

2. 叶酸过量

大剂量服用叶酸也可产生毒副作用，表现为影响锌的吸收而导致锌缺乏，使胎儿发育迟缓，低出生体重儿增加；干扰抗惊厥药物的作用而诱发病人惊厥；干扰维生素 B_{12} 缺乏的诊断，可能使叶酸合并维生素 B_{12} 缺乏的巨幼红细胞贫血患者产生严重的不可逆转的神经损害。

（五）叶酸的参考摄入量及食物来源

食物叶酸的生物利用率为 50%，而叶酸补充剂与膳食混合时的生物利用率为 85%，比单纯来源于食物的叶酸的利用率高 1.7 倍，所以膳食叶酸当量的计算公式为：

$$DEF（\mu g）= 膳食叶酸（\mu g）+1.7 × 叶酸补充剂（\mu g）$$

中国营养学会建议我国居民叶酸膳食参考摄入量（RNI）成年人为 400μg DFE/d，可耐受最高摄入量（UL）为 1000μg DFE/d。

叶酸广泛存在于动植物食物中，其良好的食物来源有肝脏肾、蛋、豆类、酵母、绿叶蔬菜、水果及坚果类，常见食物如梨、芹菜、花椰菜、莴苣、柑橘和香蕉等。

八、　维生素 C

（一）理化性质

维生素 C 又称抗坏血酸（ascorbic acid），是一种含有 6 个碳原子的酸性多羟基化合物，虽然不具有羧基，但具有有机酸的性质。自然界存在 L-型、D-型两种，D-型无生物活性。

维生素 C 为无色无味的片状晶体，易溶于水，稍溶于丙酮与低级醇类，不溶于脂溶性溶剂，0.5% 的维生素 C 水溶液即呈强酸性（pH<3）。结晶维生素 C 稳定，其水溶液极易氧化，遇空气、热、光和碱性物质，特别是当氧化酶及微量铜、铁等重金属离子存在时，可促进其氧化进程。一般食物在贮存过程中，维生素 C 都有不同程度的损失，但在某些食物中如枣、刺梨中含有生物类黄酮，能增加其中维生素 C 的稳定性。

食物中维生素 C 有还原型与氧化型之分，两者可通过氧化还原互变，均具生物活性。当氧化型维生素 C 被氧化或加水分解变成二酮古洛糖酸或其他氧化产物，则丧失其活性。血浆中维生素 C 主要以还原形式存在，还原型和氧化型之比为 15：1，故测定还原型维生素 C 即可了解血中维生素 C 的水平。

（二）吸收与代谢

维生素 C 主要通过主动转运形式由小肠上段吸收，进入血液循环。维生素 C 在吸收前可被氧化成脱氢型维生素 C，脱氢型维生素 C 能够以更快的速度通过细胞膜。维生素 C 一旦进入小肠黏膜细胞或其他组织细胞，在脱氢型维生素 C 还原酶的作用下很快还原成维生素 C。胃酸缺乏时，维生素 C 的吸收减少。

与大多数水溶性维生素不同，维生素 C 在体内保持有一定量的贮存，含量最高的组织有骨骼肌、脑和肝脏，正常成人体内可贮存维生素 C 1.2~2.0g，最高 3.0g。故摄入无维生素 C 膳食时，在一定时期内不致出现缺乏症状。维生素 C 主要随尿排出，其次为汗和粪便。尿中维生素 C 的排出量与体内贮存、摄入量和肾功能有关。一般情况下，血浆维生素 C 含量与尿排出量有密切联系。

（三）生理功能

1. 抗氧化作用

维生素 C 是机体内一种很强的抗氧化剂，可直接与氧化剂作用，使氧化型谷胱甘肽氧化成还原型谷胱甘肽，使体内氧化还原过程正常进行；维生素 C 也可还原超氧化物、羟基、次氯酸以及其他活性氧化剂，这类氧化剂可能影响 DNA 的转录或损伤 DNA、蛋白质或膜结构；同时，维生素 C 是一种重要的自由基清除剂，能够发挥清除自由基、抗衰老和预防疾病的作用；维生素 C 还可防止维生素 A、维生素 E 和不饱和脂肪酸的氧化。

2. 促进胶原蛋白合成

羟脯氨酸和羟赖氨酸是细胞间质胶原蛋白的重要组成成分，而脯氨酸和赖氨酸的羟基化过程需要维生素 C 的参与。当体内维生素 C 不足时，这种羟基化过程不能正常进行，影响胶原蛋白的合成，导致创伤愈合延缓，毛细血管壁脆弱，引起不同程度出血。

3. 改善铁、钙和叶酸的利用

维生素 C 能使血浆的铁转运蛋白中的三价铁还原为二价铁，从而被释放出来，二价铁再与肝脏铁蛋白结合，提高了铁的利用率，有助于治疗缺铁性贫血。维生素 C 可促进钙的吸收，这是因为它能在胃中形成一种酸性介质，从而防止了不溶性钙络合物的生成及发生沉淀。维生素 C 可将叶酸还原成有生物活性的四氢叶酸，防止发生巨幼红细胞贫血。

4. 促进类固醇的代谢

维生素 C 可以参与类固醇的羟基化反应，促进代谢进行，如由胆固醇转变成胆酸、皮质激素及性激素。这可能是维生素 C 可以降低血清胆固醇的原因，从而预防动脉粥样硬化的发生。

5. 参与合成神经递质

只有在维生素 C 充足时大脑中才能产生两种神经递质——去甲肾上腺素和 5-羟色胺。如果维生素 C 缺乏，则神经递质的形成受阻，故维生素 C 缺乏的人感到疲劳和虚弱。

6. 增强免疫力

维生素 C 能促进抗体形成，促进免疫球蛋白合成，增加 T 淋巴细胞的数量和活力，增加人体抵抗力，可减轻流感的病情，并缩短病程。

7. 促进有机物或毒物羟化解毒

对于进入人体内的有毒物质如汞、铅、砷、苯以及某些药物和细菌毒素，给予大量的维生素 C 可缓解其毒性。

8. 防癌作用

维生素 C 可阻断胃中亚硝胺的形成，降低食管癌、胃癌等的发病率；通过促进机体合成透明质酸酶抑制物，阻止癌细胞扩散。

（四）缺乏与过量的危害

膳食摄入减少或机体需要增加又得不到及时补充时，可使体内维生素 C 贮存减少，引起维生素 C 缺乏，最严重者可引起坏血病和骨质疏松。若体内贮存量低于 300mg，将出现缺乏症状。

坏血病起病缓慢，一般 4~7 个月。患者多有全身乏力、食欲减退。成人早期还有齿龈肿胀，间或有感染发炎；婴幼儿会出现生长迟缓、烦躁和消化不良；再有全身点状出血，起初局限于毛囊周围及齿龈等处，进一步发展可有皮下组织、肌肉、关节和腱鞘等处出血，甚至形成血肿或瘀斑；并且牙龈可见出血、松肿，尤以牙龈尖端最为显著。

维生素 C 缺乏引起胶原蛋白合成障碍，骨有机质形成不良而导致骨质疏松。

维生素 C 毒性很低。但是一次口服 2~8g 时可能会出现腹泻、腹胀；患有草酸结石的患者，摄入量过多时可能增加尿中草酸盐的排泄，增加尿路结石的危险。

（五）维生素 C 的参考摄入量及食物来源

中国营养学会 2013 年制定的 DRIs 中，提出 18 岁以后成年人维生素 C 的 RNI 值为 100mg/d，预防非传染性慢性病摄入量（PI-NCD）为 200mg/d，UL 值为 2000mg/d。孕妇、乳母和某些疾病的患者，以及在高温、寒冷和缺氧条件下劳动或生活，经常接触铅、苯和汞的有毒作业工种的人群，应增加维生素 C 的摄入量。

维生素 C 主要来源为新鲜蔬菜和水果，一般是叶菜类含量比根茎类多，酸味水果比无酸味水果含量多。含量较丰富的蔬菜有辣椒、油菜、卷心菜、菜花和芥菜等。含量较多的水果有柑橘、柠檬、柚子和草莓等，而苹果和梨含量很少。某些野菜野果中维生素 C 含量尤为丰富，如苋菜、苜蓿、刺梨、沙棘、猕猴桃和酸枣等。

九、 维生素 B$_6$

（一）理化性质

维生素 B$_6$ 基本结构为 3-甲基-3 羟基-5 甲基吡啶，包括三种天然存在形式，即吡哆醇（pyridoxine，PN）、吡哆醛（pyridoxal，PL）和吡哆胺（pyridoxamine，PM），这三种形式性质相近且均具维生素 B$_6$ 活性。三种活性形式可以通过酶相互转换。

维生素 B$_6$ 广泛分布于自然界中，在植物体内多以吡哆醇形式存在，在动物组织中多以吡哆醛和吡哆胺形式存在。在肝脏、红细胞及其他组织中吡哆醇、吡哆醛和吡哆胺的活性辅基形式为 5'-磷酸吡哆醇（PNP）、5'-磷酸吡哆醛（PLP）和 5'-磷酸吡哆胺（PMP）。

维生素 B$_6$ 易溶于水及乙醇，微溶于有机溶剂，在空气和酸性条件下稳定，但易被碱破坏，各种形式对光均较敏感。

（二）吸收与代谢

人体中维生素 B$_6$ 主要在空肠和回肠通过被动扩散形式吸收，经磷酸化生成 PLP 和 PMP。组织中维生素 B$_6$ 以 PLP 形式与多种蛋白质结合、蓄积和贮存，主要贮存在肌肉组织，占贮存量的 70%~80%。肝脏中，维生素 B$_6$ 三种非磷酸化的形式通过吡哆醇激酶转化为各自的磷酸化形式，并参与多种酶的反应，血循环中 PLP 约占 60%。PLP 分解代谢为 4-吡哆酸，主要从尿中排出，少量从粪便排泄。

（三）生理功能

进入人体的维生素 B$_6$ 以 PLP 辅酶形式参与许多酶系反应。目前已知有近百种酶依赖磷酸吡哆醛，其主要作用表现如下。

1. 参与氨基酸代谢

磷酸吡哆醛是氨基酸代谢中需要的 100 多种酶的辅酶，发挥转氨、脱氨、脱羧、转硫和色氨酸转化等作用。

2. 参与脂肪的代谢

维生素 B_6 与维生素 C 协同作用，参与不饱和脂肪酸的代谢，缺乏维生素 B_6 时，体内不饱和脂肪酸生成减少，血中游离胆固醇及其脂类增多，可引起脂肪肝。

3. 维持神经系统功能

维生素 B_6 还涉及神经系统中许多酶促反应，使神经递质的水平升高，包括 5-羟色胺、多巴胺、去甲肾上腺素等。

4. 参与造血

磷酸吡哆醛参与琥珀酰辅酶 A 和甘氨酸合成血红素的过程。

5. 促进体内抗体的合成

缺乏维生素 B_6 时抗体的合成减少，机体抵抗力下降。

维生素 B_6 还可促进维生素 B_{12}、铁和锌的吸收，促进体内烟酸合成；维生素 B_6 可降低同型半胱氨酸水平，后者水平升高被认为是心血管疾病的一种危险因素。

（四）缺乏与过量的危害

维生素 B_6 缺乏通常与其他 B 族维生素缺乏同时存在。其缺乏症主要如下。

1. 皮肤脂溢性皮炎

维生素 B_6 缺乏可致眼、鼻与口腔周围皮肤脂溢性皮炎，并可扩展至面部、前额、耳后、阴囊及会阴等处。临床症状包括口炎、唇干裂、舌炎，个别有神经精神症状，易受刺激、抑郁以及神志错乱等。

2. 低色素小细胞性贫血

维生素 B_6 缺乏还可引起体液和细胞介导的免疫功能受损，出现高半胱氨酸血症和黄尿酸血症，偶见低色素小细胞性贫血。

3. 小儿惊厥

维生素 B_6 缺乏对幼儿的影响较成年人大，缺乏时表现为烦躁、肌肉抽搐和癫痫样惊厥、呕吐、腹痛、体重下降及脑电图异常等临床症状。补充维生素 B_6 后这些症状即可消失。

维生素 B_6 的毒性相对较低，经食物来源摄入大量维生素 B_6 没有不良反应。营养补充剂中的高剂量维生素 B_6（500mg/d）可引起严重不良反应，表现为神经毒性和光敏感性反应。

（五）维生素 B_6 的参考摄入量及食物来源

正常情况下，维生素 B_6 不易缺乏，我国参照欧美国家的研究成果，考虑到我国居民膳食模式，仅提出适宜摄入量（AI），成年人为 1.2mg/d，妊娠、哺乳期应适当增加。当口服避孕药或用异烟肼治疗（治疗结核）时，维生素 B_6 需要量均增加。

维生素 B_6 广泛存在于各种食物中，含量最高的食物为白色肉类（如鸡肉和鱼肉），其次为肝脏、豆类、坚果类和蛋黄等。水果和蔬菜中维生素 B_6 含量也较多，其中香蕉、卷心菜、菠菜的含量丰富，但在柠檬类水果、乳类等食品中含量较少。

十、维生素 B_{12}

（一）理化性质

维生素 B_{12} 分子中含金属元素钴，是化学结构最复杂的一种维生素，因而又称钴胺素（cobalamin），而钴可与氰基（-CN）、羟基（-OH）、甲基（-CH₃）、5-脱氧腺苷等基团相结合，分别称氰钴胺素、羟钴胺素、甲基钴胺素、5-脱氧腺苷钴胺素，后两者是维生素 B_{12} 的活性形式，也是血液中存在的主要形式。

维生素 B_{12} 为红色结晶体（金属钴的颜色），熔点甚高，熔点为320℃。无臭无味，溶于水、乙醇和丙酮，不溶于氯仿、丙酮和乙醚，结构性质相当稳定，在中性溶液中耐热，在强酸、强碱环境中易被破坏，日光、氧化剂和还原剂均能使其破坏。

（二）吸收与代谢

维生素 B_{12} 在消化道内的吸收依赖于一种胃黏膜细胞分泌的糖蛋白内因子（IF）。当食物通过胃时，维生素 B_{12} 就从食物蛋白质复合物中释放出来，与一种胃黏膜细胞分泌的糖蛋白内因子 F（IF）结合形成维生素 B_{12}-IF 复合物，该复合物进入肠道后附着在回肠内壁黏膜细胞的受体上，接着在肠道酶的作用下，内因子释放出维生素 B_{12}，由肠黏膜细胞吸收。

维生素 B_{12} 一旦被吸收便进入血液，与转移蛋白结合后，主要运输至细胞表面具有 TcⅡ-维生素 B_{12} 特异性受体的组织，如肝、肾、骨髓等。维生素 B_{12} 的吸收量随饮食供给量的增多而减少。吸收率因年龄增长、维生素 B_6 缺乏、铁缺乏和甲状腺功能减退而下降。患胃炎、服用抗惊厥药和抗生素会影响维生素 B_{12} 的吸收，而妊娠期吸收率会提高。

人体内维生素 B_{12} 的贮存量为 2~3mg，主要贮存在肝脏。维生素 B_{12} 的肝肠循环对其重复利用和体内稳定十分重要，由肝脏通过胆汁排出的维生素 B_{12} 大部分可被重吸收。

（三）生理功能

维生素 B_{12} 在体内以两种辅酶形式发挥生理作用，即甲基钴胺素（甲基 B_{12}）和腺苷基钴胺素（辅酶 B_{12}）。

1. 参与同型半胱氨酸转变为蛋氨酸

维生素 B_{12} 作为蛋氨酸合成酶的辅酶参与同型半胱氨酸甲基化转变为蛋氨酸。维生素 B_{12} 缺乏时，5-甲基四氢叶酸上的甲基不能转移，不利于蛋氨酸的生成，并造成同型半胱氨酸堆积，从而形成高同型半胱氨酸血症；同时也影响四氢叶酸的再生，使组织中游离的四氢叶酸含量减少，不能重新利用它来转运其他的一碳单位，影响嘌呤和嘧啶的合成，最终导致核酸合成障碍，影响细胞分裂，结果产生巨幼红细胞贫血即恶性贫血。

2. 参与甲基丙二酸-琥珀酸的异构化反应

维生素 B_{12} 作为甲基丙二酰辅酶 A 异构酶的辅酶参与甲基丙二酸-琥珀酸的异构化反应。当维生素 B_{12} 缺乏时，甲基丙二酰辅酶 A 大量堆积，因甲基丙二酰辅酶 A 的结构与脂肪酸合成的中间产物丙二酰辅酶 A 相似，所以影响脂肪酸的正常合成。维生素 B_{12} 缺乏所致的神经疾患也是由于脂肪酸的合成异常而影响了髓鞘质的更新，结果髓鞘质变性退化，造成进行性脱髓鞘。

（四）缺乏与过量的危害

维生素 B_{12} 的缺乏较少见，多数缺乏症由于吸收不良引起。膳食缺乏多见于素食者；老年人和胃切除患者胃酸过少可引起维生素 B_{12} 的吸收不良。维生素 B_{12} 缺乏的主要表现如下。

1. 巨幼红细胞贫血

维生素 B_{12} 参与细胞的核酸代谢，为造血过程所必需。当维生素 B_{12} 缺乏时，红细胞中 DNA 合成障碍，诱发巨幼红细胞贫血。

2. 高同型半胱氨酸血症

维生素 B_{12} 缺乏与叶酸缺乏一样可引起高同型半胱氨酸血症，原因是维生素 B_{12} 缺乏使同型半胱氨酸不能转变为蛋氨酸而在血中堆积。高同型半胱氨酸血症不仅是心血管疾病的危险因素，并可对脑细胞产生毒性作用而造成神经系统损害。

3. 神经系统损害

维生素 B_{12} 缺乏通过阻抑甲基化反应而引起神经系统损害。可引起斑状、弥漫性的神经脱髓鞘，此种进行性的神经病变起始于末梢神经，逐渐向中心发展累及脊髓和大脑，形成亚急性复合变性，出现精神抑郁、记忆力下降、四肢震颤等神经症状。

（五）维生素 B_{12} 的参考摄入量及食物来源

中国营养学会提出维生素 B_{12} 的 AI 建议值为成人 2.4μg/d，FAO 与 WHO 的 RNI 为：成人 2μg/d，孕妇、乳母 3μg/d。人体对维生素 B_{12} 的需要量极少。

膳食中植物性食物基本上不含维生素 B_{12}，其主要来源于动物食物，主要食物来源为肉类、动物内脏、鱼、禽及蛋类，乳及乳制品含量较少。

十一、烟　酸

（一）理化性质

烟酸又称尼克酸（niacin，nicotinic acid）、维生素 PP、维生素 B_3、抗癞皮病因子等。烟酸在体内也可以烟酰胺的形式存在，它们都是氮杂环吡啶的衍生物，在体内具有相同的生理活性。烟酸为吡啶-3-羧酸，很容易转变为烟酰胺。

烟酸为稳定的白色针状结晶，易溶于沸水和沸乙醇，不溶于乙醚，在酸、碱、光、氧或加热条件下不易被破坏，高压、高温 120℃ 20min 也不会被破坏，一般烹调加工损失极小，是维生素中最稳定的一种，但会随水流失。

烟酰胺为白色结晶，易溶于水，不溶于乙醚。

（二）吸收与代谢

膳食中的烟酸和烟酰胺经消化后主要以主动吸收和被动扩散的形式在胃及小肠吸收，经门静脉进入肝脏，转化为辅酶 Ⅰ（NAD）和辅酶 Ⅱ（NADP）。在肝内未经代谢的烟酸和烟酰胺随血液进入其他组织，再形成含有烟酸的辅酶。肾脏也可以直接将烟酰胺转变为辅酶Ⅰ。

成年人体内的烟酸可由色氨酸转化而来，但色氨酸转化为烟酸需要维生素 B_1、维生素 B_2、维生素 B_6 的参与。由于维生素 B_6 参与烟酸的形成，所以使用大剂量的异烟肼（维生素 B_6 的拮抗物）治疗结核时可引发癞皮病。

未被利用的烟酸可被甲基化，以 N-甲基烟酰胺和 2-吡啶酮的形式由尿排出。

（三）生理功能

1. 参与体内物质和能量代谢

烟酸在体内以烟酰胺的形式构成辅酶Ⅰ和辅酶Ⅱ，这两种辅酶结构中的烟酰胺部分具有可逆性的加氢和脱氢特性，在蛋白质、脂肪及碳水化合物的能量释放过程中起着传递氢的作用。

2. 葡萄糖耐量因子的组成成分

葡萄糖耐量因子（glucose tolerance factor，GTF）是由三价铬、烟酸、谷胱甘肽组成的一种复合体，可能是胰岛素的辅助因子，具有增加葡萄糖利用及促进葡萄糖转化为脂肪的作用。其作用机制还不清楚。

3. 降低血胆固醇水平，保护心血管

每天摄入 1~2g 烟酸可降低血清胆固醇水平。其原理可能是它干扰胆固醇或脂蛋白的合成或是它能促进脂蛋白酶的合成。

4. 与核酸的合成有关

葡萄糖通过磷酸戊糖代谢途径可产生 5-磷酸核糖，这是体内产生核糖的主要途径，核糖是合成核酸的重要原料，而烟酸构成的辅酶I和辅酶II是葡萄糖磷酸戊糖代谢途径第一步生化反应中氢的传递者。

（四）缺乏与过量的危害

以玉米为主食地区的居民易发生烟酸缺乏，玉米中烟酸含量高于大米，但玉米中的烟酸是结合型的，不易被人体吸收利用，但加碱能使结合型烟酸变为游离型烟酸，易被机体利用。结核病患者长期大量服用异烟肼影响色氨酸转变为烟酸，可引起烟酸缺乏。烟酸缺乏常与维生素 B_1、维生素 B_2 缺乏同时存在。

当烟酸缺乏时，体内辅酶I和辅酶II合成受阻，某些生理氧化过程障碍，即出现烟酸缺乏症——癞皮病，其典型症状是皮炎（dermatitis）、腹泻（diarrhea）和痴呆（dementia），即"三D"症状，主要表现如下。

1. 皮炎

多发生于身体暴露部位，如面颊、手背和足背，呈对称性。患处皮肤与健康皮肤有明显界限，多呈日晒斑样改变，皮肤变为红棕色，表皮粗糙、脱屑、色素沉着，颈部皮炎较常见。

2. 消化道症状

主要表现为食欲减退、消化不良、腹泻。同时可出现口腔黏膜和舌部糜烂以及猩红舌。

3. 神经精神症状

表现为抑郁、忧虑、记忆力减退、感情淡漠和痴呆，有的可出现狂躁和幻觉。同时伴有肌肉震颤、腱反射过敏或消失。

过量摄入烟酸的副作用主要表现为皮肤发红、眼部不适、恶心、呕吐、高尿酸血症等，长期大量摄入可能对肝脏有损害。

（五）烟酸的参考摄入量及食物来源

中国居民膳食烟酸参考摄入量（RNI），成年男性为 14mg NE/d，女性为 13mg NE/d。烟酸的参考摄入量应考虑能量的消耗和蛋白质的摄入情况。烟酸除了直接从食物中摄取外，还可在体内由色氨酸转化而来，平均约 60mg 色氨酸转化成 1mg 烟酸。因此，膳食中烟酸的参考摄入量应以烟酸当量（niacin equivalent，NE）表示。

$$烟酸当量（mg NE）= 烟酸（mg）+1/60 色氨酸（mg）$$

烟酸广泛存在于各种动物和植物性食物中。植物性食物中存在的主要是烟酸，动物性食物中以烟酰胺为主。烟酸和烟酰胺在肝、肾、瘦禽肉、鱼以及坚果类中含量丰富；乳和蛋中的烟酸含量虽低，但色氨酸含量较高，在体内可转化为烟酸。

第七节 水

水是构成身体的主要成分之一，是生命之源，人体中三分之二以上是水，新生儿含水可高达90%。人体失去2%的水时，机体就会减少20%的能量。人体对水的需要仅次于氧。如果不摄入某一种维生素或矿物质，人也许还能继续活几周或带病活若干年；断食至所有体脂和组织蛋白质耗尽50%时，才会死亡；但如果没有水，却只能生存数日。可见水对于生命的重要性。

一、人体水含量

水是人体中含量最多的成分，人体水含量因年龄、性别和体型而异。新生儿总体水最多，约占体重的90%，幼儿其次，随着年龄的增长，总体水含量逐渐减少，10~16岁以后减至成年人水平，占体重的60%~70%。

水在体内主要分布于细胞内和细胞外。细胞内液约占总体水的2/3，细胞外液约占总体水的1/3。各组织器官含水量相差很大，以血液中最多，脂肪中最少。

二、水的生理功能

水滋润着我们身体的每一个细胞，它对机体内发生的90%以上的生化过程而言都是必需的，没有水，血液不能流动，氧气和营养不能被运输，机体产生的废物不能去除，而且大部分器官和身体活动都不能进行。

（一）构成细胞和体液的重要成分

成年人体内水分含量约占体重的65%，血液中含水量占80%以上，水广泛分布在组织细胞内外，构成人体的内环境。

（二）参与人体新陈代谢

新陈代谢是生命的基本标志，血液循环是新陈代谢的基础，水是血液的主要成分，并有较大的流动性，可保证血液循环的正常进行，并在消化、吸收、循环和排泄过程中协助加速营养物质的运送和废物的排出，使人体内新陈代谢和生理生化反应得以顺利进行；水的溶解力很强，并有强大的电解能力，可使水溶物质以溶解状态和电解质离子状态存在；水可维持正常的渗透压。缺少水，血液将不能顺畅流动，营养吸收、废物代谢不能正常进行，人体各组织器官将因缺少养分而失去原有正常的功能，因废物不能排出，细胞将失去活性、不能分裂，逐渐死亡。如果流失的水分占到体重的10%，人就会酸中毒。

（三）参与消化吸收

一个正常的人每天需要分泌4L胃肠消化液才能维持正常的消化吸收，而消化液的主要成分是水。缺少水，消化吸收就不能正常完成，人体就不会获得足够的营养物质。

（四）调节体温

水的高比热容、高汽化热以及水在人体内的大量存在，使得水成为人体维持恒定温度的调节剂。1g水升高或降低1℃需要4.2J的能量，大量的水可吸收代谢过程中产生的能量，使体温不至于显著升高。水的蒸发热大，在37℃体温条件下，蒸发1g水可带走2.4kJ的能量。因此在高温下，体热可随水分经皮肤蒸发散热，以维持人体体温的恒定。

（五）润滑作用

关节腔隙、韧带、腱鞘、脏器间润滑调节离不开水，水对器官、关节、肌肉、组织能起到缓冲、润滑、保护作用。年轻人各部位关节灵活自如，而老年人随着年龄的增加，各关节僵硬干涩，这都与水分的缺失有着直接的关系。人体的脏器、胃肠也因为有水分的润滑作用而能够在一生中相互积压摩擦。

（六）防止疾病

水是人体的重要组成之一，它参与体内的许多生理生化反应。当水充足的时候，血液的黏度、关节的软骨组织、毛细血管、消化系统、三磷酸腺苷能量系统和脊柱都正常、有效地工作。但是，当水的消耗受到限制时，身体就会侵害一些部位以保护不同的组织和器官，这样就会导致头痛、失眠、疲劳、组织损伤等各种各样的健康问题。

当摄入充足的水后，一些健康问题就能得到解决或减轻，如气喘、过敏症、高血压、高胆固醇、头痛、偏头痛、背痛、风湿性关节炎、心绞痛和间歇性跛行（比如由于供血不足引起的抽筋）等。

（七）其他

1. 镇静作用

心情烦躁、情绪不稳时，慢慢饮少量水有一定安神镇静之效。

2. 保护眼睛

饮水有助于眼睛泪液充足，当灼热物体接近眼睛时或在阳光下劳作时，泪水即在高温作用下形成一层薄薄的水蒸气，这层水蒸气起到了阻止高温传导的作用，会减少眼睛受伤害的程度。

3. 降脂减肥

美国医学家经实验发现，每日饮冷开水8~12杯，能使肥胖者每周减肥0.5kg。因为冷水易为组织吸收，可消耗热量，还能令血管收缩，减慢脂肪的吸收。

4. 美容效果

平时饮用足量水，能使肌体组织细胞水量充足，皮肤细嫩滋润而富有光泽，可减少褐脂或皱纹，延缓衰老。

5. 有益呼吸

人呼吸需要水，适当饮水可使肺部组织保持湿润，肺功能舒缩自如，可顺利地吸进氧气，排出二氧化碳。另外，水在血液中还有利于携带养分，将氧输至细胞，对全身都有益。

6. 缓解便秘

每早起床畅饮加淡盐冷开水一大杯，由于空腹和身体少活动，加盐水不易被胃及小肠吸收，很快进入大肠，既刺激肠的蠕动，又将粪便稀释，有利大便排出。

三、水　缺　乏

水摄入不足或水丢失过多，可引起体内失水，也称为脱水。当人体丧失1%~2%的水分时，口渴机制就开始起作用。当人体缺乏3%的水分时，身体和精神就会受到严重影响，无法正常运作。运动营养学家发现，体内缺水达3%时，肌肉强度会降低8%。根据水与电解质丧失比例的不同，脱水可分为三种类型。

（一）高渗性脱水

高渗性脱水的特点是以水的丢失为主，电解质丢失相对较少。当失水量占体重的 2%~4% 时，为轻度脱水，表现为口渴、尿少、尿比重增高及工作效率降低等。失水量占体重的 4%~ 8% 时，为中度脱水，除上述症状外，可见皮肤干燥、口舌干裂、声音嘶哑及全身软弱等表现。如果失水量超过体重的 8%，即为重度脱水，可见皮肤黏膜干燥、高热、烦躁、精神恍惚等。若失水达 10% 以上，可危及生命。

（二）低渗性脱水

低渗性脱水以电解质丢失为主，水的丢失较少。此种脱水特点是循环血量下降，血浆蛋白质浓度增高，细胞外液低渗，可引起脑细胞水肿，肌肉细胞内水过多并导致肌肉痉挛。早期多尿，晚期尿少甚至无尿，尿比重降低，尿 Na^+、Cl^- 降低或缺乏。

（三）等渗性脱水

等渗性脱水是水和电解质按比例丢失，体液渗透压不变，临床上较为常见。其特点是细胞外液减少，细胞内液一般不减少，血浆 Na^+ 浓度正常，兼有上述两种类型脱水的特点，有口渴和尿少的表现。

四、 水的需要量和推荐摄入量

在日常环境中，经过 24h，我们会通过尿液排出 1.5L 水，通过皮肤蒸发 500mL 水，通过呼吸损失 350mL 水，通过粪便排出 150mL 水。加起来，我们的身体每天会流失 2.5L 水。如果简单地换算一下，似乎我们每天都该补充这么多的水。然而事实并非如此简单：每日新陈代谢过程会产生 300mL 水，正常情况下食物可提供大约 1L 水，加起来一共 1.3L。也就是说，我们每天只需额外补充 1.2L 水，相当于一天喝 6 杯水。每天摄入 1.2L 水仅仅是最小量。如果天气很热，或者运动之后大量出汗，则需要补充更多的水分。而且，摄入水的量高于这个最小值更有益于肾，因为许多体内代谢产生的有毒物质和经口摄入的毒素都要经过肾的解毒并排出体外，水通过稀释血液，降低这些有毒物质的浓度，能让肾的工作轻松一些。当然，也不是越多越好，水摄入过多会增加肾脏的负担，并可能导致水中毒，极端情况下还会导致死亡。

中国居民膳食指南推荐的不同人群饮水摄入量为：7~11 岁为 1000~1300mL/d（相当 5~6 杯/日），14~17 岁为 1300~1400mL/d（6~7 杯），成年人为 1500~1700mL/d（7~8 杯）。1 杯水为 200~250mL。提倡饮用白开水或茶水，不喝或少喝含糖饮料（包括茶饮料，茶饮料除了茶叶中的天然成分，一般还有添加糖和其他调味剂）。

知识链接：饮用水的分类

我国居民的饮用水主要有自来水和包装饮用水。

自来水：直接取自天然水源（地表水，地下水），经过一系列处理工艺净化消毒后再输入到各用户，是目前国内最普遍的生活饮用水。

包装饮用水

据 GB/T 10789—2015《饮料通则》，包装饮用水的定义及分类如下。

包装饮用水：以直接来源于地表、地下或公共供水系统的水为水源，经加工制成的密封于容器中可直接饮用的水。

饮用天然矿泉水：从地下深处自然涌出的或经钻井采集的，含有一定量的矿物质或其他成分，在一定区域未受污染并采取预防措施避免污染的水；在通常情况下，其化学成分、流量、水温等动态指标在天然周期波动范围内相对稳定。

饮用纯净水：以直接来源于地表、地下或公共供水系统的水为水源，经适当的水净化加工方法，制成的制品。

其他类饮用水

饮用天然泉水：以地下自然涌出的泉水或经钻井采集的地下泉水，且未经过公共供水系统的自然来源的水为水源，制成的制品。

饮用天然水：以水井、山泉、水库、湖泊或高山冰川等，且未经过公共供水系统的自然来源的水为水源，制成的制品。

其他饮用水：饮用天然泉水、饮用天然水之外的饮用水。如以直接来源于地表、地下或公共供水系统的水为水源，经适当的加工方法，为调整口感加入一定量矿物质，但不得添加糖或其他食品配料制成的制品。

扩展阅读：科学喝水

一般而言，人每天喝水的量至少要与体内的水分消耗量相平衡。日常大家判断自己缺水与否，最简单的方法是口渴和少尿。感觉口渴才喝水，出现口渴已经是身体明显缺水的信号。随着机体缺水量的增加，除了口渴外，尿少，尿呈深黄色（正常尿液的颜色是略带黄色透明或白色），并随缺水程度而加深，故据尿的颜色可自我判断缺水程度，饮水时间应分配在一天中任何时刻。饮水方式应是少量多次，每次200mL（1 杯）左右。

白开水为最佳选择。白开水价廉易得，安全卫生，不增加能量，不会担心"糖"过量带来的风险。茶水对于成年人是一个较好的选择。饮茶是中国的良好传统。来自不同地域和品质的茶，赋予水更加丰富的内涵和风味，使得"茶水"更具有文化、健康的寓意。白开水沏茶，溶出了茶中的有益物质，无论是绿茶、红茶都是不错的选择。含糖饮料不是生命必需食品，多饮容易厌弃白水，改变口味和食物选择习惯，并产生高甜度"依赖"。因此，不推荐含糖饮料。

🔍 思考与练习

1. 何为必需氨基酸、必需脂肪酸、$n-3$ 系列脂肪酸、膳食纤维？简述 $n-3$ 系列脂肪酸、膳食纤维的主要功能。

2. 矿物元素钙、铁、锌、碘缺乏对机体有哪些影响？影响钙、铁吸收的因素有哪些？

3. 维生素 A、维生素 C、维生素 B_1、维生素 B_2 缺乏各有哪些临床表现？如何科学摄取维生素？

4. 生活中哪些饮食行为可增加体内矿物质的丢失？如何预防？

5. 如何科学喝水？

6. 影响人体能量需要的因素有哪些？产热营养素供能的适宜比例是多少？

7. 为什么说动物性食物蛋白质比植物性食物蛋白质营养价值高？

8. 简述植物油与动物油有哪些不同。

各类食物的营养价值

　　了解食物营养价值的评价、意义；方便食品的种类及特点，转基因食品的概念。熟悉烹调加工、贮存对食品营养价值的影响。掌握谷类、乳类、豆类等五大类食品的营养特点；保健食品、强化食品、方便食品、有机食品、绿色食品、无公害农产品的概念；能根据各类食物的营养特点在日常膳食中合理选择食物。

　　食物的种类繁多，据不同分类原则有多种分类方法，按其来源和性质可分为三大类：动物性食物，如畜禽肉类、动物脏腑类、乳类、蛋类、水产品等；植物性食物，如粮谷类、豆类、薯类、坚果类、蔬菜和水果等；各类食物的制品，指以动物性、植物性天然食物为原料，通过加工制作的食品，如糖果、食用油、酒、罐头、糕点等。《中国居民膳食指南（2016）》中将食物分为 5 大类，即谷薯类、蔬菜水果类、动物性食物类、大豆和坚果类和纯能量食物。

第一节　食物的营养价值

一、　食物营养价值的定义

　　食物营养价值（nutritional value）是指某种食物所含营养素和能量满足人体营养需要的程度。不同食物的营养素构成不同，其营养价值不同。因此，食物营养价值的高低取决于食品中营养素种类是否齐全、数量是否充足、相互比例是否适宜人体需要以及是否容易消化吸收等因素。即使是同一种食物，由于品种、部位、产地和烹调加工方法的不同，营养价值也存在一定差异。

二、　食物营养价值的评价指标

　　评价食物营养价值的指标，可采用营养质量指数（index of nutrition quality，INQ）这个概念。营养质量指数是指营养素密度（待测食品中某营养素与其参考摄入量的比）与能量密度（该食物所含能量与能量参考摄入量的比）的比值。该指标是一种结合能量和营养素对食物进行综合评价的方法，它能直观、综合地反映食物能量和营养素需求的情况，是评价食物营养价值的一个简明实用的指标，其计算公式为：

$$INQ = 营养素密度/能量密度$$

INQ=1，为理想的食物。说明食物中的该营养素供给与能量供给达到平衡，即"吃饱了也吃好了"。

INQ>1，为营养价值高的食物。说明食物中该营养素的供给大于能量的供给。特别适合体重超重和肥胖者选用。

INQ<1，为营养价值低的食物。说明此食物中该营养素的供给少于能量的供给。长期食用此种食物，可能发生该营养素的不足或能量过剩。

三、 食物营养价值评价的意义

由于食物的营养素组成特点不同，在平衡膳食中所发挥的作用也不同。营养平衡的膳食需要通过各种食物合理的搭配来满足人体对所有营养素的需要。因此，掌握各种食物的营养价值，对合理的搭配食物，达到平衡膳食、合理营养是十分重要的。评定食物营养价值的意义如下。

（1）全面了解各种食物的天然组成成分及存在的营养缺陷，以充分利用食物资源。

（2）了解在加工烹调过程中营养素的变化和损失，采取相应的有效措施，最大限度保存食物中的营养素，提高食物营养价值。

（3）指导平衡膳食，使人们对食物的选择更为合理，以达到促进健康、增强体质、预防疾病的目的。

第二节　谷类食物的营养价值

谷类食物主要包括小麦、大米、玉米、小米、高粱、大麦、燕麦、荞麦等。我国居民膳食以大米和小麦为主，称为主食，其他的称为杂粮。谷类在我国居民的膳食中占有重要的地位，人体获得能量的50%~70%由谷类食物提供，同时谷类食物也是蛋白质、矿物质和 B 族维生素的主要来源。

一、 谷类的结构和营养素分布

各种谷类种子除形态大小不一外，其结构基本相似，都是由谷皮、糊粉层、胚乳、胚芽等主要部分组成，如图4-1所示。

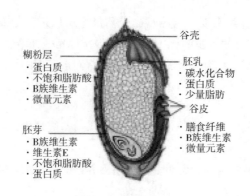

图 4-1 谷粒的结构

资料来源：孙长颢，《营养与食品卫生学》，2013。

（一）谷皮和糊粉层

谷皮（bran）为谷物的外壳，约占谷粒质量的 6%，主要由纤维素、半纤维素等组成，含较高矿物质和脂肪，不含淀粉。谷皮在食品加工中一般作为副产品除去，可用作饲料、发酵行业等原料。

糊粉层（aleurone layer）介于谷皮和胚乳之间，占谷粒质量的 6%~7%，含有较多磷和丰富的 B 族维生素及矿物质，营养价值较高，但在碾磨加工时，易与谷皮同时脱落而混入糠麸中。

（二）胚乳和胚芽

胚乳（endosperm）是谷类的主要部分，约占谷粒质量的 83%，含大量淀粉和一定量蛋白质，越靠近胚乳中心部分蛋白质含量越低。胚芽（germ）位于谷粒一端，富含脂肪、蛋白质、矿物质、B 族维生素和维生素 E。胚芽蛋白质富含赖氨酸，生物价值很高。胚芽质地较软而有韧性，不易粉碎，但在加工时易因与胚乳分离而损失。

二、 谷类的营养特点

（一）碳水化合物

谷类是碳水化合物的丰富来源，其中淀粉含量在 70% 以上。谷类淀粉在结构上因葡萄糖分子聚合方式不同，可分为直链淀粉和支链淀粉。直链淀粉易使食物老化，易被人体消化。支链淀粉易使食物糊化。天然食物中，直链淀粉含量较少，支链淀粉含量较高，一般粮食含 20%~30% 直链淀粉和 70%~80% 支链淀粉，糯米中几乎全为支链淀粉。与支链淀粉相比，直链淀粉血糖生成指数低于支链淀粉，故增加食物中直链淀粉与支链淀粉比值，有利于糖尿病患者食用。此外，谷类还含有少量的糊精和葡萄糖、果糖、麦芽糖和蔗糖等可溶性糖，含量一般低于 3%。

（二）蛋白质

谷类食物蛋白质含量为 7%~16%，其含量因品种不同差别较大，例如，稻米的蛋白质含量为 6%~9%，小麦则为 8%~13%，燕麦含量最高，为 15%~17%。谷类蛋白质的含量及营养价值均不高，但作为摄入量高的主食，仍是中国居民蛋白质的重要来源。

谷类蛋白质必需氨基酸组成不平衡，赖氨酸含量少（第一限制氨基酸），苏氨酸、色氨酸、苯丙氨酸、蛋氨酸含量偏低，因此，谷类蛋白质的营养价值低于动物性食物，如谷类蛋白质生物价：小麦 67，玉米 60，小米 57，高粱 56；大米、燕麦蛋白质生物价高于其他谷类，可达 70 以上。

为提高谷类蛋白质的营养价值，可采用氨基酸强化，或利用蛋白质互补作用，将不同食物混合搭配食用，如与少量豆类、乳类、蛋类或肉类一起食用，弥补谷类食物赖氨酸不足提高谷类蛋白质的营养价值。目前通过传统的杂交育种方法，已成功培育出高赖氨酸玉米（Opaque-2），其赖氨酸、色氨酸的含量比普通玉米高 50% 以上，因此，通过改进氨基酸构成，可提高其蛋白质的营养价值。

（三）脂类

谷类脂肪含量低，多数品种为 2%~3%，大米、小麦为 1%~2%，玉米和小米约为 4%，但燕麦为 7%，小麦胚芽为 10%。脂肪主要在糊粉层、胚芽和谷皮部分，在谷类加工时，易转入糠麸等副产品中。从玉米和小麦胚芽中提取的胚芽油，营养价值较高，80% 为不饱和脂肪酸，其中亚油酸占 60%。

（四）维生素

谷类是饮食中 B 族维生素的重要来源。如维生素 B_1、维生素 B_2 烟酸含量较高，但玉米中烟酸为结合型，不易被人体利用，经加碱处理后（加小苏打），使之变成游离型的烟酸，才能被吸收利用。谷类的维生素主要分布在糊粉层、胚芽和谷皮中，精加工的谷物其维生素大量损失。玉米和小米含少量胡萝卜素。玉米和小麦胚芽中含有较多的维生素 E，是提取维生素 E 的良好原料。

玉米和小米含少量胡萝卜素。玉米中烟酸为结合型，不易被人体利用，但经加碱处理后（加小苏打），使之变成游离型的烟酸，即能被吸收利用。

（五）矿物质

谷类矿物质含量为 1.5%~3.0%，主要在谷皮和糊粉层中，其中主要是磷，占谷类矿物质总量的 50% 左右，其次是钾，占 1/4~1/3，镁的含量也较高。谷类食物含铁量少，通常为 (1.5~3mg) /100g。

谷类中矿物质多以植酸盐形式存在，可干扰钙、铁、锌等的吸收利用。通过种子发芽或谷类发酵，产生植酸酶将植酸盐水解，可提高矿物质的利用率。

（六）膳食纤维

谷类含较多的膳食纤维，含量在 2%~12%，主要存在于谷皮和糊粉层中，胚乳部分的纤维素含量不足 0.3%。

三、 加工、 烹调及贮存对谷类营养价值的影响

（一）加工对谷类营养价值的影响

谷类通过加工，去除杂质和谷皮，不仅改善了感官性状，且利于消化吸收。由于谷类所含矿物质、维生素、蛋白质、脂肪多分布在谷粒周围和胚芽内，向胚乳中心逐渐减少，因此，加工精度与谷类营养素的保留程度有着密切关系。加工精度对大米、小麦营养成分的影响见表 4-1。

表4-1 不同出米率大米和不同出粉率小麦的营养组成 单位:%

营养组成	大米出米率			小麦出粉率		
	92%	94%	96%	72%	80%	85%
水分	15.5	15.5	15.5	14.5	14.5	14.5
粗蛋白	6.2	6.6	6.9	8~13	9~14	9~14
粗脂肪	0.8	1.1	1.5	0.8~1.5	1.0~1.6	1.5~2.0
糖	0.3	0.4	0.6	1.5~2.0	1.5~2.0	2.0~2.5
无机盐	0.6	0.8	1.0	0.3~0.6	0.6~0.8	0.7~0.9
纤维素	0.3	0.4	0.6	微~0.2	0.2~0.4	0.4~0.9

资料来源：李殿鑫，《饮食营养与健康》，2011。

（二）烹调对谷类营养价值的影响

谷类食物大多需要烹调使其淀粉经过糊化才能食用。烹调之后，淀粉和蛋白质含量并无明显变化，其他成分可因不同的加工方法而有些变化。谷类的烹调方法有煮、焖、蒸、烙、烤、炸、炒等，不同的烹调方法引起营养素损失的程度不同，见表4-2。

表4-2 不同烹调方式对谷类食品中B族维生素含量的影响及保存率

食物	烹调方法	硫胺素			核黄素			烟酸		
		烹调前/（mg/100g）	烹调后/（mg/100g）	保存率/%	烹调前/（mg/100g）	烹调后/（mg/100g）	保存率/%	烹调前/（mg/100g）	烹调后/（mg/100g）	保存率/%
米饭	捞饭	0.21	0.07	33	0.06	0.03	50	4.1	1.0	24
米饭	碗蒸	0.21	0.13	62	0.06	0.06	100	4.1	1.6	30
米粥	熬	0.66	0.12	18	0.03	0.03	30	1.8	1.2	67
馒头	发酵	0.27	0.19	70	0.06	0.06	86	2.0	1.8	90
面条	煮	0.29	0.20	69	0.06	0.06	71	2.6	1.8	73
面条	煮	0.61	0.31	51	0.03	0.03	43	2.8	2.2	78
大饼	烙	0.35	0.34	97	0.06	0.06	86	2.4	2.3	96
大饼	烙	0.48	0.38	97	0.06	0.06	86	2.4	2.4	100
烧饼	烙、烤	0.45	0.29	64	0.06	0.08	100	3.5	3.3	94
油条	炸	0.49	0.00	0	0.03	0.03	50	1.7	0.9	52
窝头	蒸	0.33	0.33	100	0.14	0.14	100	2.1	2.3	109

资料来源：孙长颢，《营养与食品卫生学》，2007。

一些主食如馒头、面包、发糕、包子等需要发酵加工，经过酵母发酵，增加了多种B族维生素的含量，使大部分植酸被酵母菌所产生的植酸酶水解，从而使钙、铁、锌等矿物质的生物利用性提高。发酵后，其蛋白质、脂肪和碳水化合物的含量基本没有变化，但由于物理结构松散，更有利于人体的消化吸收。

制作面条类食品需要有较强的韧性，为提高耐煮性，挂面产品中往往加入氯化钠和钙盐，可提高钙含量，同时也增加了钠含量，所以，需要控制盐分的人群要注意挂面的调味方式。如果向其中添加鸡蛋、豆粉、杂粮、蔬菜汁、海藻等成分，可使其营养价值有所提高。

粉丝、粉皮、凉粉等食品是谷类或薯类提取淀粉制成的。在加工过程中，绝大部分蛋白质、维生素和矿物质伴随多次的洗涤而损失殆尽，剩下的几乎是纯粹的淀粉，还有少量的矿物质，营养价值很低。除此之外，在这类食品加工中常添加明矾，可能带来铝的污染。

谷类食品中 B 族维生素在烹调中的损失来自溶水流失、加热损失、氧化损失、碱处理损失等多种途径。

大米烹调前必须经过淘洗。在淘洗过程中水溶性维生素和矿物质流失，如维生素 B_1 可损失 30%~60%，维生素 B_2 和烟酸可损失 20%~25%，矿物质损失约 70%。营养素损失程度与淘洗次数、浸泡时间、用水量和温度密切相关。淘米时水温高，搓洗次数多，浸泡时间长，营养素损失就大。因此，淘米时应根据米的清洁度适当清洗，不用流水冲洗或热水烫洗，更不要用力搓洗。

在米饭的烹调中维生素 B_1 的损失通常在 20%~30%，如米饭在电饭煲中保温，随着时间延长，维生素 B_1 的损失是所余部分的 50%~90%。

在面包焙烤过程中，维生素 B_1 损失 10%~20%，维生素 B_2 损失 3%~10%，烟酸的损失低于 10%。一般来说，在制作面食时，用蒸、烤、烙等方法，B 族维生素损失较少，但高温油炸、加碱烹调时损失较大。如油条制作，加碱及高温油炸会使维生素 B_1 全部损失，维生素 B_2 和烟酸仅保留 50%。

制作捞面、捞蒸饭时，许多营养成分溶解在汤中，如果弃去面汤和米汤，其维生素、矿物质等可溶性物质的保存率比蒸米饭等要少得多。

面食在焙烤时，还原糖和氨基化合物发生美拉德反应产生褐色物质，不能消化利用，而且使赖氨酸失去效能，导致营养价值降低。为此，应注意焙烤温度和糖类用量。

（三）贮存对谷类营养价值的影响

正常贮藏条件下，谷类种子仅保持生机，生命活动进行得十分缓慢。此时，蛋白质、维生素、矿物质含量均变化不大。但环境条件改变，如相对湿度增大、温度升高时，谷粒内酶的活性变大、呼吸作用增强，使谷粒发热，促进真菌生长，引起蛋白质、脂肪、碳水化合物分解产物堆积，发生霉变，不仅改变感官性状，而且会使谷粒失去食用价值。由于粮谷贮藏条件和水分含量不同，各类维生素在贮存过程中变化不相同，如谷粒水分含量为 17% 时，贮存 5 个月，维生素 B_1 损失 30%；水分含量为 12% 时，损失减少至 12%；谷类不去壳贮存 2 年，维生素 B_1 几乎无损失。故谷类应贮存在避光、通风、干燥和阴凉的环境下，控制真菌及昆虫生长繁殖，减少氧气和日光对营养素的破坏，保持谷类原有营养价值。

与精制谷物相比，全谷物（见附录二食物定量、定性描述）含有谷物全部的天然营养成分。我国传统饮食习惯中作为主食的大米、小米、玉米、大麦、燕麦、黑麦、黑米、高粱、青稞、黄米、小米、粟米、荞麦、薏米等，如果加工得当均是全谷物的良好来源。

知识链接：小麦粉等级的区别

全麦粉：是将整粒麦子碾磨而成，而且不筛除麸皮。这样完全保存了全麦中的营养物质，尤其是一些维生素类，营养价值很高。但因为麸皮的含量多，100%全麦面粉做出来的面包等食品也会较粗，感官性状差，而且消化吸收率也相应降低。此外，因植酸和纤维素含量较多，还会影响其他营养素的吸收。

标准粉：出粉率一般可达到82%~85%，其灰分含量为1.10%。既保留了较多的B族维生素、纤维素和矿物质，又能保持较好的感官性状和消化吸收率，在节约粮食和预防某些营养缺乏病方面起到了积极作用，基本可满足普通面制品的生产需要。

特制二等粉（又称上白粉）：出粉率在73%~75%，灰分含量为0.85%。营养价值高于特制一等粉，但较标准粉低，是制作馒头、包子、饺子、面条等食品的良好原料。

特制一等粉（又称精粉、富强粉）：出粉率在60%~70%，灰分含量为0.70%。营养成分的保留低于标准粉，看起来色泽洁白，口感好，但营养成分保留得较少，营养价值低于标准粉，适宜制作精度较高的面包、馒头、面条、包子等面制品。在生产特制一等粉过程中还可提取更高的精制粉（灰分在0.5%左右），以供制作高档食品。

次粉：是以小麦籽粒为原料磨制各种面粉后所获得的副产品之一，又称饲料粉，也被称为尾粉。小麦次粉营养非常丰富，含有多种矿物质、硫胺素、核黄素、烟酸、维生素A等。

可在特制粉生产中提取10%~20%的次粉作饲料粉，有时也可食用。提取次粉是为了提高小麦粉的经济价值，减少加工副产品麸皮的比例。

第三节　豆类及其制品、坚果类的营养价值

豆类和坚果类食物均含有丰富的蛋白质和脂肪，营养价值很高，是我国膳食中优质蛋白质的重要来源，也是重要的榨油原料。

一、豆类及制品的营养价值

豆类按营养特点可分为大豆类和其他豆类（杂豆类），大豆类包括黄豆、黑豆和青豆等其他豆类包括红豆、绿豆、豌豆、蚕豆、豇豆、芸豆、扁豆等。豆制品是以大豆或其他豆类为原料制作的食品，如豆浆、豆腐、豆腐干等。

（一）大豆的营养价值

1. 蛋白质

大豆类以黄豆最为常见，含有35%~40%的蛋白质，为粮谷类的4~6倍，是植物性食物中蛋白质含量最多的。大豆蛋白质的氨基酸组成接近人体需要，而且富含谷类蛋白质较为缺乏的赖氨酸，但蛋氨酸含量较少，可与谷类配合食用，发挥蛋白质的营养互补作用，是最好的植物性优质蛋白质来源。

2. 脂类

大豆所含脂肪为15%~20%，以黄豆和黑豆较高，可用来榨油。大豆油不饱和脂肪酸约占85%，且以亚油酸最多，为52%~57%，油酸为32%~36%，亚麻酸为2%~10%。此外，大豆油中含有2%~3%的磷脂。大豆不含胆固醇，因此常被推荐为防治冠心病、高血压、动脉粥样硬化等疾病的理想食品。

3. 碳水化合物

大豆中含碳水化合物 25%~30%，其中淀粉含量较少，大部分是人体所不能消化的棉籽糖和水苏糖，以及由阿拉伯糖和半乳糖构成的多糖。它们在大肠中能被微生物发酵产生气体，引起腹胀，但同时也是肠内双歧杆菌的生长促进因子。

4. 维生素

大豆中 B 族维生素含量较高，如维生素 B_1、维生素 B_2 的含量是面粉的 2 倍以上；维生素 E 含量很高。黄豆中含有少量胡萝卜素，不含维生素 C 和维生素 D，但经发芽制成豆芽后，其含量明显提高。

5. 矿物质

大豆中含有丰富的矿物质，每 100g 大豆含钙 169mg，为鸡肉的 21 倍多，猪瘦肉的 32 倍，是儿童和老年人膳食钙的极好食物来源。大豆含铁较高，每 100g 为 8.3mg，为猪瘦肉的 2.7 倍，鸡肉的 6 倍，大豆中铁的生物利用率虽然不高，但优于蛋黄，对预防婴幼儿贫血有一定作用。大豆还是一类高钾、高镁、低钠食品，适合高血压、低血钾患者食用。需要注意的是，因含有大量植酸和含磷蛋白质，大豆中的矿物质生物利用率较低，如铁的生物利用率仅有 3% 左右。

除营养物质外，大豆还含有多种有益的生物活性物质，如大豆皂苷、大豆异黄酮、大豆固醇、大豆低聚糖等。近年来研究发现，大豆具有降低血脂、抗氧化、抗衰老、抗肿瘤、免疫调节等多种功能。

6. 大豆中的抗营养因子

所谓抗营养因子是指存在于天然食物中，影响某些营养素的吸收和利用，对人体健康和食品质量产生不良影响的因素。大豆中含一些抗营养因素，可影响人体对营养素的消化吸收。在食用大豆时，应注意并合理处理这些抗营养因素，才能充分发挥大豆的营养作用。

（1）蛋白酶抑制剂　蛋白酶抑制剂（protease inhibitor）是指存在于大豆、棉籽、花生、油菜籽等植物中，能抑制胰蛋白酶、糜蛋白酶、胃蛋白酶等蛋白酶活性的物质的统称。其中以抗胰蛋白酶因子或称胰蛋白酶抑制剂存在最普遍，对人体胰蛋白酶有部分抑制作用，妨碍蛋白质消化吸收，对动物有抑制生长作用。采用蒸汽加热 30min 或 1kg 压力加热 10~25min，可破坏蛋白酶抑制剂的活性。

（2）豆腥味　大豆中含有很多酶，其中脂肪氧化酶是产生豆腥味及其他异味的主要酶类，该酶能促使不饱和脂肪酸氧化分解，形成小分子的醛、醇、酮等挥发性物质，产生豆腥味和苦涩味。用 95℃ 以上加热 10min 等方法可脱去部分豆腥味。

（3）胀气因子　大豆中的水苏糖和棉籽糖不能被人体消化吸收，在肠内微生物作用下产酸产气，引起肠胀气，故称为胀气因子。大豆加工制成豆制品时，胀气因子已除去。水苏糖和棉籽糖都是由半乳糖、葡萄糖和果糖组成的支链杂糖，又称大豆低聚糖，是浓缩和分离大豆蛋白时的副产品。近年研究提示，大豆中的低聚糖能被双歧杆菌利用，并促进其生长繁殖，对人体产生有利影响。目前大豆低聚糖已作为功能性食品基料，用于清凉饮料、酸乳、面包等多种食品中。

（4）植酸　大豆中存在的植酸可与锌、钙、镁、铁等结合形成分子较大的植酸盐，影响其吸收利用。在 pH 为 5~5.5 时，35%~75% 的植酸可溶解；如将大豆发芽制成豆芽，使植酸酶活性增强，植酸可被分解。

（5）植物红细胞凝血素　是能凝集人和动物红细胞的一种蛋白质，食用数小时后可引起头晕、头痛、恶心、呕吐、腹痛、腹泻等症状。经浸泡后加热即被破坏。

（二）其他豆类的营养价值

其他豆类的营养素组成和含量与大豆类有很大的区别。其碳水化合物含量高于大豆，为50%~60%，蛋白质含量低于大豆类，为20%~25%，脂肪含量较少，一般为2%左右，所以常被称为"淀粉类豆类""杂粮"，往往和谷类共同作为主食。其他豆类的 B 族维生素和矿物质含量均高于谷类食物。

鲜豆类和豆芽中除含有丰富的蛋白质和矿物质外，其维生素 B_1 和维生素 C 含量较高，常被列于蔬菜类中。大豆及其他豆类的营养成分见表4-3。

表4-3　　　　　　　大豆及其他豆类的营养成分（每100g中含量）

豆类	水分/g	蛋白质/g	脂肪/g	糖类/g	纤维/g	钙/mg	磷/mg	铁/mg	维生素A/IU	维生素B_1/mg	维生素B_2/mg	烟酸/mg
大豆	8.0	35.1	16.0	27.0	3.5	190	500	8.2	10	0.5	0.2	3.0
豌豆	13.4	20.3	1.1	55.7	6.0	97	360	5	100	0.5	0.15	4.5
蚕豆	13.6	26.0	1.2	50.9	5.8	100	129	7	150	0.5	0.1	3.0
绿豆	13.6	21.6	0.8	58.7	4.0	81	268	6.5	100	0.25	0.11	3.0
豇豆	17.0	23.9	2.0	49.3	4.7	75	570	7.2	240	0.36	0.3	4
小豆	14.9	20.9	0.7	54.9	5.0	74	430	7.4	20	0.2	0.1	2.5
扁豆	14.8	25.3	0.4	54.5	5.9	137	570	19.2	10	0.26	0.45	—

资料来源：李殿鑫，饮食营养与健康，2011。

（三）豆制品的营养价值

豆制品不仅是以大豆为原料的制作的食品，还包括以其他豆类为原料生产的制品。大豆制品包括非发酵型豆制品（如豆浆、豆腐、豆腐干、豆腐皮、豆腐脑、腐竹等）和发酵豆制品（如腐乳、豆豉、臭豆腐、豆酱等）。大豆经过浸泡、加热、脱皮、碾磨等一系列加工制作后，不仅除去了大豆中干扰营养素消化吸收的因子，而且使大豆蛋白质结构从密集变成疏松状态，使蛋白质分解酶易进入分子内部，使消化率提高，从而提高了大豆的营养价值。

日常生活中，豆浆、豆腐、豆腐皮、豆腐脑是我国人民喜食的豆制品，与动物性食物相比，豆制品中所含人体必需氨基酸与动物蛋白相似，同样也含有钙、磷、铁等人体需要的矿物质，含有维生素 B_1、维生素 B_2 和纤维素（见表4-4）。豆制品中不含胆固醇，因此，适合肥胖、动脉硬化、高脂血症、高血压、冠心病等患者食用。

表4-4　　　　　　　部分豆制品的营养成分（每100g中含量）

名称	蛋白质/g	脂肪/g	维生素B_1/mg	维生素B_2/mg	钙/mg	铁/mg	锌/mg
内酯豆腐	5.0	1.9	0.06	0.03	17	0.8	0.55
北豆腐	12.2	4.8	0.05	0.03	138	2.5	0.63
油豆腐丝	24.2	17.1	0.02	0.08	152	5.0	2.98
素什锦	14.0	10.2	0.07	0.04	174	6.0	1.25
腐竹	44.6	21.7	0.13	0.07	77	16.5	3.69

资料来源：孙远明，《食品营养学》，2010。

（四）加工对豆类营养价值的影响

整粒的黄豆中存在难以消化的糖类成分和抗营养因素，不仅可减少大豆蛋白的消化与吸收，甚至对人体有害。适当的加工对于降低或破坏大豆中的抗营养因素，解除抑制作用，提高其营养价值是十分必要的。如炒豆蛋白质的消化吸收率为50%，而磨成豆浆，蛋白质的消化吸收率可提高至84.9%，做成豆腐可达92%~96%。同时，加工豆腐时使用盐卤，可增加钙、镁等无机盐含量，可作为补充钙的良好食物来源。

但是，在豆制品加工中也有一部分B族维生素溶于水，在加热时损失，如豆腐加工中，大部分维生素在凝固时随析出的水分流失。大豆异黄酮也有一部分随水流失。

二、 坚果类的营养价值

坚果按营养成分分为两类：一类是含油脂丰富的油脂类坚果，包括花生、核桃、杏仁、榛子仁、葵花籽仁、松子、香榧、腰果、芝麻等；另一类是含淀粉丰富的淀粉类坚果，包括白果、板栗、莲子、芡实、菱角等。

（一）油脂类坚果的营养价值

1. 蛋白质

油脂类坚果蛋白质含量不如豆类但远高于粮食类，在12%~20%，个别更高，如西瓜籽和南瓜籽可达30%，花生为25%，葵花籽为24%。坚果类蛋白质的第一限制氨基酸因品种而异，如花生、榛子和杏仁含硫氨基酸不足，葵花籽和芝麻含硫氨基酸丰富但赖氨酸不足，核桃则同时缺乏蛋氨酸和赖氨酸。

2. 脂类

油脂类坚果脂肪含量多在40%~70%，如花生为40%，葵花籽和核桃在50%以上，松籽仁含油量高达70%。

油脂类坚果所含的脂肪酸中以亚油酸和油酸等不饱和脂肪酸为主，见表4-5。含量为60%~70%；油脂类坚果还含有丰富的卵磷脂，具有补脑健脑的作用。但因油脂类坚果能量较高，不宜大量食用，以免引起消化不良和肥胖。

表4-5　　　　　　　　　　　　几种坚果果仁的脂肪酸构成　　　　　　　　　　单位:%

名称	总脂肪	棕榈酸	硬脂酸	油酸	亚油酸	亚麻酸
核桃	58.8	5.3	2.7	14.3	64.0	12.2
花生	44.3	12.4	3.7	38.4	37.7	0.9
葵花籽	52.8	8.3	4.3	19.9	65.2	0.2
南瓜子	46.1	12.4	5.2	37.4	44.7	0.3
松籽	58.5	7.8	2.9	37.7	34.7	11.0
西瓜籽	44.8	9.7	6.9	11.0	71.6	0.4
榛子	50.3	4.6	1.9	23.5	49.9	3.5

资料来源：孙远明，《食品营养学》，2010。

3. 碳水化合物

油脂类坚果中可消化碳水化合物含量较少，多在15%以下，如花生为5.2%，榛子为4.9%。其中膳食纤维含量较高，如花生膳食纤维含量达6.3%，榛子为9.6%，中国杏仁高达19.2%。

4. 维生素

油脂类坚果富含维生素E、维生素B_1、维生素B_2、烟酸和叶酸，其中杏仁中的维生素B_2含量特别突出，明显高于淀粉类坚果。部分坚果品种如榛子、核桃、花生、葵花籽、松籽等含少量胡萝卜素、维生素C。

5. 矿物质

油脂类坚果中钾、镁、磷、铁、锌、铜、锰、硒等各种矿物质的含量相当突出，高于大豆，远远高于谷类，是多种矿物质的良好补充来源。例如，芝麻中铁、锌、镁、铜、锰等元素含量均高，且黑芝麻高于白芝麻，美国大杏仁、榛子富含钙。

（二）淀粉类坚果的营养价值

淀粉类坚果的蛋白质含量除栗子为4%~5%外，其他均较高，白果和莲子都在12%以上；脂肪含量在2%~3%；碳水化合物含量为60%~70%，还含有多种维生素及矿物质。由于淀粉类坚果碳水化合物含量较高，可作为杂粮来食用。

第四节　蔬菜、水果和薯类的营养价值

一、蔬菜和水果的营养价值

蔬菜和水果在我国人民饮食构成比中分别为30%左右和10%左右，是饮食的重要组成部分。蔬菜、水果富含人体所必需的维生素、矿物质和膳食纤维，含蛋白质（3%以下）、脂肪（1%以下）很少。此外，由于蔬菜、水果中含有各种有机酸、芳香物质和色素等成分，使其具有良好的感官性状，对增进食欲、促进消化、丰富食品多样性具有重要意义。

（一）蔬菜和水果中的营养成分

1. 碳水化合物

蔬菜可分为叶菜类、根茎类、瓜茄类、鲜豆类和花芽类等。蔬菜中碳水化合物的含量因品种差异较大，一般为4%左右，但根茎类蔬菜可达20%以上。含碳水化合物较多的蔬菜有胡萝卜、番茄、南瓜等。蔬菜所含碳水化合物包括单糖、双糖和淀粉以及不能被人体消化吸收的膳食纤维。

水果中所含碳水化合物主要是果糖、葡萄糖和蔗糖，在6%~28%，比蔬菜含量多，但因其种类和品种不同，含碳水化合物种类和数量有较大差异，如苹果和梨以含果糖为主，桃、李、柑橘以含蔗糖为主，葡萄、草莓则以含葡萄糖和果糖为主。

蔬菜、水果所含纤维素、半纤维素、果胶是人类膳食纤维的主要来源，在体内不参与代谢，但可促进肠道蠕动，利于通便，减少或阻止胆固醇等物质吸收，改善糖代谢，有益于健康。

2. 维生素

新鲜蔬菜、水果是提供维生素C、胡萝卜素、维生素B_2和叶酸的重要来源。维生素C在蔬菜代谢旺盛的叶、花、茎内含量丰富，与叶绿素分布平行。通常深绿色蔬菜维生素C含量较浅色蔬菜高，叶菜中含量较瓜菜高。胡萝卜素在绿色、黄色和红色蔬菜中含量较多，如胡萝卜、南瓜、苋菜等。

水果中以鲜枣、草莓、橘子、猕猴桃中维生素C含量较多，且主要存在于果皮中。深色水果，如芒果、柑橘、杏等含胡萝卜素较多。水果中B族维生素含量较少。

3. 矿物质

蔬菜中含有丰富的矿物质，如钙、磷、铁、钾、钠、镁、铜等，其中以钾最多，钙、镁含量也较丰富，是膳食矿物质的主要来源，对维持体内酸碱平衡起重要作用。但蔬菜中存在的草酸不仅影响本身所含钙的吸收，而且还影响其他食物中钙和铁的吸收。因此，在选择蔬菜时，不能只考虑其钙绝对含量，还应注意其草酸含量。草酸是有机酸，能溶于水，故食用含草酸多的蔬菜时，可先在开水中烫焯数分钟，去除部分草酸，以利于钙的吸收。蔬菜中的铁为非血色素铁，容易受膳食干扰因素的影响，吸收率较低，营养价值不高。

水果和蔬菜一样含有人体所需的各种矿物质，如钾、钠、钙、镁、磷、铁、锌、铜等，以钾、钙、镁、磷含量较多。除个别水果外，矿物质含量相差不大。

（二）蔬菜和水果中的其他成分

1. 芳香物质、有机酸和色素

蔬菜、水果含有各种芳香物质和色素，使食品具有特殊香味和颜色，可赋予蔬菜、水果以良好的感官性状。

蔬菜含有一些酶类和具有特殊功能的物质，如萝卜中的淀粉酶，生食有助于消化；大蒜中的植物杀菌素和含硫化合物，具有抗菌消炎、降低血清胆固醇的作用；洋葱、甘蓝、西红柿中的生物类黄酮，是天然抗氧化剂，能维持微血管的正常功能，保护维生素C、维生素A、维生素E等不被氧化破坏。

水果中的有机酸以苹果酸、柠檬酸和酒石酸为主，此外还有乳酸、琥珀酸、延胡索酸等，有机酸因水果的种类、品种和成熟度不同而异。未成熟果实中琥珀酸和延胡索酸较多；柑橘类和浆果类柠檬酸含量丰富。有机酸能刺激人体消化腺分泌，增进食欲，有利于食物消化。此外，有机酸使食物保持一定酸度，对维生素C稳定性有保护作用。水果中还含有一些生理活性成分，如菠萝、无花果和木瓜中的蛋白酶等，生食能帮助食物中蛋白质的消化。

2. 生物活性物质

（1）蔬菜 蔬菜中的生物活性物质主要有类胡萝卜素、植物甾醇、皂苷、芥子油苷、多酚、蛋白酶抑制剂、单萜类、有机硫化物、植酸等。

萝卜、胡萝卜、大头菜等根茎类蔬菜中类胡萝卜素、硫代葡萄糖苷含量相对较高。

白菜（大白菜、小白菜）、甘蓝菜（结球甘蓝、球茎甘蓝、花椰菜、抱子甘蓝、青花菜）、芥菜类（榨菜、雪里蕻、结球芥菜）等含有芥子油苷。

绿叶蔬菜如莴苣、芹菜、菠菜、茼蒿、芫荽、苋菜、蕹菜（空心菜）、落葵等含有丰富的类胡萝卜素和皂苷。

葱蒜类如洋葱、大蒜、大葱、香葱、韭菜等含有丰富的含硫化合物及一定量的类黄酮、洋葱油树脂、苯丙素酚类和甾体皂苷等。

茄果类中的番茄含有丰富的番茄红素和β-胡萝卜素，辣椒中含辣椒素和辣椒红色素，茄子中含有芦丁等黄酮类物质。

瓜类蔬菜含有皂苷、类胡萝卜素和黄酮类。例如，冬瓜中皂苷类物质主要为β-谷甾醇；苦瓜中含有多种活性成分，如苷类、甾醇类和黄酮类，但主要是苦瓜皂苷；南瓜中含有丰富的类胡萝卜素，同时还含有丰富的南瓜多糖。

水生蔬菜如藕、茭白、慈姑、荸荠、水芹、菱等含有的植物化学物为萜类、黄酮类物质。藕节中含有一定量的三萜类成分。

食用菌含有丰富的多糖，如香菇多糖、金针菇多糖、木耳多糖等。香菇中还有一定量的硫化物、三萜类化合物，其中硫化物是其风味的重要组成部分。

（2）水果　不同种类的水果含有的生物活性物质不同。浆果类如草莓、桑葚、蓝莓、猕猴桃等富含花青素、类胡萝卜素和多酚类化合物；柑橘类如橘子、金橘、柠檬、葡萄柚等富含类胡萝卜素和黄酮类物质；核果类如樱桃、桃、杏、李、梅、枣、橄榄、龙眼、荔枝等主要含有多酚类化合物；樱桃、蓝莓、黑莓等富含花青素、各种花色苷、槲皮素、异槲皮素等；多酚类化合物是橄榄中最重要的功效成分，橄榄的苦涩以及许多药理作用都跟多酚类化合物有关；仁果类如苹果、梨、山楂等主要含有黄酮类物质；瓜果类如西瓜、香瓜、哈密瓜等主要含有类胡萝卜素，其中西瓜主要含番茄红素，哈密瓜主要含胡萝卜素。石榴、山楂、红提中类黄酮含量丰富。

3. 蔬菜中的抗营养因子和有害物质

蔬菜中也存在抗营养因子，如植物血细胞凝集素、皂苷、蛋白酶抑制剂、草酸等，而木薯中的氰苷可抑制人和动物体内细胞色素酶的活性；甘蓝、萝卜和芥菜中的硫苷化合物在大剂量摄入时可致甲状腺肿；茄子和马铃薯表皮含有的茄碱可引起喉部瘙痒和灼热感；有些毒蕈中含有能引起中毒的毒素等；一些蔬菜中硝酸盐和亚硝酸盐含量较高，尤其是在不新鲜和腐烂的蔬菜中更高。

（三）加工烹调对蔬菜和水果营养价值的影响

1. 加工烹调对蔬菜营养价值的影响

根据蔬菜的营养特点，在加工烹调中应注意水溶性维生素及矿物质的损失和破坏，特别是维生素 C。

蔬菜脱水（干制）、热烫、腌制、速冻等加工过程中，维生素 C、维生素 B_2、叶酸、胡萝卜素等有不同程度的分解、氧化等损失，但对矿物质及部分植物化学物的影响不大。

烹调对蔬菜维生素的影响与烹调时的洗涤方式、切碎程度、用水量、pH、加热温度及时间有关。

合理的加工烹调方法是保存蔬菜中维生素的有效措施，如蔬菜应在较为完整状态时清洗，应先洗后切或现炒现切，如先切后洗或泡在水中，或切好了放置时间过久，会使维生素 C 严重丢失；急火快炒，缩短加热时间，可减少维生素的损失，如维生素 C 在 80℃ 以上温度时，快速烹调损失较少；现做现吃，烹调后的蔬菜放置时间过长，不仅感官状况有改变，维生素也会有损失；凉拌加醋可减少维生素 C 损失。适宜生食的蔬菜尽可能凉拌生吃，或先在沸水中短时热烫后凉拌食用，热烫时尽量保持完整或切成长段。熬煮时，尽量减少用水量；吃菜喝汤，将溶解在水中的维生素一并食用。

近年来冷冻保藏的蔬菜得到发展，如冷冻豌豆、胡萝卜粒、茭白、各类蔬菜拼盘等，既较好地保留了原有的感官性状和营养价值，又给居民提供了方便。

2. 加工对水果营养价值的影响

水果大多都以生食为主，不受烹调加热的影响，但在加工成制品时，如果脯、干果、罐头食品等，维生素和矿物质将有不同程度的损失，特别是维生素C。此外，制作果汁时如苹果汁，经过过滤或超滤，除去了水果中的膳食纤维、各种大分子物质和脂类物质，只留下糖分、矿物质和部分水溶性维生素。

二、 食用菌和藻类的营养价值

（一）食用菌的营养价值

我国的食用菌品种很多，食用菌可分为野生菌和人工栽培类。野生的如口蘑、羊肚菌、鸡油菌、牛肝菌等；人工栽培的有金针菇、香菇、银耳、黑木耳、草菇、平菇等。食用菌营养价值很高，并且风味鲜美，具有一定的营养保健作用和药用价值。

1. 蛋白质

食用菌中蛋白质含量较高，鲜菇达3%~4%，比大多数蔬菜高得多，而蘑菇（干）中更是高达40%，远高于鱼、肉、蛋中的蛋白质含量，且必需氨基酸含量也较丰富，氨基酸组成较平衡，尤其赖氨酸和亮氨酸含量较多，而脂肪含量很少，具有高蛋白低脂肪的特点，营养价值很高。

2. 脂类

菌类脂肪含量很低，且多由不饱和脂肪酸组成，易吸收。大部分食用菌因含有卵磷脂、脑磷脂、鞘磷脂等，具有降血脂、预防心血管疾病的作用。

3. 碳水化合物

菌类中碳水化合物含量较高，干香菇中的达到50%，且主要是多糖，如香菇多糖、银耳多糖等。菌类中的纤维素、半纤维素等膳食纤维含量也较高，能够提高机体免疫力，抑制肿瘤的生长或加强机体对肿瘤细胞的排斥作用等。

4. 维生素和矿物质

菌类食物富含B族维生素，如鲜蘑菇的核黄素和烟酸含量分别为0.35mg/100g和4.0mg/100g。菌类食物还含有钙、镁、铜、铁、锌等多种矿物元素，但维生素C含量不高。

近年来发现很多菌类存在类似抗生素的物质，对降低白细胞和辅助治疗病毒性肝炎效果显著。

（二）藻类的营养价值

藻类食物营养价值较高，供人类食用的有海带、紫菜、螺旋藻、发菜等。藻类含有丰富的蛋白质、维生素、矿物质和各种微量元素。藻类食物中的佼佼者是海带，日本人称其为长寿菜、健康菜。

海带有极高的营养价值：海带所含蛋白质中含有褐藻氨酸，有预防白血病和胃癌的功能，还可以降血压、降血脂；海带钠、钾、镁、铁、硒、铜、碘的含量均丰富，特别以碘含量高最为著称，海带的碘含量在陆生与水生植物中都是最高的。

藻类中的螺旋藻蛋白质含量高达60%~70%，是牛肉的3倍、猪肝的4倍、鸡蛋的6倍、大米的10倍，所含蛋白质由18种氨基酸组成，其中8种为必需氨基酸，可提供身体组织重建，是调整肝脏代谢功能的重要元素。

螺旋藻中含有维生素 A、维生素 B_1、维生素 B_2、维生素 B_6、维生素 B_{12}、维生素 E、维生素 K、烟酸泛酸、叶酸等多种维生素，几乎所有的维生素都可以在螺旋藻中找到。维生素 B_{12} 含量最高，比猪肝高 3 倍，但维生素 C 含量不高。

紫菜中蛋白质含量高达 25%，中性、酸性氨基酸较多。紫菜中的脂肪含量不到 1%，但含有较多的不饱和脂肪酸，如亚油酸、亚麻酸，尤其 EPA 含量丰富，有很好的保健作用。紫菜中还含有较多的胡萝卜素和维生素 B_2，碘、钙、铁、磷、锌、硒等矿物质的含量也很丰富。

食用菌和藻类食物具有多种保健功能，如增机体强免疫力、抗疲劳、辅助降血脂、抑制肿瘤细胞活性、延缓衰老、防止便秘等。

三、 野菜、 野果的营养价值

我国地域辽阔，可食用的野菜、野果和食用菌类资源十分丰富，而且许多品种有很高的营养价值。

（一）野菜的营养价值

某些野菜含有丰富的维生素如胡萝卜素、核黄素、维生素 C 及叶酸等，其含量一般比种植的蔬菜高。许多野菜的胡萝卜素含量高于 4mg/100g，维生素 B_2 含量大多在 0.2mg/100g 以上，超过一般蔬菜的最高含量，维生素 C 含量也较一般蔬菜高。其蛋白质含量在 1% 以下，与一般蔬菜相似，但蛋白质的质量较好，各种氨基酸的组成比较适宜，赖氨酸和色氨酸比较充足，有很好的食用价值和风味，受到广大群众的喜爱。

野菜不仅营养价值高，能够丰富餐桌，也是防病和辅助治疗疾病的佳品。如荠菜能清肝明目、止血降压；蒲公英可清热解毒，是糖尿病、肝炎患者的佐餐佳肴；马齿苋也能消炎解毒，有预防痢疾的作用；苦菜则可以清热、冷血、解毒，辅助治疗痢疾、黄疸、肛瘘、蛇咬伤等。现代医学研究表明，葛根中的异黄酮类化合物葛根素对高血压、高脂血、高血糖和心血管疾病均有一定的作用。

（二）野果的营养价值

我国许多地区，特别是山区生长着各种可食野果，其中营养丰富并具有开发价值的野果很多，如猕猴桃、沙棘（醋柳）、刺梨、酸枣、金樱子等。许多野果的营养价值（蛋白质、脂肪、糖类、维生素和各种矿物质元素等营养素）高于栽培水果，且含有多种活性物质（生物类黄酮），具有很高的营养保健价值。如野生猕猴桃每 100g 含维生素 C 可高达 700～1300mg，最高可达 2000mg，并含有生物类黄酮和其他还原型物质。刺梨每 100g 含维生素 C2500～3000mg，比柑橘和枣类都高，生物类黄酮的含量也很高。野果风味独特，资源丰富，可用于制作果汁、饮料、果脯、罐头或用于酿酒等，正受到人们越来越多的重视和喜爱。

四、 薯类的营养价值

薯类包括各种含淀粉的根茎类食品，如马铃薯、甘薯、芋头、山药、木薯等。在我国木薯很少用于人类食品，其中最为广泛使用的是马铃薯和甘薯。薯类水分在 60%～90%，在营养价值上介于谷类和蔬菜之间，既可以作为主食（部分可以替代粮食类食品）也可以代替蔬菜。薯类营养成分与大米、面粉的比较见表 4-6。

表 4-6 薯类营养成分与大米、面粉的比较（每100g中含量）

食物	能量/kJ	蛋白质/g	碳水化合物/g	纤维/g	维生素B₁/mg	维生素B₂/mg	维生素C/mg	胡萝卜素mg/	钾/mg	钙/mg	铁/mg
红心甘薯	414	1.1	24.7	1.6	0.04	0.04	26	0.75	39	23	0.5
马铃薯	318	2.0	17.2	0.7	0.08	0.04	27	0.03	40	8	0.8
山药	234	1.9	12.4	0.8	0.05	0.02	5	0.02	213	16	0.3
芋头	331	2.2	18.1	1.0	0.06	0.05	6	0.16	378	36	1.0
炸薯片	2377	5.3	50.0	1.6	0.07	0.18	16	--	1130	40	1.8
特级粳米	3197	7.3	75.7	0.4	0.08	0.04	0	0	58	24	0.9
富强面粉	1464	10.3	75.2	0.6	0.17	0.06	0	0	128	27	2.7

资料来源：孙远明，《食品营养学》，2010。

（一）碳水化合物

薯类的淀粉含量达鲜重的8%~30%，达干重的85%以上，超过粮食中的碳水化合物含量，可用作主食。

薯类淀粉容易被人体消化吸收，且血糖生成指数较低。薯类中的膳食纤维质地细腻，对肠胃刺激小，可有效预防便秘。

薯类淀粉颗粒大，容易分离，常用来提取淀粉或者制作各种淀粉制品。

（二）蛋白质

薯类蛋白质含量较低，通常在1%~2%，但其蛋白质的氨基酸组成合理，其蛋白质的质量相当于或优于谷类蛋白质。马铃薯蛋白质的氨基酸组成较平衡，其中富含赖氨酸和色氨酸，可以与谷类食品进行蛋白质营养互补。甘薯、山药和芋头中均含有黏蛋白，对提高免疫力和预防慢性疾病有一定作用。

（三）脂肪

薯类的脂肪主要由不饱和脂肪酸组成，含量通常低于0.5%，低于谷类食品。但薯类经油炸加工后往往含有较高的脂肪，如炸薯片、炸薯条。

（四）维生素和矿物质

薯类中含有除了维生素B₁₂之外的各种B族维生素以及维生素C。其维生素C含量可与蔬菜相媲美，可在膳食中部分替代蔬菜。由于其中所含淀粉对维生素C具有一定的保护作用，烹调后维生素C的损失率较低。在蔬菜不足的冬季，薯类可以作为膳食中维生素C的重要来源。

薯类中富含矿物质，以钾含量最高，其次是磷、钙、镁、硫等。故用薯类部分代替精白米精白面作为主食，有利于增加膳食中钾、镁元素的供应。

另外，薯类颜色越深，营养价值越高。颜色深的薯类不仅富含水溶性纤维、矿物质，且富含胡萝卜素和一些生物活性物质，如红薯、紫薯等。因此，红薯被营养学家们称为营养最均衡的保健食品。

第五节　动物性食物的营养价值

动物性食物包括畜禽肉类、动物内脏类、蛋类、乳类、水产品等，是膳食结构的重要组成部分。该类食物能供给人体优良的蛋白质、脂肪、矿物质和维生素，且味道香美，容易消化吸收，食用价值和营养价值较高，是人类重要的食物资源。

一、畜肉类的营养价值

畜肉类是指猪、牛、羊等牲畜的肌肉、内脏、头、蹄、骨、血及其制品。主要提供蛋白质、脂肪、矿物质和维生素，其营养素的分布因动物的种类、年龄、肥瘦程度及部位不同而异。肥瘦不同的肉中，脂肪和蛋白质的变动较大；动物内脏脂肪含量少，蛋白质、维生素、矿物质和胆固醇含量较高。

（一）蛋白质

畜肉蛋白质大部分存在于肌肉组织中，含量为 10%~20%，如猪肉蛋白质含量约为 15%，牛肉为 20% 左右，羊肉的蛋白质含量介于畜肉和牛肉之间。

动物不同部位的肉，因肥瘦程度不同，其蛋白质差异较大。如猪肉蛋白质平均含量为 13.2%，猪里脊肉为 20.2%，而猪五花肉为 7.7%，后臀尖肉为 15%。在家畜内脏中，肝脏含蛋白质最高，为 18%~20%，心、肾为 14%~17%。皮肤和筋腱多为结缔组织，主要含胶原蛋白和弹性蛋白，由于缺乏色氨酸、蛋氨酸等必需氨基酸，因此蛋白质利用率低，其营养价值也低。

畜肉蛋白质含人体必需氨基酸数量充足，且在种类和比例上与全鸡蛋接近，易消化吸收，所以蛋白质营养价值很高，为高利用率的优质蛋白质。

此外，畜肉中含有能溶于水的含氮浸出物，包括肌凝蛋白原、肌肽、肌酸、肌酐、嘌呤碱、尿素和游离氨基酸等非蛋白质含氮浸出物，它们能增加肉的香味，尤其能使肉汤具有鲜味，可刺激胃液分泌，促进消化。成年动物含量较幼年动物高。

（二）脂类

畜肉脂肪平均含量 10%~30%，猪肉（约为 59%）＞羊肉（约为 28%）＞牛肉（约为 10%）。畜肉脂肪含量因牲畜肥瘦程度及部位不同有较大差异，如猪肥肉脂肪含量达 90%，猪里脊肉为 7.9%，猪前蹄为 31.5%，猪五花肉为 35.3%；牛五花肉为 5.4%，牛瘦肉为 2.3%。畜肉脂肪以饱和脂肪酸为主，主要为甘油三酯。

畜肉还含有少量卵磷脂、胆固醇和游离脂肪酸。胆固醇多存在于动物的脑、内脏中，如每 100g 猪脑中含量为 2571mg。

（三）碳水化合物

畜肉中碳水化合物以糖原形式存在于肌肉和肝中，含量极少，占 0.3%~0.9%。在保存过程中，畜肉由于酶的分解作用，糖原含量会逐渐下降。

（四）矿物质

畜肉矿物质含量丰富，是磷、铁、锌、铜、硒、锰等的重要食物来源。其中钠和磷含量较高，钾含量低于植物性食物，钙含量也很低。畜肉矿物质的消化吸收率高于植物性食物，尤其铁以血红素铁形式存在，不受膳食因素的影响，生物利用率高，是膳食铁的良好来源。

家畜内脏富含多种矿物质，其含量高于瘦肉。此外，家畜的内脏也是锌、铜、硒等微量元素的良好来源。

（五）维生素

畜肉可提供多种维生素，其中主要以 B 族维生素和维生素 A 为主。内脏含量高于肌肉，其中肝脏的含量最为丰富，特别是富含维生素 A 和核黄素。维生素 A 的含量以牛肝和羊肝最高，维生素 B_2 则以猪肝含量最丰富。

二、　禽肉类的营养价值

禽肉包括鸡、鸭、鹅、鸽、鹌鹑等的肌肉、内脏及其制品，它们被称为"白肉"，与被称为"红肉"的畜肉相比，在脂肪含量和质量方面具有优势。

禽肉的氨基酸构成与人体需要接近，也是优质蛋白质；维生素含量和分布也基本相似。与畜肉不同之处在于脂肪含量相对较少，必需脂肪酸含量高，亚油酸约占 20%，油酸占 30%，熔点低，结缔组织较柔软，脂肪分布均匀；含氮浸出物较多，故禽肉比畜肉鲜嫩、味美，且易于消化吸收。

禽肉中铁、锌、硒等的含量均高于猪、牛、羊肉，硒含量明显高于畜肉。

三、　鱼类的营养价值

鱼类分淡水鱼和海产鱼，其营养价值与畜肉相似，是营养价值较高的食物之一。

（一）蛋白质

鱼类蛋白质含量及氨基酸组成与畜肉、禽肉相近；鱼类结缔组织含量较少，肌纤维细短，间质蛋白质少，水分含量较多，故组织软而细嫩，较畜肉、禽肉更易被人体消化吸收。鱼类蛋白质中赖氨酸和亮氨酸含量丰富，色氨酸偏低，生物学价值仅次于鸡蛋。

存在于鱼类结缔组织和软骨中的含氮浸出物主要是胶原蛋白和黏蛋白，是鱼汤冷却后形成凝胶的主要物质。

鱼肌肉中含有牛磺酸，是一种能够促进胎儿和婴儿大脑和眼睛发育的有益物质，适合儿童食用。

（二）脂类

鱼类脂肪含量比畜肉、禽肉低，平均为 15% 左右，鱼脂肪在肌肉含量很少，主要分布在皮下和内脏周围。

鱼类脂肪主要由多不饱和脂肪酸组成，占 80%，熔点低，常温下为液态，消化吸收率达 95%。海鱼脂肪中含有长链多不饱和脂肪酸，如二十碳五烯酸（EPA）和二十二碳五烯酸（DHA），具有降低血脂、防治动脉硬化等作用。

鱼类胆固醇含量不高，为（50~70）mg/100g，但鱼籽、虾蟹含量较高，如鲟鱼籽胆固醇含量高达 1070mg/100g，虾籽为 896mg/100g，蟹黄为 500mg/100g。贝类胆固醇含量也较高。

（三）矿物质

鱼类钙、硒、铁等矿物质含量丰富，为 1%~2%，其中钙含量较畜、禽肉高，为钙的良好来源。海水鱼碘含量丰富。此外，贝类也富含多种矿物质，如牡蛎是含锌、铜最高的海产品。然而，水产类往往具有富集重金属的特性，极易富集汞、镉等重金属，故而食用水产品应适量，特别是金枪鱼、鲨鱼等鱼。

（四）维生素

鱼类维生素 A、维生素 D、维生素 E 含量均高于畜肉，有的含较高维生素 B_2，但维生素 C 含量很低。海鱼肝和鱼油是维生素 A 和维生素 D 富集的食物，常作为生产药用鱼肝油的重要来源。一些生鱼中含有硫胺素酶，当生鱼存放或生吃时可破坏维生素 B_1，因此大量食用生鱼可能造成维生素 B_1 缺乏，但加热可破坏此酶。

四、 加工烹调对畜、 禽肉类及鱼类营养价值的影响

畜肉、禽肉及鱼类可加工制成罐头食品、熏制食品、干制品、熟食制品等，与新鲜食品相比更易保藏且具有独特风味。在加工过程中对蛋白质、脂肪、矿物质影响不大。维生素的损失程度受加工方法的影响，如高温制作时会损失部分 B 族维生素（如维生素 B_1、维生素 B_2 和烟酸）。

畜、禽、鱼等肉类的烹调方法多种多样，常用方法有炒、焖、蒸、炖、煮、煎炸、熏烤等。在烹调过程中，蛋白质含量的变化不大，而且经烹调后，蛋白质变性更有利于消化吸收。但温度高于 200℃时，蛋白质会发生交联、脱硫、脱氨基等变化，使生物价降低。此外，温度过高时蛋白质会焦煳，产生有毒物质，并失去营养价值。不同的烹调方法引起维生素损失的程度不同，主要是对 B 族维生素的影响。如猪肉切丝用炒的方法，维生素 B_1 可保存 87%，用蒸肉丸方法保存率为 53%，用清炖猪肉方式时（用大火煮沸后用小火煨 30min）维生素 B_1 仅保存 40%。上浆挂糊、急火快炒可使肉类外部蛋白质迅速凝固，减少营养素的外溢损失。

肉类和鱼类食品的储藏应在 -18℃ 以下，而且时间不可过长。时间长或温度不够会导致蛋白质的分解、脂肪的氧化、B 族维生素的损失等，尤其是脂肪氧化问题较严重。

扩展阅读：海珍品的特点

鱼翅：鱼翅中蛋白质含量高，约为 85.5%，主要为软骨黏蛋白、胶原蛋白和弹性蛋白；其氨基酸组成中缺少色氨酸、胱氨酸、酪氨酸，是不完全蛋白质，不易被人体消化吸收和利用，从这点上来说其营养价值不高。鱼翅中脂肪含量很低，约为 0.3%；糖类约为 0.2%；矿物质约为 2.2%，其中钙为 146mg/100g，铁为 15.2mg/100g。

海参：海参的营养价值较高，被誉为 "海中人参"，具有高蛋白、低脂肪、低胆固醇的特点，每 100g 干海参中含蛋白质 50~75g，脂肪约 5g，糖类 13.2g，矿物质约 4.2g，其中硒和碘的含量极为丰富，并含有大量的黏蛋白，其中包括硫酸软骨素的成分，有延缓衰老的功效；海参中提取的海参素，有抑制某些癌细胞生长的作用，对中风导致的痉挛性麻痹有辅助治疗作用；所含的刺参酸性多糖有抗放射损伤、促进造血功能、降血脂和抗凝血作用。

干贝：干贝的蛋白质含量约为 56%，脂肪为 3%，糖类为 15%，矿物质为 5%（每 100g 含钙 77mg、磷 504mg）。干贝还含有少量琥珀酸，是使其有特殊鲜味的重要成分。

另外，甲鱼（又称团鱼、鼋鱼、鳖等，为两栖爬行动物）虽不属海珍品，但也是人们喜爱的食物。甲鱼肉素有 "美食五味肉" 的美称，自古以来就被人们视为滋补珍品。甲鱼具有高蛋白质、低脂肪、多胶质的特点。每 100g 肉中含蛋白质约 18g，脂肪约 4g、钙 70mg、磷 114mg 及

多种维生素，尤以维生素A和维生素D的含量较为丰富。常食甲鱼可增强身体的抗病能力及调节人体的内分泌功能；其肉、甲、头、血、胆、脂肪等均可入药，具有滋肝肾之阴、清虚劳之热等功效。

五、 蛋类的营养价值

蛋类主要有鸡蛋、鸭蛋、鹅蛋、鹌鹑蛋、鸽蛋、火鸡蛋等。各种蛋的结构和营养价值基本相似，是一类营养价值高、方便易得、食法多样、容易消化的优质天然食品。各类蛋中，鸡蛋的食用最普遍、销量最大。蛋类与乳、肉类一样是人们的主要营养食品之一。

（一）蛋类的结构

各种蛋类的结构相同，由蛋壳、蛋清、蛋黄三部分构成。以鸡蛋为例，蛋清占蛋可食部分的2/3，蛋黄占1/3；蛋壳的颜色、深度因鸡品种而异，由白色到棕色，与蛋的营养价值无关。

（二）蛋类的营养价值

1. 蛋白质

不同蛋类的蛋白质含量略有差异，一般为13%～15%，蛋黄中蛋白质含量比蛋清高。蛋类蛋白质含有人体必需的各种氨基酸，数量和比例与人体必需氨基酸模式相接近，其生物价高达95%，易被人体消化吸收和利用，是天然食品中最理想的优良蛋白质。在进行各种食物蛋白质的营养评价时，常以鸡蛋蛋白质作为参考蛋白质。

2. 脂类

蛋类中的脂肪含量为11%～15%，主要集中在蛋黄中，不饱和脂肪酸占58%～62%，蛋清中含量甚微。蛋类中的脂肪呈乳融状、液态，易被人体消化吸收。蛋类还含有一定量的对人体生长发育非常重要的卵磷脂和脑磷脂。蛋的胆固醇含量较高，一只鸡蛋含胆固醇200～300 mg。

3. 维生素和矿物质

蛋类含丰富的维生素和矿物质，但主要存在于蛋黄中。蛋黄中除维生素C含量较少外，含有其他各种维生素，特别是维生素A和维生素E。胡萝卜素、叶黄素、维生素B_2的含量较丰富。蛋类维生素含量受到品种、季节与饲料的影响，如维生素D的含量常随季节、饲料组成和接受日光照射的时间长短而有一定的变化。

蛋黄是多种矿物质的良好来源，包括钙、磷、铁、锌等。但蛋中铁以非血红素铁形式存在，因受卵磷蛋白的干扰，其生物利用率不高，为3%左右。

（三）加工烹调对蛋类营养价值的影响

蛋类经加工制成的蛋制品有皮蛋（松花蛋）、咸蛋、糟蛋、冰蛋和蛋粉等。皮蛋制作过程中加入烧碱产生一系列化学变化，使蛋清呈暗褐色的透明体，蛋黄呈褐绿色。由于烧碱的作用，使B族维生素破坏。制作咸蛋对营养素的含量影响不大，但增加了钠盐的含量。糟蛋在加工过程中有醋酸的生成，醋酸可软化蛋壳，使蛋壳中的钙渗入蛋内，故糟蛋的含钙量比普通蛋高出数倍。冰蛋是将鲜蛋液搅匀、预处理、冷冻后制成的蛋制品。均匀蛋液经真空喷雾、急速脱水干燥后即为蛋粉。冰蛋和蛋粉只适用于食品工业。

蛋类的烹调方法有煮整蛋、油煎、油炒、蒸蛋等，除维生素B_1少量损失外，一般烹调方法对蛋的营养价值影响较小。烹调过程中的加热不仅有杀菌作用，而且具有提高其消化吸收率的作用，因加热可破坏生蛋清中的抗生物素蛋白和抗胰蛋白酶因子，从而使蛋白质的消化吸收和利用更完全。

六、 乳类及其制品的营养价值

（一）乳类的营养价值

乳（奶）类是营养成分齐全、组成比例适宜、易消化吸收、营养价值高的天然食品，不仅能满足初生婴儿迅速生长发育的全部需要，也是各年龄组健康人群及特殊人群（如婴幼儿、老年人和疾病患者等）的理想食品。

乳类包括人乳、牛乳、羊乳和马乳及其制品。综合来看，不同动物乳各有优势，如在钙质、蛋白质和锌的含量上，牛乳比羊乳优势更高，而在维生素 A、碳水化合物、烟酸和磷的含量上，羊乳则明显比牛乳优胜。但由于牛乳的产量高，加上部分人无法适应羊乳，所以，以牛乳食用最为普遍，故论述乳类的营养价值时以牛乳为代表。

乳类是主要由水、脂肪、蛋白质、乳糖、矿物质、维生素等组成的一种复杂乳胶体，水分含量为 86%~90%，因此其营养素含量与其他食品比较相对较低。

1. 蛋白质

牛乳蛋白质含量平均为 3.0%，主要由酪蛋白、乳白蛋白和乳球蛋白组成，其中酪蛋白占 80% 以上。酪蛋白属于结合蛋白，与钙、磷等结合，以酪蛋白酸钙-磷酸钙复合物形式存在，遇酸或凝乳酶则发生凝固，使消化吸收率降低。

乳类蛋白质中必需氨基酸含量、种类及比例与鸡蛋近似，属优质蛋白质，消化吸收率和生物学价值很高。

与牛乳相比，母乳蛋白质含量较低，约 1.3%，但以乳白蛋白为主，酪蛋白少。在胃酸作用下形成细小而柔嫩的凝块，有利于婴儿的消化吸收。牛乳蛋白质含量虽比母乳高，但其乳白蛋白和酪蛋白的比例正好与母乳相反。

2. 脂类

乳类的脂肪含量为 3.2%~3.5%。乳脂肪呈微粒状的脂肪球形式，微粒小且均匀分布在乳中，容易消化吸收，吸收率达 97%。乳中脂肪酸组成复杂短链脂肪酸，如丁酸、己酸、辛酸含量较高，这是乳脂肪风味良好且易于消化的原因。此外，乳类还有少量卵磷脂、胆固醇等。

3. 碳水化合物

牛乳碳水化合物含量约 4.6%，以乳糖为主，占乳类中碳水化合物总量的 99.8%，较母乳（7.4%）低。乳糖有调节胃酸、促进胃肠蠕动和消化液分泌作用，有利于钙吸收，还能促进肠内乳酸杆菌等有益菌的繁殖，抑制腐败菌生长。

消化道中的乳糖酶能使乳糖分解为葡萄糖和半乳糖，部分人的肠道中缺乏乳糖酶，摄食牛乳后发生腹痛、腹泻等症状，称为乳糖不耐症。这部分人群可以饮用酸乳或将乳糖水解的乳制品。

4. 矿物质和维生素

牛乳矿物质含量为 0.7%~0.75%，富含钙、磷、钾等。牛乳中钙含量高，100mL 牛奶含钙 110mg，且吸收率高，是钙的良好来源。乳类铁含量低，喂养婴儿时应注意补充铁。

母乳中钙磷比例约为 3∶1，牛乳钙磷比例差异较大，约为 4∶3，母乳的钙磷比例比牛乳更适合人体利用。

牛乳含有人体所需各种维生素，其含量与喂养方式有关，如放牧期牛乳中维生素 A、维生素 D、维生素 C 的含量较冬、春季在棚内喂养有明显增多。牛乳中维生素 D 含量不高，作为婴儿配方奶粉的原料时应进行强化。需要提醒的是，母乳始终是婴儿最好的食物，是其他动物乳不可替代的。人乳、牛乳和羊乳三种乳的营养素含量比较见表4-7。

表4-7　　　　　　　三种乳的营养素含量比较（每100g含量）

成分	人乳	牛乳	羊乳
水分/g	87.6	89.9	88.9
蛋白质/g	1.3	3.0	1.5
脂肪/g	3.4	3.2	3.5
碳水化合物/g	7.4	3.4	5.4
热能/kJ	272	226	247
钙/mg	30	104	82
磷/mg	13	73	98
铁/mg	0.1	0.3	0.5
视黄醇当量/μg	11	24	84
硫胺素/mg	0.01	0.03	0.04
核黄素/mg	0.05	0.14	0.12
烟酸/mg	0.20	0.10	2.10
抗坏血酸/mg	5.0	1.0	—

资料来源：孙长颢，《营养与食品卫生学》，2017。

（二）乳制品的营养价值

乳（奶）制品是指以生鲜牛（羊）乳及其制品为主要原料，经加工而制成的各种产品。根据中国乳制品工业协会组织制定的《乳制品企业生产技术管理规则》（2019），乳制品分为七个大类：①液体乳类：主要包括杀菌乳、灭菌乳、酸牛乳、配方乳。②乳粉类：主要包括全脂乳粉、脱脂乳粉、全脂加糖乳粉、调味乳粉；婴幼儿配方乳粉、其他配方乳粉。③炼乳类：主要包括全脂无糖炼乳、全脂加糖炼乳、调味炼乳、配方炼乳等。④乳脂肪类：主要包括稀奶油、奶油、无水奶油等。⑤干酪类：主要包括原干酪、再制干酪等。⑥乳冰淇淋类：主要包括乳冰淇淋、乳冰等。⑦其他乳制品类：主要包括干酪素、乳糖、乳清粉、浓缩乳清蛋白等。

乳制品种类繁多，成分各异，其营养价值和食用对象也不相同。市场上销售的乳制品多为牛乳制品，常见的有消毒鲜乳、乳粉、酸乳、干酪、炼乳、奶油等。

1. 消毒鲜乳

消毒鲜乳（pasteurized milk）是将新鲜生牛乳经均质处理，用巴氏杀菌方法制成的消毒乳，常称"巴氏乳"。消毒乳除维生素 B_1 和维生素 C 有损失外，营养价值与新鲜乳差别不大。市售消毒牛乳中常强化维生素 D 和维生素 B_1 等营养素。

2. 乳粉

乳粉（milk powder）是液态乳经消毒、浓缩、干燥处理而成。乳粉储存期较长，食用方便。根据食用要求，又分为全脂乳粉、脱脂乳粉和调制乳粉。

（1）全脂乳粉　鲜乳经加热浓缩、喷雾干燥而制成的乳制品，对蛋白质性质、乳色香味及其他营养成分影响均很小。全脂乳粉可按质量1:8或按体积1:4加开水冲调成均匀的乳汁。

（2）脱脂乳粉　生产工艺同全脂乳粉，但原料乳经过脱脂过程，脂肪含量不超过1.3%。由于脱脂使脂溶性维生素损失较多。此乳粉适合消化能力弱、反复腹泻的胃肠道疾病患者和高脂血症患者饮用。

（3）调制乳粉　又称母乳化乳粉，是以牛乳为基础，根据某种特殊需要，在营养组成上加以调整和改善而制成的乳粉。包括适合婴儿食用的婴儿配方乳粉和特殊需要人群如孕妇、老年人乳粉等。

3. 酸乳

酸乳（yogurt）是发酵乳制品，是以生牛（羊）乳或乳粉为原料接种乳酸菌，经过不同工艺发酵而成，其中以酸牛乳最为普遍。乳经过乳酸菌发酵后，乳糖变成乳酸，蛋白质凝固和脂肪不同程度水解，形成独特风味。该制品营养丰富，易消化吸收，还可刺激胃酸分泌，适合消化功能不良的婴幼儿、老年人饮用，也深受各类人群的喜爱。

乳酸菌中乳酸杆菌和双歧杆菌为肠内益生菌，在肠内生长繁殖，可抑制肠内腐败菌生长繁殖，调整肠内菌群，防止腐败胺类对人体产生不利影响，对维护人体健康有重要作用。此外，牛乳中的乳糖已被发酵成乳酸，对患有乳糖不耐症的人不会出现腹痛、腹泻的现象。

4. 干酪

干酪（cheese）又称奶酪，是一种营养价值较高的发酵乳制品。是在原料乳中加入适量的乳酸菌发酵剂或凝乳酶，使蛋白质发生凝固，并加盐、压榨排除乳清之后的产品。制作1kg干酪大约需要10kg牛乳。干酪含有丰富的营养成分，其蛋白质、脂肪、钙、维生素A、维生素B_2含量是鲜乳的7~8倍。在干酪生产中，由于发酵作用，乳糖含量降低，蛋白质被分解成肽和氨基酸等产物，不仅赋予干酪独特的味道，也利于消化吸收。干酪蛋白质消化率高达98%，因此干酪是乳糖不耐症和糖尿病患者可供选择的乳制品之一。

5. 炼乳

炼乳是浓缩乳，是将消毒乳于低温真空条件下蒸发浓缩至原量40%~50%后装罐密封，加热灭菌而制成的乳制品，称为淡炼乳。加工中，除维生素C和维生素B_1略受损失，其营养价值与鲜乳几乎相同。在消毒乳中加约16%的蔗糖，然后采用与淡炼乳同样工艺浓缩到原体积40%左右的乳制品，称为甜炼乳。甜炼乳成品蔗糖含量高，为40%~60%，渗透压增大，保质期较长，主要供家庭制作甜食或冲入咖啡、红茶饮用。

6. 奶油

奶油主要用于佐餐和面包、糕点等的制作。有三种类型：

（1）稀奶油（cream）　以乳为原料分离出的含脂肪部分，添加或不添加其他原料、食品添加剂和营养强化剂，经加工制成的脂肪含量10%~80%的产品。

（2）奶油（黄油）（butter）　以乳和（或）稀奶油（经发酵或不发酵）为原料，添加或不添加其他原料、食品添加剂和营养强化剂，经加工制成的脂肪含量不少于80%的产品。

（3）无水奶油　（无水黄油）（anhydrous milk fat）　以乳和（或）奶油或稀奶油（经发酵或不经发酵）为原料，添加或不添加其他原料、食品添加剂和营养强化剂，经加工制成的脂肪含量不少于99.8%的产品。

奶油的特点是水分、蛋白质、乳糖含量均较鲜乳低，脂肪含量高（80%以上），且主要以饱和脂肪酸为主，在室温下呈固体。其营养组成完全不同于其他乳制品，不属于膳食指南推荐的乳制品。

（三）加工对乳类营养价值的影响

乳制品的加工中最普遍的工艺是均质、杀菌和灭菌，有的产品甚至要经过加工前和加工后两次杀菌处理，还有的制品需要进行发酵处理或脱水处理等。合理加工对乳类蛋白质的影响不大，但其中的维生素会有不同程度的损失，如表4-8所示。

表4-8　　　　　　　　　　　不同加工处理后乳中部分维生素的损失　　　　　　　　单位：%

处理	维生素 B_1	维生素 B_6	维生素 B_{12}	叶酸	维生素 C
巴氏杀菌	< 10	0~8	< 10	< 10	10~25
超高温瞬时杀菌	0~20	< 10	5~20	5~20	5~30
煮沸	10~20	10	20	15	15~30
高压灭菌	20~50	20~50	20~100	30~50	30~100

资料来源：孙远明，《食品营养学》，2010。

知识链接：如何区分"含乳饮料"及乳制品

市场上与牛乳相关的饮品形形色色，光从名称上看有"×××酸奶""×××优酸乳"等，让人眼花缭乱。甚至有的标注"100%的纯酸奶"，使消费者把"乳酸菌饮料"当成酸乳购买，容易误导消费者。

根据中国乳制品工业协会组织制定的《乳制品企业生技术管理规则》中表述，乳饮料是以乳或乳制品为原料，加入水及适量辅料经配制或发酵而成的饮料制品，又称含乳饮料，或乳（奶）饮料、乳（奶）饮品。

含乳饮料是以三分之一以上的鲜乳或者乳制品（牛乳含量不超过50%）加水及一些食品添加剂等制成（一般经过调香或添加果汁、食用钙等物质）。因此，市场上的酸酸乳、甜牛乳等属于乳饮料。

第六节　其他食品的营养价值

一、食品营养强化

（一）食品营养强化、强化剂的定义

所谓食品的营养强化，是指在食品加工中，根据营养需要向食品中添加一种或多种营养素，或添加某些天然食物，提高食品营养价值的过程，有时也简称食品强化（food fortification）。这种经过强化处理的食品称为营养强化食品，所添加的营养素（包括天然的和人工合成的）称为食品强化剂，被强化的食品称为载体。

我国《食品安全法》对食品强化剂做出了明确的规定："食品营养强化剂是指为增强营养成分而加入食品中的天然的或人工合成的属于天然营养素范围的食品添加剂"，它不仅能提高

食品的营养质量，而且还可以提高食品的感官质量和改善其保藏性能。食品强化剂也是一种食品添加剂，但食品添加剂的作用主要是强化食品的感官性状，而食品强化剂的作用是强化食品的营养质量。

（二）食品营养强化剂的分类

营养强化剂分为必需氨基酸类（8 种必需氨基酸和牛磺酸等）、维生素类（维生素 A、维生素 D、维生素 E、维生素 C 和 B 族维生素）、矿物质类（钙、铁、锌、硒等）和其他营养素物质（低聚糖、盖生元、DHA 等）四大类。

（三）食品营养强化的目的

1. 弥补天然食品的营养缺陷

除母乳以外，自然界中没有一种天然食品能满足人体的各种营养素需要。例如，以米、面为主食的地区，除了可能有维生素缺乏外，还存在蛋白质质和量的不足，如赖氨酸等必需氨基酸的含量偏低，严重影响其营养价值。因此，有针对性地进行食品强化、增补天然食物缺少的营养素，可大大提高食品的营养价值，改善人们的营养和健康水平。

2. 补充食品在加工、储存及运输中营养素的损失

食品经过一系列的加工，可造成其中部分营养素的损失。例如在碾米和小麦磨粉时有多种维生素的损失，而且加工精度越高，损失越大，有的维生素损失高达 70% 以上。增补一些营养素可弥补这一损失。

3. 使某种食品达到特定目的的营养需要

如配方乳粉。为满足婴儿的需要，在牛乳的基础上，以人乳的营养素组成为目标，通过添加维生素、乳清蛋白、不饱和脂肪酸及乳糖等营养成分，使其组成成分在数量和质量上都接近母乳，成为适合婴儿喂养的"代乳食品"，还有如宇航食品和疾病患者用要素膳等。

4. 满足不同人群对营养素的特殊需要

对于不同年龄、性别、工作性质，以及处于不同生理、病理状况的人来说，他们所需的营养是不同的，对食品进行不同的营养强化可分别满足其需要。如常接触苯、汽油的人员，应在食品中强化维生素 C 和铁等。

5. 简化膳食处理，方便摄食

为了获得全面的营养需要，就要同时食用好多种类的食物，弥补单一食物的营养不足。因此，每日的食谱涉及的食物种类就要求比较广泛，膳食处理也就比较复杂。采用食品强化就可以克服这些复杂的膳食处理，即简化了膳食处理，又方便摄食。

（四）食品营养强化的基本要求

1. 有明确的针对性

食品营养强化的主要目的是弥补某些营养素的不足，以保证人们的营养平衡。所以，在进行食品强化前，必须对本国、本地人民的膳食结构和营养状况进行认真细致的调查研究，从中分析缺少哪种营养成分，从而确定需要强化的食品（即载体食品）与所需强化剂的数量和种类。

2. 符合营养学原理

人体对营养素的需求，不仅要求种类齐全，而且各种营养素之间应平衡，即数量之比适宜。对于强化剂的营养素还需要考虑其生物利用率，尽量选用那些易于被人体吸收和利用的强

化剂。

3. 符合国家的安全、卫生标准

食品营养强化的目的是保证营养平衡，促进身体健康。为达到这一目的，一方面要保证食品强化剂的卫生质量符合标准，另一方面要严格控制强化剂的用量，切忌滥用。

4. 易被机体吸收利用

食品强化应尽量选取那些营养素易于被机体吸收、利用的强化剂。例如，可用于钙强化的强化剂很多，有氯化钙、碳酸钙、硫酸钙、磷酸钙、磷酸二氢钙、柠檬酸钙、葡萄糖酸钙和乳酸钙等，其中人体对乳酸钙的吸收最好。

5. 稳定性高

许多食品营养强化剂遇光、热和氧等会引起分解、转化而遭到破坏。为减少这类损失，可通过改善强化工艺条件和贮藏方法，也可通过添加强化剂的稳定剂或提高强化剂的稳定性来实现。同时，考虑到营养素强化食品在加工、贮藏中的损失，进行营养强化食品生产时需提高营养强化剂的使用剂量。

6. 保持食品原有的色、香、味等感官性状

在强化食品时，要考虑强化剂对强化食品感官性状的影响，要根据强化剂的特性，选择好强化对象（载体食品），避免对食品的感官性状产生不利的影响。强化剂选用适当时，有的可提高食品的感官质量和商品价值。例如，用 β-胡萝卜素强化奶油、人造奶油、冰淇淋等，既有强化营养作用，又可作为着色剂改善色泽。

7. 经济合理，利于推广

为使营养强化食品经济上合理和便于推广，一方面要科学地选择载体食品，另一方面，必须选择大众都用得起、买得起的食品作为强化的对象，同时强化工艺应该成本低且技术简便。我国居民膳食指南中提倡减少食用的食品不宜作为强化的载体。

（五）常见的营养强化食品

目前，我国已基本确定将盐、面粉、食用油、酱油和儿童辅助食品作为食品营养强化战略的实施载体，维生素 A、维生素 B_1、维生素 B_2、叶酸、烟酸、铁、碘、锌、钙、硒等营养素为添加的主要强化剂。强化食品在我国有的以立法强制的方式推广，有的则被政府倡导食用。我国主要强化食品有以下几类。

1. 食盐（加碘盐）

我国是世界上碘缺乏病流行最严重的国家之一，而微量元素"碘"是机体所必需的生命元素之一。人体需要的碘主要来源于食物。由于食物链的作用，若土壤和饮用水中缺碘，即导致植物（包括粮食或蔬菜）及动物缺碘。人吃了含碘低的食物，造成碘摄入不足，引起甲状腺肿大。食盐是人们每天的必需品，也是主要的调味品，因此，食盐加碘是日常生活中最普遍、最有效的补碘方法。这是因为碘盐的价格相对便宜，每天食用 5~6g 盐其中所含的碘就可以满足人们日常的生理需要。

2. 面粉（强化面粉）

现在大部分人吃精粮比较多，导致存在于谷物表面的 B 族维生素摄入不足。营养强化面粉是在面粉中添加人体所需的微量元素，包括铁、钙、锌、维生素 B_1、维生素 B_2、叶酸、烟酸和一种建议配方维生素 A，故又称为"7+1 营养"强化面粉。在食用强化面粉的试点地区，人群的微量元素摄入量全面提高，营养性贫血状况明显好转，锌缺乏有所改善。近年来有些国家和地区还有增补赖氨酸和蛋氨酸等。

3. 大米（强化大米）

大米是我国老百姓的主食，中国人的营养来源有一半来自于大米。但随着老百姓生活条件的提高和大米加工的日益精细化，以及环境污染等因素，使得大米的营养成分大量流失，造成人们的营养不均衡。因此，在大米中添加一些营养素，可以让人们的营养更全面。长期食用"营养强化大米"可以有效提高维生素、钙、铁等易缺乏营养素的摄入量，对儿童健康发育和全民族身体素质的提高都有好处。

营养强化大米有两种：一种是将钙、铁、维生素等营养素喷到普通大米上面，经混合、干燥后制成；另一种是将优质大米碾碎，然后将维生素 B_1、B_2、叶酸、烟酸、铁、锌等 6 种营养素按一定配比与米粉混匀，再通过摸具压制恢复普通大米形状，最终的成品形、色、质等方面与普通大米近乎相同，将这种米粒以 4%~5% 的比例混匀在普通大米中，就是营养强化大米。

营养强化大米是国家公众营养改善项目重点倡导的产品，是按照标准加入人体必需营养素的营养强化食品，有利于预防或纠正人群中出现的营养素缺乏，也是解决营养失衡的重要途径。

大米是人类的主食之一，但大米中的营养素在加工过程的各个环节均有一定的损失，越是加工精白的大米，其营养素的损失越多。加上烹饪过程中的损失，使硫胺素、核黄素、锌等各种微量元素的含量甚微。目前，国际上采用假米粒法的"营养粒"，即是以淀粉类物质，特别是以大米粉为基础粉与营养素混合均匀后制成面团，通过干燥后制成营养米粒。营养米粒与成品米粒按一定比例混合生产即成为营养强化大米。这是目前国际上推行的一种最为理想的主食营养强化途径。

4. 酱油（铁强化酱油）

由于我国膳食中植物性食物占主要部分，铁的吸收率极低，因而缺铁性贫血是我国公众普遍存在的问题。针对目前我国大约有 3 亿人口存在缺铁性贫血和铁营养不良的现状，国家开始推广"酱油补铁"（因为酱油也是我国日常生活中普遍食用的调味品），主要针对人体缺铁性贫血以及其他因铁微量元素缺乏而造成的疾病，适用于儿童、孕妇及其他成年女性。目前已有多项调查表明，食用铁强化酱油后，铁营养水平已明显改善。有关部门在贵州地区进行了大规模的试验以后发现，当地缺铁性贫血的儿童比例由之前的 42% 减少到了 7%。

5. 食用油（强化食用油）

维生素 A 缺乏在我国主要是亚临床表现，特别是在我国的西部省区，维生素 A 缺乏较严重，如广西儿童维生素 A 缺乏比例高达 42%。植物油作为食物营养强化的载体之一，非常适合进行维生素 A 等脂溶性维生素的强化。维生素 A 强化食用油主要针对有偏食习惯的儿童。

6. 强化辅助食品

以乳粉为例，普通乳粉一般是鲜牛乳经过干燥工艺制成的粉末状乳制品，常见的有全脂淡乳粉、全脂加糖乳粉和脱脂乳粉等。配方乳粉是根据不同人群的营养需求，通过调整普通乳粉营养成分的比例，并强化所需的钙、铁、锌、硒等矿物质和维生素 A、维生素 D、维生素 E、维生素 C、B 族维生素等维生素，以及牛磺酸、低聚果糖等营养强化剂及功能因子等的乳粉。配方乳粉一般分为婴幼儿配方乳粉、功能性配方乳粉和营养强化乳粉三种。

（1）婴幼儿配方乳粉　婴幼儿配方乳粉是指以牛乳（羊乳）及其加工制品为主要原料，加入适量的维生素、矿物质和其他辅料加工而成，供婴幼儿（3 岁以内）食用的产品。婴幼儿配方乳粉是以母乳为标准，对牛乳进行全面改造，使其最大限度地接近母乳，符合婴儿消化吸收和营养需要，因此又称母乳化乳粉。该配方乳粉常被用来当作母乳的替代品，或是无法母乳哺育时使用，而非第一选择。

（2）功能性配方乳粉　功能性配方乳粉是指除具有一般乳粉固有的化学成分和营养作用外，还含有某些特殊营养物质或功能性成分，兼具一种或多种特定生理保健功能的乳制品。功能性配方乳粉是根据不同消费人群的营养需求特点而设计加工出来的产品，如中老年乳粉等。

（3）营养强化乳粉　营养强化乳粉包括强化钙乳粉、强化铁乳粉、强化锌乳粉等仅强化一种或几种营养强化剂的乳粉。

扩展阅读：选择适合自己的营养强化食品

目前，市售的营养强化食品以钙、锌、铁、维生素强化居多。面对这么多的营养强化食品，消费者该如何选择适合自己的营养强化食品呢？

补充人体微量元素虽然很重要，但过量补充反而会有害身体。如婴幼儿补锌太多可能降低机体抵抗力而感染其他疾病，成年补锌太多还易诱发冠心病、动脉硬化症等。健康的人其实对锌的需求量很低，一旦一种元素过多，就会占了别的元素的"座位"，引发新的营养不良。另外，补充集多种营养素（如矿物质）等于一体的强化食品时，有时反而难以起到理想的补充效果，所以不同的人群应根据自己的情况（如身体出现的一些症状）选择不同类型的营养强化食品。

偏食、素食的孩子最易缺铁和锌，所以在生活中要注意这两种微量元素的补充。

对于处于生长发育期的儿童和骨质流失比较严重的老年人来说，适当补充维生素 D 是非常必要的。

二、保健食品

（一）保健食品的概念

保健食品是指声称具有特定保健功能或者以补充维生素、矿物质为目的的食品。即适合特定人群食用，具有调节机体功能，不以治疗疾病为目的，并且对人体不产生任何急性、亚急性或者慢性危害的食品。保健食品在国外亦有健康食品、功能食品、膳食补充剂等称谓。

（二）保健食品的特点

1. 保健食品必须是食品

保健食品是食品的一个种类，应具有食品的属性，即无毒无害、有一定的营养价值并具有相应的色、香、味等感官性状。但保健食品不是普通的食品，保健食品与普通的食品的区别：保健食品既可以体现传统食品的属性，也可以是胶囊、片剂或口服液等形式，并且保健食品在食用量上有限制，不能替代正常膳食。

2. 保健食品应具有特定功能性

保健食品具有明确的、具体的、经过科学验证的、能够调节人体机能如免疫调节作用、延缓衰老功能、抗疲劳功能等的某一方面功能，这是保健食品区别普通食品的一个重要特征。

3. 保健食品适合特定人群食用

保健食品是针对亚健康人群设计的，不同功能的保健食品对应的是不同特征的亚健康人群，这是保健食品与普通食品的另一个重要区别。如减肥的保健食品只适用于肥胖的人群，抗衰老的保健食品只适用于中老年人食用。

4. 保健食品不是药品

保健食品是以调节机体功能为主要目的，不能直接用于治疗疾病，它是人体机制调节剂、营养补充剂，对人体不产生任何急性、亚急性或慢性危害，可以长期服用。而药品是直接用于治疗疾病，允许有一定副作用且多数不能长期服用。此外，保健食品为经口摄入，而药品则可通过注射、皮肤及口服等多种途径给药。

（三）保健食品必须符合下列要求

为加强保健食品的监督管理，保证保健食品质量，我国《保健食品管理办法》对我国境内申请及进口保健食品的注册及生产经营作出了详细而明确的规定。保健食品必须符合下列要求：①经必要的动物和（或）人群功能试验，证明其具有明确、稳定的保健作用。②各种原料及其产品必须符合食品卫生要求，对人体不产生任何急性、亚急性或慢性危害。③配方的组成及用量必须具有科学依据，具有明确的功效成分。如在现有技术条件下不能明确功效成分，应确定与保健功能有关的主要原料名称。④标签、说明书及广告不得宣传疗效作用。

（四）保健食品的标志

保健食品的标志为"蓝帽子"标志（图4-2），是我国保健食品专用标志，为天蓝色，呈帽形，业界俗称"蓝帽子"，也称"小蓝帽"。"蓝帽子"产品是由国家食品药品监督管理局批准的保健食品。标志下方会标注出该保健食品的批文批号，或者是"国食健字【年号】××××号"，或者是"卫食健字【年号】××××号"。

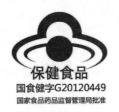

图4-2　保健食品标志

（五）保健食品的功效成分

功效成分是指在保健食品中能通过激活酶的活性或其他途径，调节人体功能的物质，目前保健食品的功效成分主要包括多糖类、功能性甜味料（剂）、功能性油脂（脂肪酸）类、自由基清除剂类、维生素类、肽与蛋白质类、活性菌类、微量元素类、其他类等。

（六）保健食品的功能

国家食品药品监督管理总局关于保健食品的申报功能（2016）为：保健食品的申报功能：增强免疫调节功能、提高缺氧耐受力功能、增加骨密度功能、辅助降血脂功能、辅助降血糖功能、辅助降血压功能、辅助改善记忆功能、缓解视疲劳功能、缓解体力疲劳功能、促进排铅功能、促进消化功能、促进泌乳功能、改善生长发育功能、改善睡眠功能、改善营养性贫血功能、改善皮肤水分功能、改善皮肤油质分泌功能、对辐射危害有辅助保护功能、对胃黏膜损伤有辅助保护功能、对化学性肝损伤有辅助保护功能、减肥功能、抗氧化功能、清咽功能、通便功能、祛痤疮功能、祛黄褐斑功能、调节肠道菌群功能。

（七）保健食品的使用原则

随着人民生活水平的逐渐提高，对健康的要求也随之提高，花钱买健康已为很多人所接收，保健食品越来越受到人们的重视。为了有效地发挥保健食品的作用，在使用保健食品时，应遵守以下几项原则。

1. 饮食为主的原则

正常情况下，人们应该按照平衡膳食的理论，科学地安排自己的日常饮食，这是维持人体良好营养水平和健康状态的基础。能做到这一点的话，大多数人不需要食用保健食品。当受环境、饮食习惯、机体状态和某些条件的限制时，如出现营养不足、营养过剩、代谢异常，摄入保健食品才能起到一定的作用。

2. 有的放矢的原则

保健食品是针对某些特殊人群而采取的保健措施。因此，一定要有的放矢。如一些防止动脉粥样硬化、消除自由基的保健食品，对中老年人具有积极作用，而对儿童来说则毫无意义。

3. 预防为主的原则

保健食品是针对某些营养问题、亚健康问题所采取的措施，更多的情况下是为预防某些疾病发生所采取的对策，因此不能起到治疗作用，更不能作为药物使用。

4. 区别药物的原则

保健食品含有的某些成分参与人体的正常代谢，维持人体的正常生理功能，对人体的健康有促进作用。有些患者服用保健食品可以作为对疾病的辅助治疗措施，但绝不能用保健食品来代替药物治疗疾病。

5. 专家指导的原则

保健食品的使用尽管与药物不同，但也需要专业人员进行指导。应根据使用者的生理状况、病理特点及经济条件，选择相应的保健食品，并对使用种类、剂量、时间等进行指导，在使用过程中最好适时地对其发挥的作用进行监测。盲目地滥用保健食品，不会给人带来任何好处，甚至会损害健康。

6. 经济允许的原则

保健食品一般价格比较昂贵，对一些收入较低的人群来说，应该考虑经济承受能力，不能一概地追求高消费，应根据自己的条件选择合适的保健食品，或者用简单的食品来替代复杂的保健食品。

7. 长期服用的原则

保健食品的食用效果是很难在短时间内直接看到的，只有长期坚持服用保健食品才能有保护作用，尤其是用于预防动脉粥样硬化或抗衰老的保健食品更是如此。

三、方 便 食 品

方便食品（convenience food）在国外称为快速食品（instant food）或快餐食品（quick serve-meal）、备餐食品（ready to eat food）等。所谓的方便食品是指以食品加工和经营代替全部或部分传统的厨房操作（如洗、切、烹调等）的食品，特别是能缩短厨房操作时间、节省精力的食品。

方便食品因"方便"颇受消费者的欢迎。方便食品的出现，同时也反映了人们在繁忙的社会活动后为了减轻家务劳动的一种新的生活需求。

（一）方便食品的分类

方便食品种类繁多，其分类方法也很多。通常可以根据食用和供应方式、原料和用途、加工工艺及包装容器等来分类。

1. 按食用和供应方式分类

（1）即食食品　是指经过加工，部分或完全制作好的，只要稍加处理或不作处理即可食用的食品。即食食品通常主料比较单一，并未考虑合理的膳食搭配。

（2）快餐食品　是指商业网点出售的，由几种食品组合而成的，做正餐食用的方便食品。这类食品通常由谷物、蛋白质类食物、蔬菜和饮料组成，营养搭配合理。特点是从点菜到就餐时间很短，可在快餐厅就餐，也可包装后带走。

2. 按原料和用途分类

（1）方便主食　包括方便面、方便米饭、方便米粉、包装速煮米、方便粥、速溶粉类等。

（2）方便副食　包括各种汤料和菜肴。

（3）方便调味品　有粉状和液体状，如方便咖喱、粉末酱油、调味汁等。

（4）方便小食品　是指做零食或下酒的各种小食品，如油炸锅巴、香酥片、小米薄酥脆等。

（5）其他方便食品　是指除上述四种以外的方便食品，如果汁、饮料等。

（二）方便食品的特点

1. 食用简便，携带方便

方便食品都有规范的包装，便于携带；进餐时加工简单，只需要加水、解冻或稍微加热即可食用，省时省力。

2. 营养丰富，卫生安全

方便食品在加工中经过合理的配料和食物搭配，并经过严格的卫生检验、灭菌和包装，因此营养较丰富，安全可靠。

3. 成本低，价格便宜

方便食品采用大规模的工业化集中生产，能充分利用食物资源，实现综合利用，因此大大降低了生产成本和销售价格。

值得注意的是，方便食品存在高油脂、高盐现象，并且为了利于加工和提高食品的感官性状，往往加入多种食品添加剂，长期食用对人体有一定的害处。

方便食品种类繁多，一般均为简单处理或直接食用的食品，因此每一种方便食品从感官指标、理化指标到微生物指标都应该符合相应食品安全国家标准及相关要求、规范。

四、纯热能食品

纯热能食品即指除能量外，几乎不提供其他营养素的食品。这类食品有精制糖、食用油脂、淀粉、白酒及含有酒精和蔗糖的饮料等。植物油还可以提供维生素 E 和必需脂肪酸，但其他营养素的含量极少。尽管如此，由于这类食物能增进食物的美味，给人以享受，所以在日常膳食中仍占有一定的位置。

（一）精制糖

人们日常生活中常吃的糖有白糖、红糖、冰糖、水果糖等，这些都是从甘蔗或甜菜中提炼出来的，统称为蔗糖，是一种纯热能食物，除糖外，它几乎不含其他任何营养成分。1g 糖在体内可产生 4kcal 热量，所以吃多了，在体内转化为脂肪蓄存起来，使人发胖，增加高血糖、血脂等慢性病发生的危险；同时，吃糖多使人减少食量，影响其他营养素的摄入。

（二）食用油脂

食用油脂是指植物性的油和动物性的脂。它们分别从植物果实部分和动物的脂肪组织中提取供人们食用。动、植物油脂的主要成分是脂肪。1g 脂肪在体内可产生 9kcal 热量，所以是高能量的食物。与其他纯热能食品不同的是，食用油脂还能提供给人体必需的脂肪酸、胆固醇和维生素 E。

食用油脂是人们膳食中的重要组成成分之一，但是摄入过多，易产生肥胖、血脂异常等。我国居民平衡膳食宝塔建议每人每天油脂摄入量为 25g，相当于 1 勺油。

（三）淀粉

淀粉可由玉米、甘薯、野生橡子和葛根等含淀粉的物质中提取而得，可以看作是葡萄糖的高聚体，是由数百个葡萄糖分子缩合而成，水解后能生成葡萄糖。淀粉属于多糖类，除此，不含其他营养成分。

淀粉除食用外，工业上用于制糊精、麦芽糖、葡萄糖、酒精等，也用于调制印花浆、纺织品的上浆、纸张的上胶、药物片剂的压制等。

（四）白酒

白酒是以粮食为主要原料，用大曲、小曲或麸曲及酒母等为糖化发酵剂，经蒸煮、糖化、发酵、蒸馏而制成的。主要成分是乙醇和水，60°白酒乙醇含量为 60%（体积比），其余约 40%为水和微量风味成分。乙醇的含量越高，酒性越强，对人体的毒害也越大。

白酒，特别是高酒精度白酒是纯热能食物之一。白酒主要成分是乙醇，几乎不含任何营养素。乙醇在体内可分解产生能量。过量饮酒，对人体可产生一定的毒害。如过量饮酒会损伤肝细胞，干扰肝脏的正常代谢，进而可致酒精性肝炎及肝硬化。过量饮酒还影响脂肪代谢，减慢脂肪酸氧化，有利于膳食脂质的贮存，肝脏脂肪合成增多，使血清中甘油三酯含量增高。此外，长期过量饮酒会增加高血压、脑卒中风险。酗酒还可引发暴力事故等，对个人健康及社会治安都有危害。因此，建议人们对于白酒应适量饮用或不饮，喝酒时尽量少劝酒。

第七节　无公害农产品、绿色食品、有机食品

随着工业化、现代化的迅速发展，在农业及农副产品的生产中，化肥、农药及各种现代技术得到了大量应用，有力地促进了农业的增产和丰收，但同时也出现了一系列环境污染和食品安全问题，严重地威胁着人类健康。随着对餐桌安全的重视，食用安全无污染、高品质的食品已成为众多消费者的共识和追求，因此，无公害农产品、绿色食品和有机食品应运而生。

一、无公害农产品

（一）无公害农产品的定义

所谓无公害食品（non-environmental pollution food），是指产地环境、生产过程、产品质量

符合国家有关标准和规范的要求，经认证合格获得认证证书并允许使用无公害农产品标志的未经加工或初加工的食用农产品。

无公害农产品生产过程中允许限量、限品种、限时间地使用人工合成的安全的化学农药、兽药、肥料、饲料添加剂等。从保证消费者安全的角度，无公害食品应该作为对农产品安全质量的基本要求，或者说，普通食品都应达到这一要求。

（二）无公害农产品的标志

无公害农产品标志由麦穗、对钩和无公害农产品字样组成，麦穗代表农产品，对钩表示合格，绿色象征环保和安全。无公害农产品由农业部门认证，其标志的使用期限为3年。

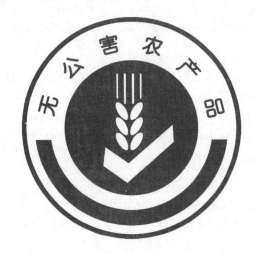

图4-3　无公害农产品标志

二、绿 色 食 品

（一）绿色食品的定义

绿色食品（green food）是遵循可持续发展原则、按照特定生产方式生产、经专门机构认定、许可使用绿色食品标志的无污染的安全、优质、营养类食品。绿色食品比一般食品更强调"无污染"或"无公害"的安全卫生特征，具备"安全"和"营养"的双重质量保证。

我国的绿色食品标准分为两个技术等级，即AA级绿色食品和A级绿色食品。其中A级绿色食品生产中允许限量使用化学合成生产资料，AA级绿色食品则较为严格地要求在生产过程中不使用化学合成的肥料、农药、兽药、饲料添加剂、食品添加剂和其他有害于环境和健康的物质，而是通过使用有机肥、种植绿肥、作物轮作、生物或物理方法等技术，培肥土壤、控制病虫草害、保护或提高产品品质，从而保证产品质量符合绿色食品产品标准要求。按照原农业部发布的行业标准，AA级绿色食品等同于有机食品。

（二）绿色食品的标志

绿色食品的标志由特定的图形来表示（图4-4）。绿色食品标志图形由三部分构成：上方的太阳、下方的叶片和中间的蓓蕾，象征自然生态。标志图形为正圆形，意为保护、安全。颜色为绿色，象征着生命、农业、环保。AA级绿色食品标志与字体为绿色，底色为白色；A级绿色食品标志与字体为白色，底色为绿色（图4-4）。绿色食品标志的使用期限为3年。

A级绿色食品标志（左）；
AA级绿色食品标志（右）

图4-4　绿色食品标志

三、有机食品

（一）有机食品的定义

有机食品（organic food）是有机农业的产物，在国外也称作生态或生物食品。根据国际有机农业组织的定义，有机食品是指来自有机农业生产体系，根据国际有机农业生产要求和相应的标准生产加工的并通过独立的有机食品认证机构认证的一切农副产品，包括粮食、蔬菜、水果、乳制品、禽畜产品、水产品、调料等。我国的 AA 级绿色食品在标准上等效采用有机农业运作的有机食品标准。有机食品比绿色食品更高一个档次。

有机食品是一类源于自然、富有营养、高品质、无污染的环保型安全食品。

（二）有机食品的标志

有机食品标志的主要图案由三部分组成，既外围的圆形、中间的种子、图形及其周围的环形线条，分别象征着和谐、安全，昭示出有机食品就如同刚刚萌发的种子，正在中国大地上茁壮成长（图4-5）。

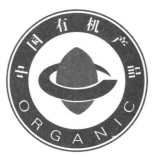

图4-5　有机产品标志

（三）无公害农产品、绿色食品及有机食品的区别

无公害农产品、绿色食品、有机食品都是安全食品，安全是这三类食品突出的共性，它们在种植、收获、加工生产、贮藏及运输过程中都采用了无污染的工艺技术，实现了从土地到餐桌的全程质量控制。有机食品与其他食品的区别主要有三个方面，如下。

1. 生产加工过程

有机食品在生产加工过程中绝对禁止使用农药、化肥、激素等人工合成物质，并且不允许使用基因工程技术；其他食品则允许有限使用这些物质，并且不禁止使用基因工程技术。

2. 土地生产转型

有机食品在土地生产转型方面有严格规定。考虑到某些物质在环境中会残留相当长一段时间，土地从生产其他食品到生产有机食品和无公害农产品需要两到三年的转换期，而生产绿色食品和无公害食品则没有土地转换期的要求。

3. 产量

有机食品在产量上进行严格控制，要求定地块、定产量，生产其他食品没有如此严格的要求。

四、 转基因食品

转基因食品（genetically modified food，GMF）系指以利用转基因技术使基因组构成发生改变的生物直接生产的食品或为原料加工制成的食品。20多年来，在世界范围内，用来生产转基因食品的许多转基因作物早已被大面积种植并实现商品化，主要有大豆、玉米、油菜、木瓜等，应用转基因技术也获得了诸如牛、羊、猪、淡水鱼等转基因动物。

转基因食品分为三大类：①转基因动植物、微生物产品，如转基因大豆、转基因玉米；②转基因动植物、微生物直接加工品，如由转基因大豆制取的豆油；③以转基因动植物、微生物或以其直接加工品为原料生产的食品和食品添加剂，如用转基因大豆油加工的食品。

转基因技术是生产转基因食品的核心技术，利用转基因技术可以有目的地实现动物、植物和微生物等物种之间的 DNA 重组和转移，使现有物种的性状在短时间内趋于完善，或为其创造出新的生物特征。简而言之，转基因技术是指将人工分离和修饰过的基因导入生物体基因组并使之定向表达，进而引起生物体性状变化的一系列手段。

生产转基因食品的目的是使食品性状更好、营养价值更高、提高消费品质。但是鉴于转基因食品的特殊性，还应从独特的角度加以审视和理解。

🔍 思考与练习

1. 谷类食物在膳食中有何重要意义？
2. 如何去除大豆中抗营养物质植酸？
3. 畜肉、禽肉、鱼类、蛋类、乳类的营养价值有何异同？
4. 蔬菜和水果营养价值有哪些相同之处？水果为什么不可以替代膳食中的蔬菜？
5. 何为保健食品、营养强化食品、纯热能食物？它们有哪些特点？
6. 牛乳与羊乳有什么区别？患乳糖不耐症的人可以选择羊乳吗？
7. 哪些因素会影响食物的营养价值？请举例说明。
8. 何为无公害农产品、绿色食品、有机食品？它们的区别主要是什么？

第五章

食物中的生物活性物质

了解食物中生物活性物质的种类及生物学活性，并能运用到实际生活中。

第一节　生物活性物质概述

食物中除了含有多种营养素外，还含有其他许多对人体有益的物质。这类物质不是维持机体生长发育所必需的营养素，但在维护人体健康、调节生理功能和预防疾病方面发挥着重要的作用。

食物中的生物活性物质（bioactive substance）是植物代谢过程中产生的多种中间或末端低分子质量次级代谢产物，这些产物除个别是维生素的前体物外，其余均为非传统营养素成分。关于这些非传统营养素成分，过去曾较多地称这类物质为非营养素生物活性成分，但又知这些活性物质存在于天然食物中，且多存在于植物性食物中，故又称为"植物化学物质"（phytochemicals）。

食物中的这些生物活性物质不仅参与健康的调节和慢性病的防治，还为食物带来了不同风味和颜色，因而这类活性成分已成为现代营养学的一个重要研究内容和热点问题。食物中的生物活性成分的特点：表现出有害（如抗营养、有毒作用）和有益（如保护健康作用：抗癌、抗氧化、调节免疫、降胆固醇等）双重作用。正常摄食条件下，一般食品中绝大多数天然成分对机体都是无害的。

一、　生物活性物质的种类及来源

迄今为止，天然存在的包括主要来自动物性食物和植物性食物的生物活性物质种类繁多，估计有 6 万~10 万种。目前比较关注的有下列种类。

（一）类胡萝卜素

类胡萝卜素（carotenoids）是广泛存在于植物（主要存在于水果和新鲜蔬菜）中的一类黄

色、橙色或红色的脂溶性色素。在自然界存在的 700 多种天然类胡萝卜素中，对人体营养有意义的有 40~50 种。主要的类胡萝卜素包括 α-胡萝卜素、β-胡萝卜素（黄橙色蔬菜和水果）、γ-胡萝卜素、叶黄素（深绿色蔬菜）、玉米黄素、β-隐黄素（橙色水果）、番茄红素（番茄）等。

（二）植物甾醇

植物甾醇（phytosterols）是一类主要存在于各种植物的油、坚果、种子中的植物性甾体化合物，包括 β-谷甾醇、菜油甾醇、豆甾醇和相应的烷醇。从化学结构来看，植物甾醇与胆固醇的区别是前者增加了一个侧链，但在人体能吸收的只占 5% 左右。

（三）皂苷

皂苷（saponins）又名皂素，是一类具有苦味的化合物，根据其化学结构的不同分为甾体皂苷和三萜皂苷两大类。目前已研究了 200 余种天然皂苷，较常见的有大豆皂苷、人参皂苷、三七皂苷、绞股蓝皂苷等。在豆科植物中皂苷特别丰富。由于皂苷具有溶血的特性，以前一直被认为是对健康有害的，但是人群试验却未能证实其危害。

（四）芥子油苷

芥子油苷（glucosinolates）又名硫代葡萄糖苷，或简称硫苷，是一类广泛存在于所有十字花科植物中的重要次级代谢物，它们的降解产物具有典型的芥末、辣根和花椰菜的味道。加工处理可破坏植物中的芥子油苷。如当加热白菜时，其中的芥子油苷含量可减少 30%~60%。

植物组织的机械性损伤可将此一种特殊酶（即葡萄糖硫苷酶，又称黑芥子酶）释放出来，将芥子油苷水解成具有活性的物质，即异硫氰酸盐（isothiocyanates）、硫氰酸盐（thiocyanates）和腈等产物，如图 5-1 所示。

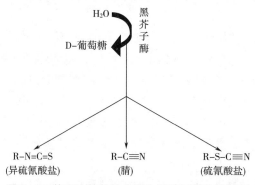

图 5-1　芥子油苷前体水解为异硫氰酸盐的过程

资料来源：孙长颢，《营养与食品卫生学》，2007。

芥子油苷存在于十字花科蔬菜（花椰菜、甘蓝、包心菜、白菜、芥菜、小萝卜、辣根等）中。

（五）多酚

多酚（polyphenols）是所有酚类衍生物的总称，主要为酚酸（羟基肉桂酸）和黄酮类化合物。黄酮类化合物又称生物类黄酮或类黄酮，是广泛存在于植物界（整粒谷物和蔬菜、水果的外层）的一大类化合物。目前已知的黄酮类化合物已达数千种，比较关注的黄酮类有槲皮素、芦丁、儿茶素、染料木素、银杏黄酮、花青素等。其中最常见的黄酮类化合物是槲皮素（也称栎精），为植物界分布最广、最多的黄酮类化合物。

黄酮类化合物在植物中的含量随植物种类的不同而异，绿叶蔬菜中类黄酮的含量还随着蔬菜的成熟中而增高。一般叶菜类黄酮类化合物的含量多于根茎类；户外大地蔬菜中类黄酮的含量明显高于大棚蔬菜中的含量。

（六）蛋白酶抑制剂

植物蛋白酶抑制剂（protease inhibitors）分为蛋白类和天然小分子类蛋白酶抑制剂，通过抑制各种蛋白酶的活性和功能而发挥作用。

蛋白酶抑制剂存在于所有植物中，特别是豆类、谷类等的种子中含量更高。

（七）单萜类

萜类化合物（terpenes）是以异戊二烯为结构单位的一大类化合物，可分为单萜、单环单萜、双环单萜和环烯醚萜。

萜类化合物广泛存在于植物中，调料类植物中含有典型的食物单萜类，如薄荷醇、香芹酮、柠檬油精等。

（八）植物雌激素

植物雌激素（phytoestrogens）是一类来源于植物、具有类似于雌激素结构和功能的天然化合物。植物雌激素的结构与雌激素相似（但其活性低于雌激素），故可与雌激素受体结合发挥类雌激素或抗雌激素效应，在哺乳动物体内产生双向调节。

植物雌激素主要属于多酚类化合物，按其结构可分为异黄酮类（主要在豆科植物中）、木酚素类（油籽、谷物、蔬菜、茶叶中）、香豆素类和芪类等。

（九）有机硫化物

有机硫化合物（sulphides）是主要存在于百合科葱属植物中的一系列具有生物活性的含硫化合物的总称，包括异硫氰酸盐、丙烯基硫化合物、辛硫酸、二甲基砜及牛磺酸等。

大蒜和洋葱及其他球根状植物中的硫化物最为丰富。以大蒜为例，当大蒜的结构受损时，大蒜中的蒜氨酸在蒜氨酸酶的作用下形成大蒜素（allicin），大蒜素在室温下极易转化成二丙烯基一硫、二硫、三硫化物等（图5-2），发挥其生物学作用。

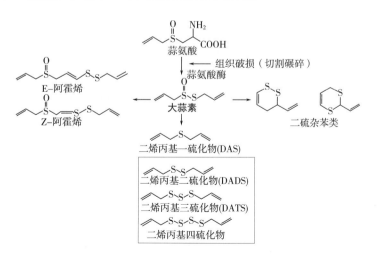

图5-2 大蒜素的降解过程

资料来源：孙长颢，《营养与食品卫生学》，2013。

（十）植酸

植酸（phytic acid）又名肌醇六磷酸酯（inositol hexaphosphate，IP6），是一种广泛存在于植物体中，含有六分子磷酸的肌醇酯。

植酸主要存在于种子胚层和谷皮中，在谷类和豆类中含量可达1%~6%。

（十一）其他动物性来源的生物活性物质

辅酶Q（coenzyme Q，CoQ）又称泛醌，是脂溶性醌类化合物，自然界中分布广泛。主要存在于动物的心、肝、肾细胞及酵母、植物叶片、种子等中。

硫辛酸（lipoic acid，LA）又称α-硫辛酸，是一种天然的二硫化合物，主要来源于肉类和动物内脏（心、肾、肝），水果和蔬菜也能提供少量。

褪黑素（melatonin）又称黑素细胞凝集素，是一种主要由哺乳动物和人类松果体产生的胺类激素，人体摄入含褪黑素的食物后，褪黑素被吸收并溶入人体内的褪黑素而发挥作用。褪黑素在自然界分布广泛，动物性食物是褪黑素的良好来源，植物性食物如玉米、百合、苹果和萝卜等也含有褪黑素。

二、 生物活性物质的生物学作用

（一）抗癌作用

各种癌症类型中有1/3与营养因素有关。蔬菜和水果中所富含的生物活性物质多有防止人类癌症发生的潜在作用。有报道表明，蔬菜和水果中的约30种生物活性物质可能降低人类癌症发病率，如芥子油苷、多酚、单萜类、硫化物、植物雌激素等。

新鲜的蔬菜和水果沙拉可明显降低癌症发生的风险，对胃肠道、肺、口腔和喉的上皮肿瘤证据最为充分。为此，欧洲一些国家坚持推荐食用蔬菜、水果和富含纤维的谷类食品，结果明显降低了胃癌的发生率。另外，"广岛现象"（日本遭受原子弹辐射后，幸存的有三种人，即茶农、茶商和嗜茶者）。足以说明多酚类的抗肿瘤作用。鉴于植物性食物具有潜在的预防癌症的生物活性，欧洲的这些国家的食品法典委员会推荐将蔬菜和水果的每日消费量增加5倍。

（二）抗氧化作用

癌症和心血管疾病的发病机制与过量反应性氧分子及自由基的存在有关。现已发现如类胡萝卜素、多酚、植物雌激素、蛋白酶抑制剂和硫化物等植物化学物对反应性氧分子和氧自由基损伤具有更有效的保护作用，如可清除各种自由基，保持氧化还原系统与游离自由基之间的平衡，从而保护生物膜及其他蛋白质免受损伤。在植物性食物的所有抗氧化物中，多酚类无论在含量上还是在自由基清除能力上都是最高的。如红葡萄酒中的多酚提取物以及黄酮醇（槲皮素）在离体实验条件下与等量具有抗氧化作用的维生素相比，可更有效地保护低密度脂蛋白胆固醇不被氧化。某些类胡萝卜素，如番茄红素与β-胡萝卜素相比，对单线态氧和氧自由基损伤更具有保护作用。饮茶可明显降低抽烟者的DNA氧化性损伤，这一效应与茶叶中富含的多酚类物质有关。

（三）免疫调节作用

免疫系统主要具有抵御病原体的作用，同时也涉及在癌症及心血管疾病病理过程中的保护作用。关于生物活性物质的免疫调节作用，研究较多的是类胡萝卜素对免疫系统刺激作用的动物实验和干预性研究，其结果均表明类胡萝卜素对免疫功能有调节作用。皂苷、硫化物和植酸具有增强免疫功能的作用。部分黄酮类化合物具有免疫抑制作用。

（四）抗微生物作用

以往的研究早已证实球根状植物中的硫化物具有抗微生物作用，如大蒜中的硫化物，具有很强的抗微生物作用。芥子油苷的代谢物异硫氰酸盐和硫氰酸盐、多酚、单萜类等同样具有抗微生物活性。

（五）降胆固醇作用

动物实验和临床研究均发现，以皂苷、植物甾醇、硫化物和生育三烯酚为代表的植物化学物具有降低血胆固醇水平的作用。其机制可能与抑制胆酸吸收、促进胆酸排泄、减少胆固醇在肠外的吸收有关。

（六）其他

生物活性物质所具有的其他促进健康的作用还包括调节血压、血糖、血小板和血凝以及抑制炎症等作用。

常见生物活性物质的主要作用见表5-1。

表5-1　　　　　　　　　　　　　　常见生物活性物质的主要作用

生物活性物质	生物学作用									
	A	B	C	D	E	F	G	H	I	J
类胡萝卜素	○		○		○			○		
植物甾醇	○							○		
皂苷	○	○			○			○		
芥子油苷	○	○						○		
多酚	○	○	○	○	○	○	○		○	
蛋白酶抑制剂	○		○							
单萜类	○	○								
植物雌激素	○	○								
硫化物	○	○	○	○	○	○	○	○		○
植酸	○		○		○			○		

注：A—抗癌作用；B—抗微生物作用；C—抗氧化作用；D—抗血栓作用；E—免疫调节作用；F—抑制炎症作用；G—影响血压作用；H—降胆固醇作用；I—调节血糖作用；J—促进消化作用

资料来源：孙长颢，《营养与食品卫生学》，2007。

食物中成分复杂，根据目前现有的知识，很难区分蔬菜和水果中的每一种成分（如必需营养素、膳食纤维、生物活性物质）在降低疾病危险性方面的作用。但根据植物化学物的现有知识，可认为植物性食物中的非营养性膳食成分（生物活性物质）具有有益健康的作用。生物活性物质与维生素、矿物质、微量元素和膳食纤维一样，都是蔬菜和水果中发挥抗癌和抗心血管疾病作用的重要成分。

第二节　常见食物中的生物活性物质及生物学作用

一、大　蒜

大蒜为百合科植物蒜的地下鳞茎，又称蒜、蒜头、独蒜、胡蒜。大蒜不仅是一种调味品，也是上好的营养品，更是常用的中药之一。有研究显示，大蒜的营养价值甚至超过了人参。故有"大蒜上市，药店关门"的说法。经常吃大蒜既可佐餐调味，增加营养，又能防治多种疾病。

（一）大蒜中的生物活性物质

大蒜中的生物活性物质为有机硫化物。现代生物化学研究证明，大蒜中含硫化合物多达30余种，其中主要为蒜氨酸和γ-谷氨酰-S-烯丙基半胱氨酸。蒜氨酸是存在于完整大蒜中的一种重要的有机硫化物，组织破损后生成大蒜素，后转化为烯丙基硫化物，如二烯丙基一硫化物、二烯丙基二硫化物（生物活性最强）和二烯丙基三硫化物等，其转化见图5-2。大蒜90%以上的活性物质都源于有机硫化物。

（二）生物学作用

1. 抗微生物作用

大蒜是天然的植物广谱抗菌素，大蒜素对多种革兰阴性菌和阳性菌有抑制或杀灭作用，其效果与抗生素相当。二烯丙基硫化物（3种）通过破坏细胞壁结构来抑制细菌的生长。

2. 抗氧化作用

自由基是一种氧化剂，对生物膜具有多种损伤作用。线粒体DNA的组成结构特殊，易受自由基的攻击。大蒜素和二烯丙基硫化物均有较强的抗氧化活性。大蒜及其水溶性提取物对羟自由基、超氧阴离子自由基等活性氧有较强的清除能力，并能抑制低密度脂蛋白氧化和脂质过氧化物的形成，从而阻止体内的氧化反应和自由基的产生。此外，大蒜素对四氯化碳诱发大鼠肝损伤有保护效应，还可升高其大鼠体内的抗氧化水平。大蒜提取物可影响正常人皮肤纤维细胞的生长，说明大蒜提取物能延长正常细胞的寿命，具有延缓衰老的作用。

3. 抗肿瘤作用

大蒜中的有机硫化物对肿瘤有较强的抑制作用。流行病学研究证实，富含大蒜的膳食可降低多种癌症的患病风险。大蒜中的二烯丙基一硫化物能抑制致突变剂对食管、胃、肠黏膜上皮细胞的损伤，抑制肿瘤的进展，且对多种肿瘤具明显抑制作用。鲜蒜泥和蒜油均可抑制黄曲霉毒素 B_1 诱导的肿瘤发生并延长肿瘤生长的潜伏期。此外，大蒜能抑制胃液中硝酸盐还原为亚硝酸盐，从而阻断亚硝胺的合成。食用生大蒜后肿瘤患者唾液酸（SA：sialic acid，是一种有效的肿瘤标志物）的含量明显下降，表明长期食用大蒜有防癌作用。实验证实，蒜叶、蒜瓣、蒜油、鲜蒜汁、蒜泥、蒜片及蒜粉等均有抗癌效果。

4. 调节脂代谢

大蒜硫化物可显著降低高脂饲料喂养小鼠血中胆固醇、甘油三酯、低密度脂蛋白的水平，升高高密度脂蛋白水平。流行病学研究结果显示，在每人平均每日吃生蒜20g的地区，其人群因心脑血管疾病死亡的发生率明显低于无食用生蒜习惯的地区。还有研究发现，大蒜中的精油具有抑制血小板凝聚的作用，达到预防血栓形成的效果。临床研究结果显示，受试者每日食用生蒜50g，连服6天后血清总胆醇、甘油三酯及低密度脂蛋白胆固醇的含量均明显低于试验前的含量。此外，经常食用生蒜的高血压患者，也有益于血压降低。大蒜硫化物一方面通过抑制肠道胆固醇的吸收、促进胆固醇转化为胆汁酸、加快胆固醇排泄来降低血中胆固醇水平；另一方面还可减少低密度脂蛋白的氧化，减轻血管壁的胆固醇沉积和动脉粥样硬化斑块的形成。

5. 调节免疫作用

大蒜硫化物对细胞免疫有一定的保护作用。动物实验显示，大蒜能够提高免疫功能低下小鼠的淋巴细胞转化率，促进血清溶血素的形成，提高碳廓清指数及对抗由环磷酰胺所致的胸腺、脾萎缩，说明大蒜对免疫功能低下的小鼠具有提高细胞免疫、体液免疫、非特异性免疫功能等作用。大蒜硫化物也可提高人体的细胞免疫功能，对艾滋病的防治有一定效果。我国援外医疗队在乌干达用大蒜辅助治疗艾滋病患者，大部分患者的症状出现了明显好转。

大蒜硫化物还具有抗突变、保护肝脏、降低血糖、降血压等作用。

扩展阅读：大蒜怎样吃效果最好？

大蒜是常见的调味料，在各种美味佳肴中大显身手。同时，大蒜因为营养丰富，富含硒、铁等微量元素以及有机硫化物，因而也显示出了不同功效。

首先，为了保证大蒜的保健功能，最好遵循"吃生不吃熟，吃碎不吃整"的原则，用生蒜拌凉菜、调制蒜泥等都是很健康的吃法。因大蒜中含有的大蒜素是一种具有多种生物活性的物质，但大蒜素并非在大蒜中天然存在，通常在一颗完整的大蒜中并没有大蒜素，但是一旦它被碾碎或者被切开后，放10~15min，细胞内所含的蒜氨酸与蒜氨酸酶成分跟空气接触后氧化才会产生具有保健作用的大蒜素。因此，生大蒜最好捣碎成泥吃，并且要先放10~15min后再吃，这样有利于大蒜素的生成。现代医学研究证明，大蒜素有调节血糖、保护心血管、抗高血脂和动脉硬化、抗血小板凝集等作用。营养学家发现，大蒜提取液有抗肿瘤的作用。流行病学调查也显示，食用生大蒜的人群胃癌发病率非常低，原因是大蒜能显著降低胃中亚硝酸盐含量，减少亚硝酸胺合成的可能，因而起到了防癌效果。

虽然熟吃大蒜的抗菌效果较差一些（因大蒜素不耐高热，煮熟后大蒜素成分被破坏），但是也具有一定的养生保健功效，通过获得其所富含的硒、锌等微量元素以及维生素等营养成分，可以起到其他一些养生保健作用，比如有助于消除疲劳，增强免疫力，促进胃液分泌，预防癌症，降低胆固醇等。

需要注意的是，虽然大蒜的养生保健功效与作用不少，但也并非生吃得越多越好、人人都适合吃。大蒜素对肠胃有一定的刺激作用，生吃过多大蒜，易引起急性胃炎，长期过量食用还容易造成眼部不适。患有非细菌性腹泻、肝病、胃病、脑溢血的患者最好不要吃，空腹人群以及对大蒜过敏的人群也不宜吃大蒜。

二、大　豆

大豆及大豆制品是我国人民的传统食品之一，它既含有丰富的营养素，又是人类健康因子的宝库。大豆的营养价值非常高，我国传统饮食讲究"五谷宜为养，失豆则不良"，意思是说五谷是有营养的，但没有豆子就会失去平衡。现代营养学也证明，大豆营养丰富，用豆类食品代替一定量的肉类等动物性食物可以解决城市中人群营养不良和营养过剩的问题，与谷类混合可以提高膳食蛋白质生物学价值，是一类营养价值较高的食物。大豆中还含有多种生物活性物质，如大豆皂苷、大豆异黄酮、蛋白酶抑制剂、植酸、植物甾醇等，对于预防慢性病的发生也具有十分重要的作用。

皂苷类化合物是一类广泛存在于植物茎、叶和根中的化合物，在皂苷类化合物中研究较多的是大豆皂苷。所以，以下重点介绍大豆皂苷。

（一）大豆皂苷

大豆皂苷（soya saponin，SS）是三萜类同系物（称为皂苷元）与糖缩合形成的一类化合物。大豆皂苷具有较多有益的生理功能。

1. 预防高脂血症

大豆皂苷可以抑制血清中脂类的氧化，抑制过氧化脂质（LPD）的形成，并能降低血中胆固醇和甘油三酯的含量。

2. 抗癌作用

大豆皂苷能直接破坏肿瘤细胞膜的结构或抑制 DNA 的合成，对肿瘤细胞产生直接的作用；大豆皂苷可调节机体免疫作用，对肿瘤产生间接的作用，从而抑制肿瘤的生长，有效控制癌症的扩散。

3. 抗氧化作用

大豆皂苷能抑制血清中脂类氧化而减少过氧化脂质的生成，从而防止过氧化脂质对细胞的损伤。大豆皂苷还能通过自身调节增加超氧化物歧化酶（SOD）含量、清除自由基来减轻自由基对机体的损伤。

4. 免疫调节作用

大豆皂苷对 T 细胞功能有明显增强作用，具有使 IL-2 分泌增加、促进 T 细胞产生淋巴因子、提高 B 细胞转化增殖、促进体液免疫功能，发挥免疫调节作用。

5. 抗病毒作用

大豆皂苷具有广谱的抗病毒能力，不仅对单纯疱疹病毒和腺病毒等 DNA 病毒有作用，对人类艾滋病病毒也具有一定的抑制作用。推测大豆皂苷在艾滋病的防治上可能具有积极作用。另外，大豆皂苷还具有抗血栓、抗突变、调节糖代谢等作用。

大豆皂苷是一种具有广泛应用价值的天然生物活性物质，并且已将其应用于药品、食品、化妆品等。

（二）大豆异黄酮

自然界中异黄酮资源十分有限，大豆是唯一含有异黄酮且含量在营养学上有意义的食物资源。这一点赋予大豆及大豆制品特别的重要性。

在大豆籽粒中，大豆异黄酮97%~98%是以大豆葡萄糖苷形式存在，主要分布于大豆种皮、胚轴、子叶内。大豆异黄酮是一种天然的弱的植物性雌激素，是具有多种重要生理活性的天然营养因子，特别是对于中年妇女非常重要。

1. 预防、改善骨质疏松

骨质疏松多见于更年期后妇女及老年男子（由于激素变化或钙和维生素 D 不足）。中老年女性骨质疏松发病率比男性高很多，主要原因是卵巢功能衰退后雌激素水平下降，骨代谢出现负平衡，骨量减少。很多研究报道大豆制品可以缓解妇女更年期后的骨质疏松，认为大豆异黄酮的雌性激素样作用对此可能有帮助。其机制是大豆异黄酮可与骨细胞上的雌激素受体结合，减少骨质流失，同时增加机体对钙的吸收，增加骨密度。

2. 预防妇女更年期综合征

在妇女绝经前后，由于卵巢功能减退，体内雌激素水平下降，引起各器官组织的功能调整不相适应，出现潮热、出汗、畏寒、胸闷、心悸、血压波动、情绪不稳定等一系列病症，而补充大豆异黄酮可以起到如雌激素样的作用，可以达到预防和辅助治疗这类病症的目的。这是因为大豆异黄酮在化学上作为结构类似物与雌激素活性有关，当人体内雌激素水平偏低时，异黄酮占据雌激素受体，发挥弱雌激素效应，表现出提高雌激素水平的作用。但是，大豆异黄酮的雌激素效应显示为抑制和协同的双向调节作用。

3. 预防乳腺癌

流行病学调查研究表明，西方发达国家居民乳腺癌、前列腺癌、胃癌等多种疾病的发病率显著高于东南亚地区的国家。这些癌症的发生与体内激素不正常有关。日本学者研究报告，大豆食品摄入量与大肠癌、乳癌等癌症患病率呈负相关性。食用大豆可以降低此类疾病的发生，主要是大豆中含有大豆异黄酮的缘故。尽管流行病学和癌模型研究表明异黄酮对癌症有防治作用，但其作用机制并不清楚。大豆异黄酮的雌激素和抗雌激素样作用、抑制酶和增长因子作用、抗氧化性和抑制血管的生成等作用可能都与其抗癌作用有关。

4. 预防心血管疾病

大量消费大豆食品的人群心脏病发病率低。这与大豆异黄酮具有的抗氧化、抗溶血、抑制血小板凝集、抑制平滑肌细胞增殖、促进胆固醇的清除作用有关。

（三）植物甾醇

豆类中植物甾醇的含量以黄豆含量最高，其次为青豆和黑豆。作为植物中的一种活性成分，植物甾醇具有多种生物学作用。

1. 降低胆固醇

国内外研究表明，植物甾醇在肠道内可以与胆固醇竞争，通过减少人体对胆固醇的吸收、促进胆固醇的代谢以及抑制胆固醇的合成来达到降低体内胆固醇的水平。另外，植物甾醇在降低高脂血症患者血液中"坏"胆固醇（包括总胆固醇和低密度脂蛋白胆固醇）含量的同时，而不影响血液中的"好"胆固醇（高密度脂蛋白胆固醇），对高脂血症患者有很好的降脂效果。

2. 抗癌作用

植物甾醇能降低一些癌症如结肠癌、乳腺癌和前列腺癌等的发病风险。动物实验显示，植物甾醇可抑制癌细胞移植瘤的生长。也有研究发现，食用高植物性脂肪的日本人群乳腺癌的发病率低，而食用高动物性脂肪的西方人群乳腺癌发病率较高。

3. 其他作用

植物甾醇还具有消炎、抗病毒、调节体内激素和调节代谢的作用。对防治前列腺疾病和乳腺疾病也有较好的作用。许多研究者认为，它在体内能表现出一定的激素活性，并且无激素的副作用。

大豆中的其他功能因子如蛋白质抑制剂、植酸等，它们在抗癌、抗氧化、调节免疫功能、抗血小板等方面下均具有重要的生物学活性。

三、茶　叶

茶叶作为饮料历史悠久，分布地区最广，居当今世界三大饮料之首。我国是世界上最早采制和应用茶叶的国家，几千年的历史积聚了丰厚的茶文化。绿茶是未经发酵的、中国产量最多、饮用最为广泛的一种茶，在我国被誉为"国饮"。

茶叶的功效，不仅具有提神清心、清热解暑、消食化痰、去腻减肥、清心除烦、解毒醒酒、生津止渴、降火明目、止痢除湿等作用，还对现代疾病，如辐射病、心脑血管病、癌症等疾病有一定的辅助功效。

现代科学大量研究证实，茶叶不仅含有人体所需的多种营养物质，还含有多种具有生物学活性的如茶多酚、咖啡碱、茶多糖等功能成分。

（一）茶叶中的生物活性物质

茶多酚是茶叶中的一种主要活性物质，主要由儿茶素组成（占70%，属黄烷醇类），以下重点介绍茶多酚的生物学作用。

（二）茶多酚的生物学作用

1. 有助于延缓衰老

茶多酚具有很强的抗氧化性和生理活性，是人体自由基的清除剂。人体新陈代谢的过程可产生大量自由基，自由基是一种氧化剂，对生物膜具有多种损伤作用。超氧化物歧化酶（SOD）是自由基清除剂，能有效清除过剩自由基，阻止自由基对人体的损伤。绿茶中的儿茶素能显著提高SOD的活性，清除自由基，发挥抗衰老作用。

2. 抗突变、防癌作用

茶叶中含有多种抑制细胞突变的成分，其中茶多酚的效果最明显。茶提取物可明显抑制烤牛肉中二甲基亚砜提取物的致突变性，对其他诱变剂如4-硝基喹啉-N-氧化物的致突变性也有明显抑制作用。

茶中所含的儿茶素能诱导癌细胞分化和凋亡，对动物肿瘤生长有明显抑制作用，对体外培养的人肝癌细胞株、肺癌细胞株的生长也有明显抑制作用。茶叶的抗癌作用机制主要包括阻断亚硝胺类致癌物的合成、干扰致癌物在体内活化、清除自由基、抗突变、对肿瘤细胞直接抑制、增强机体的免疫功能等。

3. 降血脂、保护心血管作用

对茶多酚和茶色素（由茶多酚转化而来）的基础研究表明，它们在心血管疾病预防中具有重要意义。通过实验室研究和大样本临床观察均证实，茶多酚和茶色素在调节血脂、抗脂质过氧化、清除自由基、抗血小板凝集和促纤维蛋白溶解、抑制主动脉脂质斑块形成等多方面发挥作用。

动物实验表明，茶中的儿茶素能降低血浆中总胆固醇、游离胆固醇、低密度脂蛋白胆固醇以及三酸甘油酯含量，同时可以增加高密度脂蛋白胆固醇含量。人体实验表明，儿茶素可抑制血小板凝集，降低心血管疾病发生率。

4. 抗菌作用

研究显示，绿茶中儿茶素对引起人体致病的部分细菌有抑制效果，同时又不致伤害肠内有益菌的繁衍。茶多酚有较强的收敛作用，对病原菌和病毒有明显的抑制和杀灭作用，对消炎止泻有明显效果。

扩展阅读：茶的分类

绿茶：以鲜叶为原料，经杀青、揉捻、干燥等加工工艺制成。

红茶：以鲜叶为原料，经萎凋、揉捻（切）、发酵、干燥等加工工艺制成。

黄茶：以鲜叶为原料，经杀青、揉捻、闷黄、干燥等加工工艺制成。

白茶：以特定茶树品种的鲜叶为原料，经萎凋、干燥等加工工艺制成。

乌龙茶：以特定茶树品种的鲜叶为原料，经萎凋、做青、杀青、揉捻、干燥等特定加工工艺制成。

黑茶：以鲜叶为原料，经杀青、揉捻、渥堆、干燥等加工工艺制成。

有研究表明，长期饮茶有助于预防心脑血管疾病，可降低某些肿瘤的发生风险。但长期大量饮用浓茶，茶叶中的鞣酸会阻碍铁营养素的吸收，特别是对于患缺铁性贫血的人，应注意补充富含铁的食物。浓茶有助提神，一般睡前不应饮茶。

四、葡萄酒

在水果中，由于葡萄的葡萄糖含量较高，因此常常被用来酿酒。葡萄酒就是用葡萄的果实或汁液，经过发酵酿制而成的酒精饮料。葡萄酒是目前世界上产量最大、普及最广的单糖酿造酒，尤其在欧洲受到广泛欢迎，作为饮品或烹饪佐料被大量使用。

（一）葡萄酒中的生物活性物质

葡萄酒中可检出 1000 多种物质，除多种氨基酸和维生素以及果胶等营养物质外，还有花色苷、酚酸、黄酮类、单宁等多酚类活性物质，主要存在于葡萄皮中。正是因为它们的存在，不仅使葡萄酒拥有独特的气味、口感和色泽，还使其具有了一定的保健功能。其中原花青素（proanthocyanidins，简称 PC）对葡萄酒的呈色贡献最大，同时也是保健功能的主要体现者。

目前在国内外，原花青素已广泛应用于食品营养强化剂、医药保健、化妆品等领域。

（二）原花青素的生物学作用

1. 预防心血管疾病

流行病学研究表明，在经常适量饮用葡萄酒的国家，冠心病的发病率较低。通过对葡萄酒中多酚类物质研究，发现葡萄酒中的原花青素在降低心血管疾病发生率方面起着关键作用。葡萄酒中的原花青素可以缓解血管内的氧化反应，加快血管流通速率，软化血管，降低血压，对心血管系统有保护作用；可以降低血液中的胆固醇，使高密度脂蛋白胆固醇增加，也可以将血液中低密度脂蛋白胆固醇运入肝内，并在那里进行胆固醇与胆酸的转化，防止其沉积于血管内膜而导致动脉硬化，从而达到对心脏的保护作用。

2. 抗氧化作用

原花青素含有大量的活性酚羟基，是氢的供体，能有效清除多种活性氧自由基，是良好的天然抗氧化剂。日本学者研究了葡萄酒中原花青素消除活性氧的能力（SOSA），结果显示葡萄酒的色泽越浓，其 SOSA 越高，而且葡萄酒的多酚含量与 SOSA 的相关系数极高。与维生素 C 和维生素 E 相比，原花青素抗氧化消除自由基的能力更强。

3. 延缓衰老

人体跟金属一样，在大自然中会逐渐"氧化"。人体氧化的罪魁祸首不是氧气，而是氧自由基，它们能损害 DNA、蛋白质和脂质等重要生物分子，进而影响细胞膜转运过程，使各组织、器官的功能受损，促进机体老化。红葡萄酒中的原花青素能消除或对抗氧自由基，所以红葡萄酒能防衰抗老，使皮肤少生皱纹。

4. 抗肿瘤作用

研究发现，原花青素可以直接诱导肿瘤细胞发生脱落凋亡，防止正常细胞癌变，并能抑制癌细胞的扩散，具有抗肿瘤的作用。原花青素还能抑制芳香化酶的活性，降低雄激素转换为雌激素的量，具有抗雌激素作用，而雌激素与乳腺癌有关。

5. 抗炎活性

常饮红葡萄酒可以有效地预防炎症的发生，这主要是由于红葡萄酒中的原花青素发挥着不可替代的作用。原花青素具有很强的消除过氧阴离子的能力，同时具有抗氧化剂活性。炎症发生时，体内的胶原酶、弹性酶、透明质酸酶等分别对胶原、弹性蛋白和透明质酸等构成血管内壁的重要组成物造成破坏，而原花青素可通过捕获活性氧及调控上述酶的活性来防止它们对血管物质的破坏，也可通过抑制透明质酸酶和 β-葡萄糖醛酸苷酶的活性来保护透明质酸的完整，使之维持高聚体形式的大分子，从而预防炎症的发生。

扩展阅读：红葡萄酒、白葡萄酒的区别

葡萄酒是以鲜葡萄或葡萄汁为原料，经全部或部分发酵酿制而成、酒精度≥7%（体积分数）的酒精饮品。

红葡萄酒：选择皮红肉白或皮肉皆红的酿酒葡萄，进行皮汁短时间混合发酵，然后进行分离陈酿而成的葡萄酒。这类酒的色泽应呈天然红宝石色、紫红色或石榴红色。

白葡萄酒：选择白葡萄或浅色果皮的酿酒葡萄，经过皮汁分离，取其果汁进行发酵酿制而成的葡萄酒。这类酒的色泽应近似无色，或呈浅黄带绿色、浅黄色、金黄色。

五、西蓝花

西蓝花又名绿菜花、青花菜、花椰菜等，为十字花种蔬菜。西蓝花中的营养成分，不仅含量高，而且十分全面，西蓝花中矿物质成分比其他蔬菜更全面，钙、磷、铁、钾、锌、锰等含量都很丰富，比同属于十字花科的白菜花高出很多，营养成分位居同类蔬菜之首，被誉为"蔬菜皇冠"。

（一）西蓝花中的生物活性物质

西蓝花中的生物活性物质主要为芥子油苷类，如异硫氰酸盐、硫氰酸盐、腈等。

芥子油苷类化合物广泛存在于十字花科蔬菜中，如花椰菜、甘蓝、包心菜、白菜、芥菜等。以下以芥子油苷为例介绍其生物学作用。

（二）芥子油苷类的生物活性作用

1. 抗癌作用

抗癌作用是异硫氰酸盐的一个主要生物学作用。人群研究证实异硫氰酸盐能降低一些癌症如肺癌、结肠癌、乳腺癌等的发病风险；此外，在动物实验和离体实验研究中还发现异硫氰酸盐对多种肿瘤的形成或肿瘤细胞如肝癌、结肠癌、前列腺癌、食管癌、膀胱癌、乳腺癌等都有明显的抑制作用。

2. 对氧化应激的双向调节作用

研究表明异硫氰酸盐对氧化应激具有双向调节作用。一方面，异硫氰酸盐能增加细胞内抗氧化蛋白的水平，保护细胞免受氧化应激因子的损伤；另一方面，异硫氰酸盐本身就是氧化应激因子，不但可引起细胞内巯基（主要是谷胱甘肽）的耗竭，还能诱导活性氧的产生。

3. 抗菌作用

异硫氰酸盐具有明显的抗细菌和抗真菌等生物学活性。研究表明，莱菔硫烷（SFN）和日本辣根中的烯丙基异硫氰酸盐（AITC）能明显抑制幽门螺旋杆菌生长。西兰花中的异硫氰酸盐对金黄色葡萄球菌、白葡萄球菌、枯草芽孢杆菌和大肠杆菌有明显的抑制作用。异硫氰酸盐还对某些真菌具有抑制作用。异硫氰酸盐的抗炎作用提示其在炎性疾病和心血管疾病方面有预防作用。

4. 其他作用

异硫氰酸盐还具有调节机体免疫功能、抗炎、抑制组蛋白去酰基化和微管蛋白的多聚化等多种生物学作用。异硫氰酸盐是十字花科植物的主要风味物质，提取后还可用作食品添加剂。

六、 动物性食物

除了前述来自植物的生物活性物质外，还有一些动物性食物来源的生物活性物质对机体亦具有重要的生物学作用。以下简介其中几种的生物学作用。

（一）辅酶 Q（CoQ）

1. 参与三磷酸腺苷合成

辅酶 Q 是细胞能量生成的关键物质，它作为呼吸链组分，在黄素蛋白和细胞色素之间作为一种电子传递体参与细胞的氧化磷酸化过程，在三磷酸腺苷合成中具有重要作用。

2. 抗氧化作用

辅酶 Q 的独特结构使其具有氧化型和还原型两种形式。还原型辅酶 Q 可脱去电子被氧化成氧化型辅酶 Q，因而具有清除自由基的作用，防止 DNA、蛋白质和脂质被过度氧化；辅酶 Q 还可与维生素 E 协同清除体内有毒氧化物和自由基。

3. 保护心血管作用

辅酶 Q 在心肌细胞中含量丰富。辅酶 Q 能促进缺血心肌的氧化磷酸化，降低线粒体耗氧量，提高细胞内 ATP 的产生效率，从而改善缺血状态下心肌细胞的能量代谢及功能，有助于缺血后心肌的恢复，降低缺血再灌注损伤。

辅酶 Q 通过抑制低密度脂蛋白胆固醇（LDL-C）氧化，降低动脉粥样硬化斑块中过氧化脂质含量，减小粥样硬化斑块面积从而发挥抗动脉粥样硬化的作用。体外实验证明，辅酶 Q 能明显降低低密度脂蛋白被氧化的敏感性。辅酶 Q 已在临床上用于缺血性心脏病、心肌病、高血压及充血性心力衰竭等心血管病的防治。

4. 提高运动能力

动物和人体试验发现辅酶 Q 能延长力竭运动时间，提高最大摄氧量，降低运动引起的氧化损伤及肌肉损伤，并有助于运动后磷酸激酶的恢复。辅酶 Q 改善运动能力的机制包括抗氧化、改善内皮细胞功能、提高线粒体合成 ATP 能力以及调节自主神经活性等。

5. 免疫调节

辅酶 Q 还具有免疫调节作用，能提升白细胞数量、促进淋巴细胞增殖和转化、增加抗体生成以及增强吞噬细胞的杀菌功能。

6. 抗炎作用

辅酶 Q 可通过抑制核因子（NF-κB）而减少前列腺素 2、白细胞介素-1、基质金属蛋白酶、C 反应蛋白等炎症介质的表达，发挥抗炎作用。

（二）硫辛酸

1. 抗氧化作用

硫辛酸（lipoic acid，LA）作为辅酶，在三羧酸循环过程中两个关键性氧化脱羧反应中起作用，即在丙酮酸脱氢酶复合体和 α-酮戊二酸脱氢酶复合体中催化酰基的产生和转移，因此具有抗氧化作用。

（1）直接清除自由基　硫辛酸在体内可以转化成二氢硫辛酸（dihydrolipoic acid，DHLA），两者在体内互相转化，具有很强的抗氧化活性。

（2）螯合金属离子硫辛酸和二氢硫辛酸　能螯合多种金属离子如铁、铜，从而抑制金属离子催化的自由基反应。

（3）再生其他内源性抗氧化剂　二氢硫辛酸能通过再生其他抗氧化剂如辅酶 Q、维生素 C、维生素 E 和谷胱甘肽等间接地发挥抗氧化作用。硫辛酸还能促进维生素 C 的吸收，并能促进谷胱甘肽的合成。

2. 抗炎

硫辛酸可通过抑制 NF-κB 的活化，降低炎症因子肿瘤坏死因子（TNF-α）、白细胞介素-1、IL-6 的表达，抑制黏附蛋白表达及细胞间的黏附等，降低内毒素诱导的急性炎症反应，减轻组织的病理损伤。

3. 调节糖代谢，改善糖尿病并发症

硫辛酸通过调节胰岛素受体/磷脂酰肌醇-3-激酶/蛋白激酶 B（IR/PI3/Akt）信号通路，促进葡萄糖的运输及利用，增加胰岛素的敏感性。

4. 对心血管的作用

硫辛酸作为一种强抗氧化剂，能减轻心血管疾病中的氧化应激损伤。硫辛酸可促进一氧化氮合成，引起血管舒张。硫辛酸还可通过抑制钙离子通道巯基变化及血管内皮素-1 的表达而降低血压。

5. 对神经损伤的保护作用

硫辛酸对兴奋性神经毒性及衰老、氧化损伤所致认知功能障碍及神经退行性变具有保护作用。其机制与其强抗氧化性、抑制 β-淀粉或过氧化氢所致的神经元细胞毒性、增强脑组织内胆碱酯酶和 Na^+、K^+-ATP 酶活性、减少脂褐质水平、抑制细胞凋亡、改善线粒体功能、调节细胞内钙平衡以及减轻谷氨酸兴奋性神经毒性等有关。

（三）褪黑素

褪黑素是一种由哺乳动物和人类的松果体产生的胺类激素，人体在摄入含褪黑素的食物后，褪黑素被吸收并溶入体内的褪黑素。

1. 改善睡眠质量

褪黑素在调节昼夜节律、季节节律及人体睡眠-觉醒节律方面有重要的作用，可延长睡眠时间，使睡眠中觉醒次数减少。

2. 抗氧化作用

褪黑素通过清除自由基，并终止自由基链反应，阻止自由基的产生；褪黑素还能增强抗氧

化酶的活性，抑制脂质的过氧化反应，保护细胞结构，防止 DNA 损伤。

3. 调节免疫作用

褪黑素能增强淋巴细胞增殖能力和活性，促进细胞因子的产生，从而改善机体免疫功能。

思考与练习

1. 食物中具有生物活性的物质有哪些？
2. 简述大豆中的生物活性物质及作用。
3. 食物中生物活性物质与营养素的作用有何差异？

第六章

合理膳食与膳食指南

[学习重点]

　　了解合理膳食的概念、重要性及营养失衡对健康的危害；膳食结构的概念、种类及特点、中国居民膳食结构现状及变化趋势。掌握合理营养的基本要求和中国居民膳食指南及应用。

　　2019 年国务院印发《关于实施健康中国行动的意见》（以下简称《意见》）指出，合理膳食是健康的基础。研究表明，不合理膳食行为，特别是高盐、高油、高糖摄入是影响人群健康的主要危险因素，可导致肥胖、糖尿病、高血压、脑卒中、冠心病等疾病的发生发展。《意见》明确指出，合理膳食行动是要针对全人群加强营养和膳食指导；重点鼓励全社会减盐、减油、减糖，包括食品产业、企事业集体食堂、家庭；要求政府部门制定并实施相关法规标准，实施贫困地区重点人群营养干预。

　　针对我国国民存在的健康隐患，健康中国行动推进委员会发布了《健康中国行动（2019—2030 年）》文件，提出了合理膳食行动，并针对主要问题和重点人群，分别提出了相应的要求和目标。

　　合理膳食行动目标：到 2022 年和 2030 年，成年人肥胖增长率持续减缓，5 岁以下儿童生长迟缓率分别低于 7% 和 5%，贫血率分别小于 12% 和 10%，孕妇贫血率分别小于 14% 和 10%，成人脂肪供能比下降到 32% 和 30%。每 1 万人配备 1 名营养指导员；实施农村义务教育学生营养改善计划和贫困地区儿童营养改善项目；实施以食品安全为基础的营养健康标准，推进营养标准体系建设。

　　合理膳食行动在行动目标、主要指标以及具体行动内容上，聚焦当前人民群众面临的主要营养健康问题和不合理膳食行为，对"为什么要合理膳食，什么是合理膳食，怎么做才是合理膳食"，分别从政府、社会、家庭个人 3 个层面提出了相应要求，而且特别突出了个人对自己的合理膳食应当负责的理念，呼吁每一位老百姓都要行动起来，倡导健康饮食习惯，减少不健康饮食引起的疾病风险。

第一节　合理膳食

食物与营养是人类生存的基本条件，也是反映一个国家经济水平和人民生活质量的重要指标，而合理膳食是保证健康的基础。近年来，我国居民营养健康状况明显改善，但仍面临营养不足与过剩并存、营养相关疾病多发等问题。

合理膳食（rational diet）又称平衡膳食（balance diet），是指一日三餐所提供的营养必须满足人体的生长、发育和各种生理、体力活动需要的膳食。合理膳食是通过合理的原料选择和烹调、合理编制食谱和膳食制度，使膳食感官性状良好、品种多样化，并符合食品营养卫生标准，以适合人体的心理和生理需求，达到合理营养的目的。因此，其中"合理"是膳食的核心和关键。

健康是人人渴望与追求的，如何从膳食中吃出健康更是现代人特别关注的。为了"吃出健康"，人们不断扩大饮食范围，巧妙变化饮食方法，但这还远远不够，甚至有些是不科学的。

真正健康的膳食不可忽视饮食的：①搭配，包括主食与副食搭配、粗粮与细粮搭配、荤菜与素菜搭配；②平衡，包括热量平衡、味道平衡、颜色平衡、酸碱平衡；③合理，即早餐吃好、午餐吃饱、晚餐少而清淡。

一、合理膳食的基本要求

具体说来，建立平衡膳食或实施合理膳食应当达到下列五个基本要求。

1. 膳食提供的能量及各种营养素应达到推荐摄入量

食物是营养素的"载体"，人体所需的营养素必须通过食物获得。因此，膳食提供的能量和各种营养素的种类、数量应与人体的实际需要相符合，以维持机体的新陈代谢、生长发育、修复组织等基本生命活动，并能满足人体从事各种劳动和生活活动的消耗所需。中国营养学会推荐的中国居民膳食营养素参考摄入量中列出了不同性别、年龄、劳动强度的人群的营养素摄入量水平，其中推荐摄入量可作为我国居民编制食谱和评价膳食的标准，并以此为依据来设计各类人群的平衡膳食。每日膳食中各种营养素摄入量能达到推荐摄入量的±10%，即为营养充足。

2. 膳食必须有合理的食物构成

根据食物营养素的特点，现代平衡膳食的组成必须包括以下几大类食物：谷物及薯类、动物性食物、大豆类、蔬菜水果类和油脂类食物。只有将不同类食物进行合理的主副搭配、荤素搭配、粗细搭配和多样搭配来优化食物组合，使其在营养上取长补短，才能使人体获得所需的各种营养素，从而达到合理营养的目的。

3. 膳食中各种营养素之间必须保持适当的比例

各种营养素在机体内的代谢、功能及需要量是相互联系、相互影响的，它们之间有一种平衡关系，如果平衡失调，将会给机体健康带来不良影响。如碳水化合物、脂肪和蛋白质除提供热能以外，又各有其对机体的特殊作用，只有当三者的摄入量适当时，其各自的特殊作用才能充分发挥，而提供热能方面又互相起到促进和保护作用，在这种情况下能够称为热能营养素平衡，反之会影响机体健康。此外，平衡膳食还要求其他营养素保持比例平衡，如与能量代谢相关的维生素 B_1、维生素 B_2、烟酸与能量消耗之间应平衡，不饱和脂肪酸与饱和脂肪酸的比值合适，膳食钙与磷之间平衡等。

必须说明的是，每日从膳食中摄取的营养素都要求相互之间的比例做到平衡是不容易也不实际的，但在一个小生理循环周期内，即在 5~7d 内平均做到比例大致上合理，即可称为基本上达到平衡膳食的标准。

4. 合理的膳食制度

膳食制度是指将全天的食物定时、定质、定量地分配给食用者的一种制度，包括食物种类、数量、进餐时间、频率和地点等。合理膳食制度的原则是：进餐要有规律，饥饱适中，质量平衡，适时适量。

合理膳食制度的制定应考虑进餐与生理状况和工作生活制度相适应，并和消化过程协调一致。我国居民一般每日安排三餐比较合理，混合食物在胃中停留时间为 4~5h，所以两餐的间隔以 4~6h 合适。若按每天 3 餐的热量分配，以早餐占 25%~30%、午餐占 30%~40%、晚餐占 30%~40%较为合理。也有人提出早餐占 25~30%、午餐占 40%、晚餐占 30~35%，养成"早晨吃好、中午吃饱、晚上吃少"的良好习惯。另外，进食定时定量，有利于促进消化液的分泌、食物充分消化吸收和利用。

对于处于生长发育期的儿童，尤其是婴幼儿，因其胃容量小，消化器官功能不健全，加之活泼好动，应适当增加餐次，可在三餐之外添加两次点心。对于中老年人，若晚上有工作学习或消遣习惯，就寝较晚，可在睡觉前加餐一次。

此外，还要有良好的用餐环境和愉快的进餐情绪。人体的精神状态影响人的食欲，也就影响人体对食物的摄取、消化、吸收和利用。因此，心情愉快、优美的进餐环境才能达到有利于食物的消化吸收和发挥膳食的最大营养功效。

5. 合理的烹调加工方法

合理加工与烹调食物，可以提高食物的消化吸收率，并减少营养素的损失。例如，淘洗米的次数不宜过多，以免维生素、矿物质等丢失过多；蔬菜要先洗后切，否则蔬菜中的维生素会溶解到水里而受到损失；绿叶蔬菜要大火快炒，这样可以减少维生素 C 的损失；煮粥不加碱，以免破坏 B 族维生素；面食也尽量用酵母发面，而不用碱或小苏打。

6. 食物应安全，对机体无毒、无害

食物必须新鲜、干净，对人体无毒害，质量符合相关国家标准。例如，食品中的微生物、有毒成分、化学物质、农药残留、食品添加剂、霉菌及其毒素等检出水平均应符合我国食品安全国家标准的规定，以保证人体安全。

二、 营养失衡对健康的危害

不均衡的饮食是导致营养失衡的主要原因，而营养失衡则会危害我们的身体健康，引发一系列健康问题。如果营养素长期摄入不足（达不到机体的需要量），就会出现营养缺乏，产生营养缺乏病。如维生素 A 缺乏引起干眼病、铁缺乏产生缺铁性贫血，钙、维生素 D 缺乏可引起佝偻病，硫胺素缺乏可引起脚气病，维生素 C 缺乏可引起坏血病，缺锌可引起厌食症等。当某营养素长期摄入过多（超过机体的需要量，即过剩），也同样会危害身体健康。如高热量、高脂肪、高蛋白食品，特别是动物脂肪摄入过多，可引起肥胖症、高血压、高脂血症等，这些均是冠心病、糖尿病的危险因素。此外，维生素 A、维生素 D 摄入过多，可引起维生素 A、维生素 D 中毒等。一些营养素摄入不合理（不均衡）还与某些肿瘤的发生有关，如脂肪摄入过多与结肠癌、乳腺癌、前列腺癌的发病有关。

由此可见，只有合理的膳食才能做到营养均衡，而营养均衡才是健康的关键，才能减少疾病发生的风险。

第二节　膳 食 结 构

一、　膳食结构的概念及意义

膳食结构（dietary pattern）是指膳食中各类食物的数量及其在膳食中所占的比重，也称为食物结构或膳食模式（dietary pattern）、食物组成。根据各类食物所能提供能量及各种营养素的数量和比例来衡量膳食结构的组成是否合理。膳食结构的形成与生产力发展水平，文化、科学知识水平以及自然环境条件等多方面的因素有关。由于影响膳食结构的这些因素是在逐渐变化的，所以一个国家、民族或人群的膳食结构不是一成不变的。

膳食结构的意义：①反映人们的饮食习惯和生活水平高低；②反映一个民族的传统文化；③反映一个国家经济发展、经济收入之间的关系；④反映一个地区环境和资源等多方面的情况。

二、　世界不同地区膳食结构的类型

膳食结构是依据动物、植物性食物在膳食构成中的比例以及热量、蛋白质、脂肪和碳水化合物的供给量作为划分不同膳食结构的标准，当今世界各国的膳食结构主要分为以下四种类型。

（一）植物性食物为主的膳食结构

该膳食模式以植物性食物为主，动物性食物为辅，也有称温饱型模式、营养不足型模式。大多数发展中国家如印度、巴基斯坦、孟加拉和非洲一些国家等属于此类型。

1. 膳食组成

每人每年食物消费水平：粮谷类食物消费量大，为 150~200kg（平均每天 550g 以上）；动物性食物消费量小，为 10~20kg（平均每天 25~50g，甚至更低），乳类约 38kg。

2. 营养素摄入

每人每天平均能量摄入在 2100kJ 左右，蛋白质约 50g，脂肪 30~40g。碳水化合物提供的能量占总能量的比例高达 76.6%（植物性食物提供的能量占总能量近 90%），蛋白质提供的能量占总能量 10% 左右，脂肪提供的能量占总能量的 10%~18%。

3. 膳食特点

（1）能量基本可满足人体需要，主要以植物性食物为主。

（2）动物性食物不足，造成蛋白质、脂肪摄入量均低。

（3）膳食纤维充足，来自动物性食物的营养素如铁、钙、维生素 A 摄入量不足。

这类膳食常可导致一些营养缺乏病，如蛋白质-能量营养不良、贫血等，以致体质较弱，健康状况不良，劳动能力降低，但有利于血脂异常和冠心病等慢性病的预防。

（二）动物性食物为主的膳食结构

该膳食模式以动物性食物为主，也有称营养过剩型模式、富裕型模式，是以欧美国家为代表的发达国家，如美国、西欧、北欧诸国的典型膳食结构，属于营养过剩型膳食。

1. 膳食组成

每人每年食物消费水平：粮谷类食物消费量小，为 60~75kg（每天 150~200g）；动物性食物肉、乳、蛋消费量达 270kg 左右，其中肉类达 100kg（每天约 300g），乳及乳制品 100~150kg（每天约 300g），蛋类 15kg（每天约 50g）；食糖的消费量 40~60kg（每天甚至高达 100g）；蔬菜、水果摄入少。

2. 营养素摄入

每人每天热量摄入高达 3300~3500kcal，蛋白质 100g 以上，脂肪 130~150g。

3. 膳食特点

（1）以提供高能量、高脂肪、高蛋白质、低膳食纤维为主要特点，是比较典型的"三高"型膳食结构。

（2）这种膳食模式容易造成肥胖、高血压、冠心病、糖尿病等营养过剩所致的慢性病发病率上升。在美国，几乎 2/3 的人超重或肥胖，其中 20%~30% 是儿童。

（三）动物、植物性食物平衡的膳食结构

该膳食模式借鉴了东方国家以摄入谷类为主要能量来源的优良传统，又避免了欧美发达国家以动物性食物为主的不足，膳食中动物性食物与植物性食物比例比较均衡，如以日本、新加坡为代表的居民膳食模式。也有称平衡型膳食模式、营养型模式。

1. 膳食组成

每人每年食物消费水平：粮谷类食物约 140kg（每天 300~400g）；动物性食物肉、蛋、乳和鱼虾约 135kg（每天 100~150g），其中一半是水产品；豆类 8~9kg，水果 56kg，植物油 14kg。

2. 营养素摄入

每人每天能量摄入在 2000kcal 左右，蛋白质 70~80g，动物蛋白质占膳食总蛋白质的 50% 左右，脂肪 50~60g。三大营养素供能比例为：碳水化合物 57.7%，脂肪 26.3%，蛋白质 16.0%，其膳食结构基本符合平衡膳食的要求，已经成为世界各国调整膳食结构的参考。

3. 膳食特点

（1）膳食能量能够满足人体需要，又不至于过剩。

（2）蛋白质、脂肪和碳水化合物的供能比例合理。

（3）来自于植物性食物的膳食纤维和来自于动物性食物的营养素如铁、钙等均比较充足。同时动物性脂肪又不高，有利于避免发生营养缺乏病和营养过剩等风险。

（四）地中海膳食结构

该膳食模式以地中海命名，是因为该膳食结构是居住在地中海地区的居民所特有的，以意大利、希腊为代表。地中海膳食结构的特点如下。

（1）膳食中富含植物性食物，包括水果、蔬菜、谷类、豆类、果仁等。

（2）加工程度低，新鲜度较高，该地区居民以食用当季、当地产的食物为主。

（3）橄榄油是主要的食用油。

（4）脂肪提供能量占膳食总能量的比值在 25%~35%，饱和脂肪酸所占比例较低，在

7%~8%。

（5）每天食用少量/适量乳制品，如干酪、酸乳。

（6）每周食用少量/适量鱼、禽，少量蛋。

（7）以新鲜水果作餐后食品，甜食每周只食用几次。

（8）每月食用几次红肉（猪、牛和羊肉及其制品）。

（9）成年人有饮用葡萄酒的习惯。

该膳食的突出特点是饱和脂肪摄入量低，膳食含大量复合碳水化合物，蔬菜、水果摄入量较高。地中海地区心脑血管疾病发生率很低，已引起广大西方国家的注意，并纷纷参照这种膳食模式改进自己国家的膳食结构。

现实生活中，还有一些实行"纯素食""纯荤食"或"偏食"的人群，尽管这类人群的热量需要能够得到满足，但由于长期饮食习惯和食物组成的不合理，有可能导致膳食中一种以上营养素的缺乏、不足或过多，给人体健康带来危害。例如，长期吃"纯素食"有可能导致维生素 A 等脂溶性维生素、钙、铁、锌、优质蛋白质等营养素摄入量的缺乏与不足，同时膳食纤维的摄入过量，又有可能导致膳食钙、铁等微量元素、某些维生素等营养素吸收利用率降低，两者均可导致某些营养素的不足或缺乏。

（五）我国的膳食结构

我国传统饮食以其历史悠久、文化内涵丰富、植根于中华民族文化而备受青睐。中华民族传统膳食结构具有的广杂性、主从性和匹配性，不仅适应人体消化道的组织结构，符合人体生理全面营养的需要，有助于人体健康和种族繁衍，还能够较大限度地合理利用现有自然农业资源，提高食物资源效益。但是中国传统的膳食结构也不是完美的，需要不断的改进与完善，来提高国民整体健康水平。

1. 我国居民传统膳食结构的特点

我国传统的膳食结构是以植物性食物为主、动物性食物为辅的东方膳食结构，其特点如下。

（1）以谷类为主。我国南方居民多以大米为主食，北方以小麦粉为主，膳食中碳水化合物含量高，故碳水化合物是能量最主要的来源。

（2）蔬菜摄入丰富，动物性食物摄入很少。膳食属于高膳食纤维、低动物脂肪。

（3）豆类及豆制品的摄入补充了一部分优质蛋白质和钙。

（4）饮茶、吃水果、甜食少，减少了糖的过多摄入。

（5）丰富的调料，如葱、姜、蒜、辣椒、醋等，具有杀菌、降脂、增加食欲、帮助消化等诸多功能。

此种膳食特点为高碳水化合物（谷物食物提供能量占 70% 以上）、高膳食纤维、低动物脂肪（植物脂肪为主，动物脂肪的供能比例一般在 10% 以下），容易出现营养不良，但有利于血脂异常人群和冠心病等慢性病的预防。

2. 我国居民膳食结构的现状及变化趋势

当前我国城乡居民的膳食仍然以植物性食物为主，动物性食物为辅。但我国各地区、各民族以及城乡之间的膳食构成仍存在很大差别，富裕地区与贫困地区差别较大。而且随着社会经济发展，我国居民膳食结构正在向"富裕型"膳食结构转变。

2002 年第四次全国营养调查资料表明，我国居民膳食质量明显提高，城乡居民热量及蛋白质摄入得到基本满足，肉、禽、蛋等动物性食物消费量明显增加，优质蛋白质比例上升。与1992 年相比，农村居民膳食结构趋向合理，优质蛋白质占膳食蛋白质总量的比例从 17%增加到31%，脂肪供能比由 19%增加到 28%，碳水化合物供能比由 70%下降到 61%。城市居民膳食结构中，畜肉类及油脂消费过多，谷类食物消费偏低。2002 年城市居民每人每日油脂消费量由1992 年的 37g 增加到 44g，脂肪供能比达到 35%，超过世界卫生组织推荐的 30%的上限。从油类消费的种类看，大约一半的膳食脂肪来自食用油，而精炼动物脂肪消费量在下降。城市居民谷类食物供能比仅为 47%，明显低于 55%~65%的合理范围。全国城乡居民膳食结构比较见表 6-1。

此外，乳类、豆类制品摄入过低、膳食中钙、铁、维生素 A 等微量营养素摄入不足是我国城乡居民普遍存在的问题。

表 6-1　　　　　　　　　1992 与 2002 年全国城乡居民膳食结构比较

	城乡合计		城市		农村	
	1992 年	2002 年	1992 年	2002 年	1992 年	2002 年
谷类食物供能比例/%	66.8	57.0	57.4	47.4	71.7	60.7
动物性食物供能比例/%	9.3	13.7	15.2	19.2	6.2	11.6

资料来源：孙明远，《食品营养学》，2010。

第三节　中国居民膳食指南

一、　膳食指南的概况

膳食指南（dietary guideline）是根据营养学原则，针对我国居民的营养需要及膳食中存在的主要缺陷，结合国情而制定的，是教育人民采用平衡膳食，以摄取合理营养促进健康的指导性意见，又称膳食指导方针（dietary guideline）。膳食指南是合理选择与搭配食物的陈述性建议，其目的是帮助人们合理选择食物，获取合理营养，以改善人们的营养和健康状况，减少或预防慢性疾病的发生，提高国民的健康素质。

1989 年 10 月中国营养学会根据我国国情，提出了我国第一版膳食指南。之后分别于 1997年、2007 年对膳食指南进行了修订，目前公布的是第四版，即《中国居民膳食指南（2016）》，是根据营养学原理和百姓健康需要，结合当地食物生产供应情况及人群生活实践给出的食物选择和身体活动的指导意见。各国的膳食指南均由政府和国家级营养专业团体研究制定，是健康教育和公共政策的基础性文件，是国家实施和推动食物合理消费及改善人群营养健康行动的一个重要组成部分。

膳食指南为全体营养和健康教育者、健康传播者提供了最新、最权威的科学证据和参考资料，鼓励教育工作者在工作实践中加入自己的经验和知识，帮助消费者应用到自己的日常生活中。中国居民膳食指南可以用于很多方面，特别是作为：①营养教育实践和课程的教材；②发展和促进营养相关政策和标准的基础；③创造和发展膳食评价资源的工具；④科学研究、教学、膳食指导的蓝本。

《中国居民膳食指南（2016）》由一般人群膳食指南、特定人群膳食指南和平衡膳食模式及实践组成。一般人群膳食指南适用于 2 岁以上健康人群，共有 6 条核心推荐项目。特定人群膳食指南包括孕妇、乳母膳食指南、婴幼儿喂养指南（0~24 月龄）、儿童少年（2~5 岁、6~17 岁）膳食指南、老年人膳食指南（≥65 岁）和素食人群膳食指南。本节重点介绍一般人群膳食指南。

二、 一般人群膳食指南

（一）推荐一 食物多样，谷类为主

关键推荐

（1）每天的膳食应包括谷薯类、蔬菜水果类、畜禽鱼蛋奶类、大豆坚果等食物。

（2）平均每天摄入 12 种以上食物，每周 25 种以上。

（3）每天摄入谷类食物 250~400g，其中全谷物和杂豆类 50~150g，薯类 50~100g。

（4）食物多样、谷类为主是平衡膳食模式的重要特征。

1. 食物多样化才能满足人体各种营养需求

人类的食物是多种多样的。各种食物所含的营养成分不完全相同，每种食物都至少可提供一种营养物质。除母乳对 0~6 月龄婴儿外，任何一种天然食物都不能提供人体所需的全部营养素。所以，食物多样化才能满足人体各种营养需求，从而达到合理营养、促进健康的目的。

食物可分为五大类：

第一类为谷类及薯类，谷类包括米、面、杂粮，薯类包括马铃薯、甘薯、木薯等，主要提供碳水化合物、蛋白质、膳食纤维及 B 族维生素。

第二类为动物性食物，包括肉、禽、鱼、乳、蛋等，主要提供蛋白质、脂肪、矿物质、维生素 A、B 族维生素和维生素 D。

第三类为豆类和坚果，包括大豆、其他干豆类及花生、核桃、杏仁等坚果类，主要提供蛋白质、脂肪、膳食纤维、矿物质、B 族维生素和维生素 E。

第四类为蔬菜、水果和菌藻类，主要提供膳食纤维、矿物质、维生素 C、胡萝卜素、维生素 K 及有益健康的植物化学物质。

第五类为纯能量食物，包括动植物油、淀粉、食用糖和酒类，主要提供能量。动植物油还可提供维生素 E 和必需脂肪酸。

2. 如何做到食物多样化

（1）小份量选择 "小份"是实现食物多样化的关键措施。同等能量的一份午餐，选用"小份"菜肴可增加食物种类。尤其是儿童用餐时，"小份"选择可让孩子吃到更多品种的食物，营养素来源丰富。另外，全家人一起吃饭也有利于食物多样化。

（2）同类食物互换 一段时间内同类食物进行互换是保持食物多样性的好办法。例如，今天吃米饭，明天可以吃面条，而后天又可以食用小米粥、全麦馒头等。尽量在一段时间内保证品种更换，多种多样。这样既可避免每天食物品种重复，有利于丰富一日三餐的食物品种，从

而达到食物多样，又能每天享受不同色、香、味的美食。

（3）巧搭配营养好　巧妙搭配和合理烹调不仅可以增加食物品种数量，还可提高食物的营养价值和改善食物的口味口感。

①粗细搭配：主食应注意增加全谷物和杂豆类食物，因为加工精度高的谷类会起人体较高的血糖应答。烹饪主食时大米可与全谷物稻米（糙米）、杂粮（燕麦、小米、荞麦、玉米等）以及杂豆（红小豆、绿豆、芸豆、花豆等）搭配使用，传统的二米饭、豆饭、八宝粥等都是增加食物品种、实现粗细搭配的好方法。

②荤素搭配："荤"指动物性食物，"素"指植物性食物，动物、植物性食物搭配烹调，可以在改善菜肴色、香、味的同时，提供各类营养成分，如什锦砂锅、炒杂菜等。

③色彩搭配：食物呈现的丰富多彩的颜色能给人以视觉上美的享受，刺激食欲，食物营养搭配上也简单可行。如什锦蔬菜，五颜六色代表了蔬菜不同生物活性物质、营养素的特点，同时满足了食物种类多样化。

扩展阅读："食物相克"是真的吗？

在营养学和食品安全理论中，并没有"食物相克"之说。迄今也没看到在现实生活中真正由于食物相克导致的食物中毒案例及相关报道。"食物相克"致人死亡的说法，很可能是偶然巧合，或是由食物中毒引起，或是特殊体质产生食物过敏的表现，并非食物相克。

社会上所谓"食物相克"的理由，一是认为食物含有大量草酸、鞣酸，与钙结合影响营养吸收。事实上，大部分植物性食物中均含有草酸，以"菠菜和豆腐"为例，虽然草酸能与部分钙结合，但其影响小，没有被结合的钙仍可被人体吸收利用。何况，菠菜和豆腐中还含有蛋白质、多种维生素、矿物质、膳食纤维及其他有益健康的生物活性物质，因此，不能因为食物中某个不确定的影响因素而放弃整个食物。二是认为与食物间发生化学反应有关。以"虾和水果相克"为例，认为虾中的五价砷和水果中的维生素 C 发生化学反应，可生成三氧化二砷（砒霜）而引起中毒。我国食品安全标准对海产品中砷有限量规定，而砒霜中毒剂量是 50mg，根据转换系数计算，即使虾里面含有的砷达到最高限量，并且有足够的维生素 C 转化，也相当于 1 个人要吃 40kg 虾才能达到中毒剂量。

我国营养学家郑集教授，曾对所谓"食物相克"食物，如大葱+蜂蜜、红薯+香蕉、绿豆+狗肉、松花蛋+糖、花生+黄瓜、青豆+饴糖、海带+猪血、柿子+螃蟹等，用小鼠、猴子、狗进行实验研究，其中 7 组由研究者做人体试食试验，结果均没有观察到任何异常反应。中国营养学会委托兰州大学对 100 名健康人进行所谓"相克"食物试食试验，包括猪肉+百合、鸡肉+芝麻、牛肉+土豆、土豆+西红柿、韭菜+菠菜等，连续观察一周，也均未发现任何异常反应。诸多研究进一步表明，"食物相克"之说是不成立的。

没有不好的食物，只有不合理的膳食，关键在于平衡。目前已证实人类必需的营养素多达40 余种，且不同的食物、不同的食物部位其营养素的种类及数量差别较大。因此说各种各样的食物各有其营养优势，食物没有好坏之分，但如何选择食物的种类和数量来搭配膳食却存在着合理与否的问题。在这里，量的概念十分重要。比如肥肉，其主要营养成分是脂肪，还含有胆固醇，对于能量不足或者能量需求较大的人来说是一种很好的提供能量的食物，但对于能量已过剩的人来说是不应选择的食物。

人体对各种营养素的需要量各不相同，多的每天需要数百克，少的每日仅是几微克，并且每种天然食物中营养成分的种类和数量也各有不同，所以必须由多种食物合理搭配才能组成平衡膳食。即从食物中获取营养成分的种类和数量应能满足人体的需要而又不过量，使蛋白质、脂肪和碳水化合物提供的能量比例适宜。

3. 谷类为主是平衡膳食的基本保证

谷类食物含有丰富的碳水化合物，是提供人体所需能量的最经济和最重要的食物来源，也是提供 B 族维生素、矿物质、膳食纤维和蛋白质的重要食物来源，在保障儿童青少年生长发育、维持人体健康方面发挥着重要作用。近 30 年来，我国居民膳食模式悄然发生着变化，居民的谷类消费量逐年下降，动物性食物和油脂摄入量逐年增多，导致能量摄入过剩；谷类过度精加工导致 B 族维生素、矿物质和膳食纤维丢失而引起摄入量不足，这些因素都可能增加慢性非传染性疾病（以下简称慢性病）的发生风险。因此，坚持谷类为主，特别是增加全谷物摄入，有利于降低 2 型糖尿病、心血管疾病、结直肠癌等与膳食相关的慢性病的发病风险，以及减少体重增加的风险。

坚持谷类为主，不仅体现了我国传统膳食结构的特点，避免高能量、高脂肪和低碳水化合物膳食的弊端，也能满足平衡膳食模式中碳水化合物提供能量应占总能量 50%～65% 的要求。建议一般成年人每天摄入谷薯类 250～400g，其中全谷物和杂豆类 50～150g，薯类 50～100g。

4. 粗细搭配有利于合理摄取营养素

粗细搭配含有两层意思：一是要适当多吃一些传统上的粗粮，即相对于大米、白面这些细粮以外的谷类及杂豆，包括小米、高粱、玉米、荞麦、燕麦、薏米、红小豆、绿豆、芸豆等；二是针对目前谷类消费的主体是加工精度高的精米白面，要适当增加一些加工精度低的米面。

粗细搭配不仅有利于合理摄取营养素，提高膳食营养价值，也有利于防治与营养相关的慢性疾病，如与细粮相比，粗粮更有利于控制肥胖、防治高血糖（如富强粉血糖生成指数为 88，燕麦血糖生成指数为 55）。

5. 谷类食物的营养误区

（1）米、面越白越好 为了追求口感和风味，精白米、精面粉往往更受消费者欢迎。其实，提高谷物加工的精度降低了谷物的营养价值。由于加工过度，谷物籽粒的谷皮、糊粉层、胚芽被分离出去，仅剩下淀粉含量高的胚乳部分，从而导致营养价值下降，膳食纤维损失严重，B 族维生素和矿物质的损失占 60%～80%。因此，长期食用精白米和精白面对健康不利，可造成维生素和矿物质摄入不足，甚至导致维生素缺乏病，如维生素 B_1 缺乏可引起"脚气病"。所以，大米和面粉不是越白越好，从营养学角度，提倡多吃全谷物。

（2）吃主食等含碳水化合物的食物容易发胖 主食是指传统上餐桌上的主要食物，是所需能量的主要来源。一般来说，主食中多含有碳水化合物，因此以碳水化合物为主要成分的稻米、小麦、玉米等谷物，以及土豆、甘薯等块茎类食物被不同地域的人当作主食。

很多人认为吃碳水化合物类食物，如米饭、面制品等会使人发胖，这是不正确的。其实，造成肥胖的真正原因是能量过剩。因此，无论是碳水化合物还是蛋白质和脂肪，摄入过多，都会变成脂肪在体内贮存，所以进食富含碳水化合物的食物不是造成能量过剩使人发胖的唯一原因。

值得提醒的是，碳水化合物是人体不可缺少的营养物质，在体内释放能量较快，是红细胞唯一可利用的能量，也是神经系统、心脏和肌肉活动的主要能源，对构成机体组织、维持神经系统和心脏的正常功能、增强耐力、提高工作效率都有重要意义。当血糖浓度下降时，脑组织可因缺乏能源而使脑细胞功能受损，造成功能障碍，并出现头晕、心悸、出冷汗，甚至昏迷。另外，膳食中碳水化合物摄入不足，机体不得不动用蛋白质来满足机体活动所需的能量，这将影响机体用蛋白质合成新的蛋白质和组织更新。因此，完全不吃主食、只吃肉类是不适宜的。

（二）推荐二　吃动平衡，健康体重

> **关键推荐**
>
> （1）各年龄段人群都应天天运动、保持健康体重。
>
> （2）食不过量，控制总能量摄入，保持能量平衡。
>
> （3）坚持日常身体活动，每周至少进行 5 天中等强度身体活动，累计 150 分钟以上；主动身体活动最好每天 6000 步。
>
> （4）减少久坐时间，每小时起来动一动。

进食量和运动是保持健康体重的两个主要因素。食物提供人体能量，运动消耗能量，如果进食量过大而运动量不足，多余的能量就会在体内以脂肪的形式积存下来，增加体重，造成超重或肥胖；相反若食量不足，可由于能量不足引起体重过低或消瘦。体重过高和过低都是不健康的表现，易患多种疾病，缩短寿命。成年人健康体重的体质指数（BMI）应在 18.5~23.9。

1. "吃""动"平衡

"吃"是指每天摄入的能量（食物的量）。人体能量代谢的最佳状态是达到能量摄入与能量消耗的平衡，这种平衡能使机体保持健康并胜任必要的社会生活。能量代谢失衡，以及能量过剩或缺乏都对身体健康不利。

一般而言，一个人每天吃多少量，即能量需要量，与年龄、性别、生理状态、体重及身体活动量有关。能量需要量是指长期保持良好的健康状态、维持良好的体型和理想活动水平所需要的量。根据《中国居民膳食营养素参考摄入量（DRIs）》，我国成年人（18~49 岁）轻身体活动者能量需要量男性为 9.41MJ（2250kcal），女性为 7.53MJ（1800kcal）。

食不过量是控制体重的重要因素之一。所谓食不过量主要指每天摄入的各种食物所提供的能量不超过也不低于人体所需的能量。通常体重的增加或减少不会因为短时间的一两口饭而有大的变化，但日积月累，从量变到质变，就可影响到体重的增减。如果能坚持每顿少吃一两口，对预防能量摄入过多进而引发超重和肥胖有重要作用。对于容易发胖的人，适当限制进食量，不要完全吃饱，更不能吃撑，最好在感觉还欠几口的时候就放下筷子。

"动"指身体活动，包括日常生活、工作、出行和体育锻炼等各种消耗体力的活动。如走路、骑自行车、打球、跳舞、上下楼梯、清扫房间等都是身体活动的不同形式。体育锻炼是一种以健身为目的的主动身体活动，如参加跑步、体操、球类、游泳、太极拳等运动。身体活动为增加能量消耗的肌肉活动，体现在适宜的身体活动形式、强度、时间、频度和总量上。身体活动在体力付出的同时，肌肉收缩，能量消耗增加。这些作用的长期影响不仅有助于减少体内脂肪蓄积，控制不健康的体重增加，还能够降低患高血压、中风、冠心病、2 型糖尿病等慢性疾病的风险。

日常生活中的身体活动可以生活化，不受时间、场地、环境、气候等客观条件的影响，随

时随地开展，把运动变为"经常性"，即每周参加体育锻炼或活动频度 3 次及以上，每次持续时间 30min 及以上，体育锻炼的强度达到中等及以上。

知识链接：有氧运动与身体活动

有氧运动　也称耐力运动，如慢跑、游泳、骑自行车等，是一种身体大肌肉群参与的持续性节律运动，运动中的能量来源主要由氧代谢供给，是提高人体心肺耐力的重要方式，也是减少机体脂肪堆积的重要手段。

什么是有益健康的身体活动？身体活动的定义为增加能量消耗的肌肉活动。这里的身体活动不宜理解为动动手、扭扭脖颈这样的随意活动，而是强调大肌肉群参与、能量消耗明显增加的活动，可以增加循环和呼吸系统的负荷、调动体内物质代谢、改善神经内分泌调节的活动，体现在适宜的身体活动形式、强度、时间、频度和总量上。例如，日常生活中身体活动可以是拖地板或上下班途中的步行，也可以但不必须是特定的体育锻炼。

2. 健康体重

体重变化是判断一段时期内能量平衡与否最简单易行的指标。体质指数（BMI）由体重（kg）除以身高（m）的平方得来。我国健康成年人体重的 BMI 范围应在 18.5~23.9，通常 BMI 在 24.0~27.9 者为超重，≥28.0 者为肥胖。体重在健康范围内者患各种疾病的危险性小于消瘦者（BMI<18.5）或超重和肥胖者。

每个人可根据自身体重的变化情况适当调整食物的摄入量和身体运动量。如果发现体重持续增加或减轻，就应引起重视。在家里准备一个电子体重秤，经常称一下早晨空腹时的体重，注意体重变化，随时调整"吃"与"动"平衡。

3. 运动、体重控制的误区

（1）提倡"闻鸡起舞"　实际上，早晨空气中氧含量相对较少，而此时人体血液黏度高，心率加快，血压升高，是中风、脑梗死等疾病好发的魔鬼时间。正确的养生保健是每周至少 3 次锻炼，每次坚持 0.5h，保持有氧运动的最佳时间为下午 4~5h；长坐办公室者按时做工间操、背肌锻炼；老年人最好游泳、走平路。

（2）有钱难买"瘦"　由不良生活方式引起的体重过高和过低都是不健康的表现，都会缩短寿命。体重在超重水平就可以明显增加心脑血管病、肿瘤和糖尿病的发病率，肥胖者除以上几种疾病外，还易患骨关节病、脂肪肝、胆石症、痛风、阻塞性睡眠呼吸暂停综合征、内分泌紊乱等多种疾患。体重过低说明身体营养不良，可以影响未成年人身体和智力的正常发育；成年人体重过低可出现劳动能力下降、骨质丢失和骨折、胃肠功能紊乱、免疫力低下、女性月经不调和闭经、贫血、抑郁症等多方面病理表现。所以，"有钱难买老来瘦"的说法是不科学的。

温馨提示：运动时应该注意的安全事项

◇如果你平时很少活动，岁数在中年以上，计划锻炼前应做必要的健康检查。

◇冠心病、糖尿病、高血压、骨质疏松、骨关节病等疾病患者参加锻炼应咨询医生。

◇每次锻炼前应先做些伸展活动，锻炼开始后逐渐增加用力。

◇根据天气情况和身体状况调整当天的运动量。

◇运动后不要立即停止活动，应逐渐放松。

◇日照强烈出汗多时适量补充水和盐。

◇步行、跑步应选择安全平整的道路，穿合适的鞋袜。

◇肌肉力量锻炼避免阻力负荷过重，应隔日进行。

◇运动中出现持续加重的不适感觉，应停止活动，及时就医。

（三）推荐三　多吃蔬果、乳类、大豆

关键推荐

①蔬菜水果是平衡膳食的重要组成部分，乳类富含钙，大豆富含优质蛋白质。

②餐餐有蔬菜，保证每天300~500g，深色蔬菜应占1/2。

③天天吃水果，保证每天摄入200~350g新鲜水果，果汁不能代替鲜果。

④吃各种各样的乳制品，相当于每天液态乳300g。

⑤经常吃豆制品，适量吃坚果。

新鲜蔬菜水果、乳类、大豆及豆制品是平衡膳食的重要组成部分，坚果是膳食的有益补充。近年来，我国居民蔬菜摄入量逐渐下降，水果、大豆、乳类摄入量仍处于较低水平。基于其营养价值和健康意义，建议增加蔬菜、水果、乳类和大豆及豆制品的摄入量。

1. 科学选择蔬果

蔬菜、水果是维生素、矿物质、膳食纤维和植物化合物的重要来源，含水分多（一般新鲜蔬菜含65%~95%的水分），大部分能量较低，是一类低能量食物，对保持正常体重、保持肠道正常生理功能、提高机体免疫力、降低心血管和糖尿病等慢性病的发生风险有重要作用。特别是蔬菜，由于品种很多，不同蔬菜的营养价值相差很大，因此，只有选择不同品种的蔬菜且合理搭配才能做到食物多样，享受健康膳食，才有利于健康；除蔬菜品种外，还应注意选择蔬菜的部位，同一种蔬菜叶部的维生素含量一般高于根茎部，如莴笋叶、芹菜叶、萝卜缨比相应的根茎维生素含量都高出数倍；鉴于深色蔬菜的营养优势，应特别注意摄入深色蔬菜，使其占到蔬菜总摄入量的一半；还要注意增加十字花科蔬菜、菌藻类食物的摄入。

（1）怎样才能达到足量蔬果目标　多吃蔬菜水果、天天饮乳、常吃大豆及豆制品，对一个人的健康至关重要，也是实现平衡膳食的一个关键点。但是在实际生活中，如何达到这个目标尚需要努力去实践。

①餐餐有蔬菜：首先，保证在一餐的食物中，蔬菜质量大约占1/2，这样才能满足一天"量"的目标。红、绿叶菜、十字花科等富含营养物质的深色蔬菜应该占蔬菜总量的1/2。

②天天吃水果：选择新鲜应季的水果，变换购买品种。在家中或工作单位把水果放在容易看到和方便拿到的地方，这样随时可以吃到。有儿童的家庭应注意培养孩子吃水果的习惯。

③蔬果巧搭配：以蔬菜菜肴为中心，尝试一些新的食谱和搭配，让五颜六色的蔬菜、水果装点餐桌，愉悦心情。还可以自己制作蔬菜汁（不去掉渣），这是个多摄入果蔬的好办法。

（2）五颜六色会挑选

①重"鲜"：新鲜的应季蔬菜、水果，颜色鲜亮，其水分含量高、营养丰富、味道清新，食用这样的蔬菜、水果对人体健康益处多。

②选"色"：根据颜色深浅蔬菜可分为深色蔬菜和浅色蔬菜。深色蔬菜指深绿色、红色、橘红色和紫红色蔬菜，具有营养优势，尤其富含β-胡萝卜素，是我国居民膳食维生素A的主要

来源，应特别注意多摄入，且摄入量应占到蔬菜总量的 1/2 以上。

③多"品"：蔬菜的种类有上千种，每种蔬菜特点都不一样，在挑选和购买蔬菜时应该不断地更换品种，每天至少达到 5 种以上，享受大自然的丰富多彩。

④巧烹调：加热烹调除改变食物的性状、口感、有利于消化吸收等以外，在一定程度上也降低了蔬菜的营养价值，如造成维生素的流失和降解。因此，应根据蔬菜的特性来选择适宜的加工处理和烹调方法，以便更好地保留其营养物质。蔬菜加工处理最好是：先洗后切，急火快炒，开汤下菜，炒好即食。

综上，基于其营养价值和健康意义，建议增加蔬菜水果、乳和大豆及大豆制品的摄入量。做到蔬菜每天摄入 300~500g，深色蔬菜应占 1/2，每天摄入新鲜水果 200~350g。每天吃各种各样的乳制品（液态乳）300g。经常吃豆制品，适量吃坚果。

2. 蔬菜、水果的营养误区

（1）水果可以代替蔬菜　尽管蔬菜和水果在营养成分和健康效应方面有很多相似之处，但它们毕竟是两类不同的食物，其营养价值各有特点。如 100 g 苹果中仅含 4 mg 维生素 C，而100g 油菜中含 36mg 维生素 C。一般来说，蔬菜品种远远多于水果，而且多数蔬菜（特别是深色蔬菜）的维生素、矿物质、膳食纤维和生物活性物质的含量高于水果，故水果不能代替蔬菜。在膳食中，水果可补充蔬菜摄入的不足。水果中的碳水化合物、有机酸和芳香物质比新鲜蔬菜多，且水果食用前不用加热，其营养成分不受烹调因素的影响，故蔬菜也不能代替水果。推荐每餐有蔬菜、每日吃水果。

（2）鲜榨果汁和蔬菜汁营养价值更高　蔬果汁是由蔬菜、水果经压榨去掉残渣而制成。但这些加工过程会使蔬菜、水果中的营养成分有不同程度的损失。与新鲜蔬菜、水果相比，鲜榨蔬果汁中的成分如维生素 C、膳食纤维等有一定量的损失。如榨菠萝汁时，去掉果渣会损失90%以上的纤维。同时，由于蔬果中都存在维生素 C 氧化酶、酚氧化酶等很多氧化酶类，在榨汁过程中维生素 C 会大量损失，有保健作用的多酚类物质也会被迅速破坏。

（3）水果应削皮吃，蔬菜应弃去外层　农药残留在蔬果表层，可通过洗涤和加热烹调的方式除去大部分，但是过度削皮和择菜丢弃外层叶片会造成营养素损失，因为蔬菜外部绿色叶片和水果果皮和近果皮的果肉营养价值较高，靠皮的外层部分营养素浓度高于中心部分。

（4）加工水果汁可代替鲜果　果汁是由水果经压榨去掉残渣而制成的，但这些加工过程会使水果中的营养成分如维生素 C、膳食纤维等产生一定量的损失，所以鲜果汁不能代替新鲜水果。用果汁代替水果对儿童健康也不利，易使儿童牙齿缺乏锻炼，面部皮肤肌肉力量变弱，眼球的调节功能减弱。但在外出等特殊条件下，可以用果汁等制品进行补充。

（5）蔬菜生吃更健康　不少蔬菜生吃确实更健康，因为那样能最好地保留其中的营养。但生吃并不适合所有的蔬菜，如：土豆、豆角和茄子含有有毒物质，务必烹饪煮熟后才能食用；胡萝卜含有丰富的胡萝卜素，但胡萝卜素在肠道需与脂溶性食物成分形成胶团才能被吸收，所以，只有在吃胡萝卜的同时摄入脂肪，才能从中获取胡萝卜素。

知识链接：什么是深色蔬菜？

蔬菜根据颜色深浅可分为深色蔬菜和浅色蔬菜。深色蔬菜的营养价值一般优于浅色蔬菜。深色蔬菜指深绿色、红色、橘红色、紫红色蔬菜。深色蔬菜富含胡萝卜素尤其是 β-胡萝卜素，是中国居民维生素 A 的主要来源。此外，深色蔬菜还含有其他多种色素物质如叶绿素、叶黄素、番茄红素、花青素等，以及其中的芳香物质。它们赋予蔬菜特殊的丰富的色彩、风味和香气，有促进食欲的作用，并呈现一些特殊的生理活性。

常见的深绿色蔬菜：菠菜、油菜、冬寒菜、芹菜叶、菇菜（空心菜）、莴笋叶、芥菜、西兰花、西洋菜、小慧、茼蒿、韭菜、萝卜缨等。

常见的红色橘红色蔬菜：西红柿、胡萝卜、南瓜、红辣椒等。

常见的紫红色蔬菜：红苋菜、紫甘蓝、蕺菜等。

扩展阅读：何时吃水果好？

机体的消化能力与消化液的分泌以及胃肠的蠕动有关，而与进食的时间关系不大。大部分人早餐食物质量不高，因此建议可适当吃些水果。成年人为了控制体重，可以在餐前吃水果，这样有利于控制进餐总量，避免过饱。两餐之间将水果作为零食食用，既能补充水分，又能获得丰富的营养素，获得健康收益。

3. 选择多种乳制品

鲜乳经加工后可制成各种乳制品，市场上常见的如液态乳、酸乳、乳粉、干酪等。与液态乳相比，酸乳、乳粉、干酪有不同风味，又有不同蛋白质浓度，可以多品尝，丰富饮食多样性。特别是儿童应从小养成饮用乳类的习惯，提高优质钙、蛋白质和微量营养素的来源。

要满足每天300g牛乳，就应把牛乳当作膳食组成的必需品，且可根据实际条件选择不同乳制品，即采用乳类互换的原则。如在交通不发达地区，饮用乳粉也是不错的选择。不同乳品的饮用量可参考以下互换量，即鲜牛乳100g等于酸乳100g、等于乳粉12.5g、等于干酪10g。

扩展阅读：酸乳并非老少皆宜

酸乳是牛乳经过发酵制成的，口味酸甜细滑，营养丰富，深受人们喜爱。与新鲜牛乳相比，酸乳不但具有新鲜牛乳的全部招牌营养素，而且酸乳能使蛋白质结成细微的乳块，乳酸和钙结合生成乳酸钙，更容易被消化吸收。专家称酸乳是"21世纪的食品"，是一种"功能独特的营养品"。酸乳虽好，但并不是所有人都适合食用。腹泻或其他肠道疾病患者在肠道损伤后喝酸乳时要谨慎；1岁以下的小宝宝，也不宜喝酸乳。适合多喝酸乳的人群有：经常饮酒者、经常吸烟者、经常从事电脑操作者、经常便秘者、服用抗生素患者、骨质疏松患者、心血管疾病患者等。但注意空腹时避免喝酸乳，因空腹时胃内的酸度大（pH是2），酸乳所特有的乳酸菌易被胃酸杀死，其保健作用会大大减弱。建议在饭后1~2h饮用。

4. 常吃大豆和豆制品

我国大豆制品有上百种，一般家庭应将豆制品作为常见菜肴，各种豆制品轮换食用，还可变换烹调方法、口味，既丰富膳食，又能满足营养需求。

值得提醒的是喝豆浆必须煮透，因为大豆含有一些抗营养因子，如胰蛋白酶抑制因子、脂肪氧化酶和植物红细胞凝集素等，喝生豆浆或未煮开的豆浆后数分钟至1h可能引起中毒，出现恶心、呕吐、腹痛、腹胀和腹泻等胃肠症状。这些抗营养因子热不稳定，通过加热处理即可消除。所以生豆浆必须先用大火煮沸，再改用文火维持5min，使这些有害物质被彻底破坏后才能饮用。生活中常有人误认为豆浆出现大量白色泡沫就是已经煮沸，便开始饮用，其实，这不是真的煮沸了，只是由豆浆中的皂素引起的"假沸"现象。

扩展阅读：豆浆能代替牛乳吗?

豆浆和牛乳是不同种类的食物，豆浆中蛋白质含量与牛乳相当，易于消化吸收，其饱和脂肪酸、碳水化合物含量低于牛乳，不含胆固醇，且含有丰富的植物甾醇，适合老年人及心血管疾病患者饮用。但豆浆中钙含量远低于牛乳，锌、硒、维生素 A、维生素 B_2 含量也比牛乳低。豆浆和牛乳在营养上各有特点，两者最好每天都饮用。

5. 坚果虽有益，但不宜过多

坚果是人们休闲、接待嘉宾、馈赠亲友时的常见食品，是较好的零食和餐饮原料。坚果营养丰富，经常食用对健康有益。研究发现，每周吃少量坚果可能有助于心脏的健康。但坚果属于高热量食品，应适量摄入，其热量应计算入一日三餐的总热量中。推荐平均每天 10g 左右（每周 50~70g），相当于核桃 2~3 个，或板栗 4~5 个，或花生 15~20g，食用原味坚果为首选。

（四）推荐四　适量吃鱼、禽、蛋、瘦肉

关键推荐

①鱼、禽、蛋、瘦肉摄入要适量。

②每周吃鱼 280~525g，畜禽肉 280~525g，蛋类 280~350g，平均每天摄入总量 120~200g。

③优先选择鱼和禽。

④吃鸡蛋不弃蛋黄。

⑤少吃肥肉、烟熏和腌制肉制品。

1. 如何把好"适量"摄入关

（1）控制总量，分散食用　按照推荐的摄入总量（每周动物性食物总量不超过 1kg，鸡蛋不超过 7 个），可把这些食物分散在每天各餐中，避免集中食用，最好每餐可见到肉，每天可见到蛋，以便更好地发挥蛋白质互补作用。

（2）切小块烹制　小份量是控制总量的好办法，即在烹制肉类时最好把肉切成小块后再烹饪，以便使食用者主动掌握摄入量。

另外，在外就餐也应注意尽量减少肉类摄入或用鱼、豆制品代替禽畜肉。少吃烟熏和腌制肉制品。

2. 适量摄入动物内脏

动物内脏中含有丰富的脂溶性维生素、B 族维生素、铁等营养素，适量摄入，可弥补日常膳食的不足。建议每月食用动物内脏 2~3 次，但量不要过多，一次 25g 左右即可。

3. 吃鸡蛋不要弃蛋黄

蛋类各种营养成分比较齐全，营养价值高。蛋黄是蛋类中维生素和矿物质的主要集中部位，并且富含磷脂和胆碱，对健康十分有益，因此吃鸡蛋不要丢弃蛋黄。但因其胆固醇含量也高，摄入量不宜过多。

目前我国部分城市居民食用动物性食物较多，尤其是食入的猪肉过多，应调整肉食结构，适当多吃鱼、禽肉，减少猪肉摄入。建议成年人每天平均摄入水产类 40~75g，畜禽肉类 40~75g，蛋类 40~50g，平均每天动物性食物摄入总量 120~200g。

4. 动物性食物的饮食误区

（1）胆固醇摄入越少越好　胆固醇摄入过量，可引起血脂水平升高，会增加患动脉硬化和心脏病等心血管疾病的风险，故而应该控制胆固醇的摄入量。但绝不是越少越好。因为胆固醇也是人体必需的营养成分，在体内作为维生素D、性激素和胆汁的原料，同时神经组织中存在较多的胆固醇，摄入过低不利于健康。也有研究显示，胆固醇水平过低可能影响人的心理健康，造成性格改变，也可能使发生某些恶性肿瘤的危险性增加。

（2）瘦肉不含脂肪　一般来说，动物性食物中都有脂肪，但同样是瘦肉脂肪含量差别较大，猪瘦肉中的脂肪含量是各种肉中最高的，达25%~30%，猪里脊肉脂肪含量为7.9%，牛里脊肉中脂肪含量为0.9%，鸡胸脯肉的脂肪含量为5.0%。

（3）肉汤比肉有营养　我国南方地区居民炖鸡，有喝汤弃肉的习惯，这种吃法不能使食物中的营养素得到充分利用，造成食物资源的极大浪费。实际上，鸡肉部分的营养价值比鸡汤高得多。所以既要喝汤，更要吃肉。

（4）红皮鸡蛋与白皮鸡蛋营养价值高　有些人在买鸡蛋时，很在乎蛋皮的颜色，专门选购红皮蛋，认为红皮鸡蛋比白皮鸡蛋的营养价值高，其实不然。首先蛋壳的颜色主要是由一种称为卵壳卟啉的物质决定的。有些鸡血液中的血红蛋白代谢可产生卵壳卟啉，因而蛋壳可呈浅红色，而有些鸡如白洛克鸡和某些养鸡场的鸡不能产生卵壳卟啉，因而蛋壳呈现白色，蛋壳的颜色完全是由遗传基因决定的。因此，在选购鸡蛋时，无须注重蛋壳的颜色。从营养素含量看，除白皮鸡蛋脂肪含量（9g/100g）低于红皮鸡蛋（11.1g/100g）、维生素A含量（310μgRE/100g）高于红皮鸡蛋（194μgRE/100g），其他营养素红皮鸡蛋和白皮鸡蛋相差不明显。

扩展阅读

1. 科学认识胆固醇

人体内的胆固醇主要有两个来源：一是内源性的，主要是由肝脏利用醋酸及其前体合成，人体每天合成的胆固醇为1~1.2g，是人体胆固醇的主要来源；二是外源性的，即机体通过食物摄入胆固醇。经膳食摄入的胆固醇仅占体内合成胆固醇的1/7~1/3。膳食胆固醇的吸收及其对血脂的影响因遗传和代谢状态而存在较大的个体差异。部分人群胆固醇摄入高时还反馈抑制自身胆固醇的合成。近年研究表明，脂肪酸的性质对胆固醇的合成速度和血液中脂质水平的影响更明显，特别是饱和脂肪酸。对日本居民进行的3项研究显示，胆固醇摄入量与脑卒中没有关系。2011年，关于膳食胆固醇与冠心病关系的4项前瞻性队列研究的系列综述显示，即使胆固醇的摄入量达到768mg/d，也未发现胆固醇摄入与冠心病发病和死亡风险有关。2013年，中国营养学会在新版DRIs的建议中，去掉了对膳食胆固醇的上限值（300mg/d）。但是，这并不意味着胆固醇的摄入量可以毫无节制。血液胆固醇水平与心血管疾病的关系是确凿的，对于患有慢性疾病或血脂偏高的成年人仍需注意。

2. "土鸡蛋"与"洋鸡蛋"

所谓的"土鸡蛋"指的是农家散养的土鸡所生的蛋，而"洋鸡蛋"指的是养鸡场或养鸡专业户用合成饲料养的鸡下的蛋。这两种鸡蛋哪种营养价值高，目前还存在不少争议。一些人士认为，土鸡在自然环境生长，吃得也都是天然食物，产出的鸡蛋品质自然会好些。而一般养鸡场生产的鸡蛋，因采用了专门的产蛋鸡种和人工饲料，其营养价值不如土鸡蛋。

"土鸡蛋"与"洋鸡蛋"到底有什么差别呢？从两类鸡蛋营养素含量看，相对而言，土鸡蛋的蛋白质、碳水化合物、胆固醇、钙、锌、铜、锰含量略高些，而脂肪、维生素 A、维生素 B₂、烟酸、硒等含量略低，其他营养素差别不是很大。其中土鸡蛋中胆固醇含量高，其原因可能与蛋黄所占比例较大有关，见下表。

红皮鸡蛋、白皮鸡蛋和土鸡蛋营养素含量比较（每100g 可食部含量）

食物名称	白皮鸡蛋	红皮鸡蛋	土鸡蛋
蛋白质/g	12.7	12.8	14.4
脂肪/g	9	11.1	6.4
碳水化合物/g	1.5	1.3	5.6
胆固醇/mg	585	585	1338
维生素 A/μgRE	310	194	199
维生素 E/mg	1.23	2.29	1.36
维生素 B_1/mg	0.09	0.13	0.12
维生素 B_2/mg	0.31	0.32	0.19
烟酸/mg	0.2	0.2	Tr
钙/mg	48	44	76
镁/mg	14	11	5
铁/mg	2	2.3	1.7
锌/mg	1	1.01	1.28
硒/mg	16.55	14.98	11.50
铜/mg	0.06	0.07	0.32
锰/mg	0.03	0.04	0.06

资料来源：中国营养学会，《中国居民膳食指南（2016）》，2016。

3. 鲍鱼的营养价值有多高？

鲍鱼自古被人们视为"海味之珍品"。因其价格昂贵，民间传说"一口鲍鱼一口金"。那么，鲍鱼的营养价值是否也像其价格一样高呢？其实不然。鲍鱼为单壳贝类，属海洋软体动物。从营养角度看，鲍鱼的价值并不很突出。营养成分分析，每100g 鲍鱼中含蛋白质12.6g，并不比黄鱼多，与田螺相近；脂肪含量较低，胆固醇含量较高，B 族维生素含量不高；钙、钠、铁、锌、硒的含量较高，但锌含量不如田螺，硒含量不如大黄鱼。鲍鱼中的营养素含量与其他水产动物比较，有高有低，营养价值不像人们所认为的那么高，见下表。

鲍鱼和其他水产品类食物主要营养素含量比较（每100g 可食部含量）

营养素	杂色鲍鱼（山东）	海参（山东）	大黄花鱼	田螺（上海）
蛋白质/g	12.6	16.5	17.7	11.0
脂肪/g	0.80	0.2	2.50	0.20

续表

营养素	杂色鲍鱼（山东）	海参（山东）	大黄花鱼	田螺（上海）
胆固醇/mg	242	51	86	154
维生素 A/μgRE	24.0	…	10.0	…
维生素 E/mg	2.20	3.14	1.13	0.75
维生素 B_1/mg	0.01	0.03	0.03	0.02
维生素 B_2/mg	0.16	0.04	0.10	0.19
烟酸/mg	0.20	0.1	1.90	2.20
钙/mg	266	285	53	1030
镁/mg	59	149	39	77
磷/mg	77	28	174	93
铁/mg	22.6	13.2	0.7	19.7
锌/mg	1.75	0.63	0.58	2.71
硒/mg	21.38	63.93	42.57	16.73
铜/mg	0.72	0.05	0.04	0.80
锰/mg	0.40	0.76	0.02	1.26

资料来源：杨月欣，《中国食物成分表》，2009。

（五）推荐五　少盐少油，控糖限酒

关键推荐

①培养清淡饮食习惯，少吃高盐和油炸食品。成年人每天食盐不超过6g，每天烹调油 25~30g。

②控制添加糖的摄入量，每天摄入不超过50g，最好控制在约25g以下。

③每日反式脂肪酸摄入量不超过2g。

④足量饮水，成年人每天7~8杯（1500~1700mL），提倡饮用白开水和茶水；不喝或少喝含糖饮料。

⑤儿童少年、孕妇、乳母不应饮酒。成年人如饮酒，男性一天饮用酒的酒精量不超过25g，女性不超过15g。

1. 盐、油、糖及酒类食物的利与弊

食盐是食物烹调或加工食品的主要调味品。食盐的主要成分是氯化钠，它给我们的表面感觉是"咸"。无论何种菜肴，大多以咸作基础味，是食盐让我们享受到了美味佳肴。饮食中食盐摄入量过高，可增加高血压、胃癌和脑卒中发生的风险。因此要降低食盐摄入，培养清淡口味。推荐每天食盐摄入量不超过6g。

烹调油包括植物油和动物油，是人体必需脂肪酸和维生素 E 的重要来源。目前我国居民烹调油摄入过多。过多脂肪和动物脂肪摄入会增加肥胖，反式脂肪酸增高心血管疾病的发病风险。应减少烹调油和动物脂肪用量，每天的烹调油摄入量为25~30g。对于成年人脂肪提供能量占总能量的30%以下。

添加糖是纯能量食物，过多摄入可能造成龋齿，并引发超重、肥胖发生的风险。建议每天摄入添加糖提供的能量不超过总能量的10%，最好不超过总能量的5%。对于儿童青少年来说，含糖饮料是添加糖的主要来源，建议不喝或少喝含糖饮料和食用高糖食品。

在节假日、喜庆和交际的场合，人们饮酒是一种习俗。高度酒含能量高，白酒基本上是纯能量食物，不含其他营养素。无节制的饮酒会使食欲下降，食物摄入量减少，以致发生多种营养素缺乏、急慢性酒精中毒、酒精性脂肪肝，严重时还会造成酒精性肝硬化。过量饮酒还会增加患高血压、中风等疾病的危险；并可导致事故及暴力的增加，对个人健康和社会安定都是有害的。因此，应避免过量饮酒。若饮酒，成年男性一天饮用的酒精量不超过25g，成年女性一天不超过15g，儿童少年、孕妇、乳母等特殊人群不应饮酒。

水是膳食的重要组成部分，在生命活动中发挥重要功能。推荐饮用白开水或茶水，成年人每天饮用量1500~1700mL（7~8杯）。

2. 如何减少食盐、油的摄入

（1）选用新鲜食材，巧用替代方法　烹调时应尽可能保留食材的天然味道，这样就不需要加入过多的盐等调味品来增加食物的滋味。另外，还可通过不同味道的调节来减少对咸味的依赖，如加醋、使用花椒、八角、葱、姜等天然调味料来调味。

（2）学习量化　使用限盐勺、量具，逐渐减少用量，控制总量。

（3）烹调方法多样　多采用蒸、煮、烤等烹调方法减少用盐量，炖、焖、拌、水滑等还可减少用油量。

（4）少吃零食、油炸食品　零食多为高盐食物，油炸食物也是高脂肪高能量食物，所以，应注意减少零食、油炸食品的摄入量。

知识链接

1. 哪些食物隐藏"盐"？

食盐在烹调中的主要作用是调制口味和增强风味。家庭常见的隐藏盐，如酱油、咸菜、酱豆腐、味精等。在加工食品中，一方面添加食盐能增加食品的美味，另一方面也是食品保存中最常用的抑菌剂。除此之外，在食品加工的过程中，含钠的食品添加剂如谷氨酸钠（味精）、碳酸氢钠（小苏打）、枸橼酸钠、苯甲酸钠等，这些都会增加加工食品的钠含量。常见的各类食品中高盐食品见下表。

食物中隐藏"盐"的含量　　　　　　　　　　　单位：mg/100g

食物名称	钠/mg	相当于盐含量/g	食物名称	钠/mg	相当于盐含量/g
零食类		1gNa×2.54＝盐	蚕豆	547.9	1.39
海带菜	2511.7	6.38	薯片	508.6	1.29
海苔	1599.1	4.06	**肉类鱼类**		1gNa×2.54＝盐
方便面	1144.0	2.91	海参（干）	4968.0	12.62
山核桃（熟）	855.5	2.17	咸鸭蛋	2706.1	6.87
开心果（熟）	756.4	1.92	鱼片干	2320.6	5.89
饼干（咸）	697.2	1.77	低脂干酪	1684.8	4.28
松子（熟）	666.0	1.69	盐水鸭	1557.5	3.96
葵花籽（熟）	634.7	1.61	扒鸡	1000.7	2.54

续表

食物名称	钠/mg	相当于盐含量/g	食物名称	钠/mg	相当于盐含量/g
酱鸭	981.3	2.49	榨菜	4252.6	10.80
鱼丸	854.2	2.17	腐乳（红）	3091.0	7085
干酪	584.6	1.48	**其他**		
午餐肉	528.7	1.34	豆腐丝（油）	769.4	1.95
调味品			龙须面	711.2	1.81
鸡精	19041.8	48.37	豆腐干	690.2	1.75
味精	18864.4	47.92	热狗（原味）	684.0	1.74
辣酱菜	8160.0	20.73	素火腿	675.9	1.72
老抽	6910.4	17.55	油条	585.2	1.49
生抽	6384.7	16.22	三明治	528.0	1.34
豆瓣酱	6012.0	15.27	面包（均值）	230.4	0.59

资料来源：中国营养学会，《中国居民膳食指南（2016）》，2016。

2. 看营养标签，聪明选择食品

根据《预包装食品营养标签通则（GB 28050—2011）》的规定，营养标签规定了能量、蛋白质、脂肪、碳水化合物和钠是强制标出的成分；如果预包装食品的配料中含有或生产过程中使用了氢化和（或）部分氢化油脂，在营养成分表中应标出，还应标出反式脂肪酸的含量。买食品，看营养标签，会逐渐了解食品中油、盐、糖的含量，并做到聪明选择，自我限制。除此之外，食品标签中的"配料表"也是关键部分，如氢化植物油、植物奶油、植物黄油、人造黄油、蔗糖、果糖、盐、起酥油等过多食用对健康造成影响的成分都可在其中看到。

3. 什么是反式脂肪酸

在油脂的化学结构中，脂肪酸的氢原子分布在不饱和键的同侧，称作顺式脂肪酸；反之，氢原子在不饱和键的两侧，称作反式脂肪酸。常用植物油中的脂肪酸均属于顺式脂肪酸，植物油部分氢化可产生反式脂肪酸。现在食用的氢化油有起酥油、人造黄油和代可可脂，稳定性好，有特殊风味，但经过部分氢化的油脂中会产生反式脂肪酸，见下表。

常见包装食品中反式脂肪酸含量

反式脂肪酸来源	食品名称	贡献率/%
加工来源	植物油	49.81
	糕点（蛋糕、派、萨琪玛、其他糕点）	4.05
	比萨、汉堡、三明治	2.65
	饼干	2.50
	油饼、油条	2.36
	面包（牛角、奶油或其他）	2.31
	其他[①]	7.49
	小计	71.17

注：①其他包括：方便面、小吃、速冻食品、巧克力、糖果、速溶咖啡/咖啡伴侣、固体饮料、奶茶/奶精、月饼、冷冻饮品等

资料来源：中国营养学会，《中国居民膳食指南（2016）》，2016。

4. 不同酒的酒精含量

按酒精含量习惯将酒分为高度酒（国外又称烈性酒）、中度酒和低度酒三类。

①高度酒是指酒精含量在40%以上的酒，如高度白酒、白兰地和伏特加。

②中度酒是指酒精含量在20%~40%的酒，如38°的白酒和马提尼等。

③低度酒是指酒精含量在20%以下的酒，如啤酒、黄酒、葡萄酒等。各种低度酒间的酒精度相差很大。

一般的啤酒酒精含量在3.5%~5%，通常将含酒精2.5%~3.5%的称为淡啤酒，1%~2.5%的称为低醇啤酒，1%以下的则称为无醇啤酒。

3. 油、盐、水的饮食误区

（1）植物油主要含不饱和脂肪酸，多吃无妨　人类饮食离不开油，烹调油除了可以增加食物的风味，还是人体必需脂肪酸和维生素E的重要来源，并且有助于食物中脂溶性维生素的吸收利用。但是过多脂肪的摄入会增加慢性疾病发生的风险。在不少人眼里，动物油是有害的，而植物油是有益健康的，因而就有了"植物油可以多吃"的误区。其实，无论动物油还是植物油都含有脂肪，脂肪是高热量食品，长期过量地摄入就会导致肥胖。因此，吃植物油也有量的限制。

（2）吃起来没有咸味的食品不含"盐"　很多人认为，吃起来没有咸味的食品应该不含盐或含盐较低，其实不然。像一些加工食品吃起来没有咸味，但在加工过程中都添加了食盐，如面条、面包、饼干等；还有添加鸡精、味精的食品，吃起来不但没有咸味还有鲜味，其实鸡精、味精含钠量都较高。因此，吃起来没有咸味的食品不等于不含盐，所以日常生活中应注意隐性盐/钠问题。为控制食盐摄入量，最好的办法是少买高盐（钠）食品，少吃腌制食品。预包装食品营养标签中钠是强制标示项目，购买时应注意食品的钠含量。一般而言，钠超过30% NRV（营养素参考数值）的食品需要注意少购少吃。

（3）不渴，不必喝水　众所周知，不摄入水生命只能维持数日，有水摄入而不摄入食物时生命可维持数周，可见水对维持生命至关重要。当你感到口渴时，说明体内已经缺水。所以，饮水时间应分配在一天中任何时刻，喝水应该少量多次，每次200mL左右（1杯），切莫感到口渴时再喝水。

（4）饮料比水有营养　很多人认为饮料比水有营养，因此，有的家长给孩子喝植物蛋白饮料如杏仁露、核桃露和果汁饮料来补充营养。其实，这是个误区。植物蛋白饮料国家标准蛋白含量为≥0.6%，这么低的蛋白质含量与牛乳（蛋白含量≥2.9%）比低得多，但这些饮料的价格却要比牛乳高上几倍，从何谈营养呢。

（5）饮料=饮用水　不少年轻人喜欢把饮料当作饮用水。水和饮料虽然均可以提供水分，但在功能上并不能等同。由于饮料中含有较高的糖、蛋白质、香精和色素及一些防腐剂，饮用后不易使人产生饥饿感，用饮料代替饮用水，不但起不到给身体"补水"的作用，还会降低食欲，影响消化和吸收。长期饮用含咖啡因的碳酸饮料，会导致热量过剩，刺激血脂上升，增加心血管负担。另外，对儿童来说，碳酸饮料会破坏牙齿外层的珐琅质，容易引发龋齿。

温馨提示：油炸食品不宜多吃

脂肪是高热量的营养素，1g脂肪提供的热量为38kJ（9kcal），比1g碳水化合物17kJ（4kcal）和1g蛋白质17kJ（4kcal）提供热量的总和还要多。因此，经烹调油煎炸后的食物热量会增加许多，如100g面粉制成的馒头是160g，提供150kJ（360kcal）热量，炸成油条后质量为162g，提供的热量高达2620kJ（626kcal）；100g鸡翅提供热量1005kJ（240 kcal），100g炸鸡翅提供的热量为1411kJ（337kcal）；100g蒸土豆提供热量293kJ（70kcal），同样质量的土豆炸成薯条后质量为50g，提供的热量为628kJ（150 kcal），炸成薯片质量为25g，提供热量为578kJ（138kcal）。这些增加的热量完全来自烹调油。为防止热量过剩应少吃油炸食物。另外，富含淀粉类的食品，如面粉、薯类食品等，油炸时可能会产生丙烯酰胺等有害成分，不宜多吃。

（六）推荐六　杜绝浪费，兴新食尚

> **关键推荐**
> ①珍惜食物，按需备餐，提倡分餐不浪费。
> ②选择新鲜卫生的食物和适宜的烹调方式。
> ③食物制备生熟分开，熟食二次加热要热透。
> ④学会阅读食品标签，合理选择食品。
> ⑤多回家吃饭，享受食物和亲情。
> ⑥传承优良文化，兴饮食文明新风。

食物是人类获取营养、赖以生存和发展的物质基础，勤俭节约是中华民族的传统美德，食物资源宝贵、来之不易，应尊重劳动，珍惜食物，杜绝浪费。

优良饮食文化是实施平衡膳食的保障。"新食尚"鼓励优良饮食文化的传承和发扬。家庭应按需选购食物，适量备餐；在外点餐应根据人数确定数量，集体用餐时采取分餐制和简餐，文明用餐，反对铺张浪费。倡导在家吃饭，与家人一起分享食物和享受亲情。

食物在生产、加工、运输、贮存等过程中如果遭受致病性微生物、寄生虫和有毒有害等物质的污染，可导致食源性疾病，威胁人体健康。因此，应选择新鲜卫生的食物、当地当季的食物；学会阅读食品标签，合理贮藏食物，采用适宜的烹调方式，提高饮食卫生水平。

我国人口众多，食物浪费问题比较突出，食源性疾病状况不容乐观，减少食物浪费、注重饮食卫生、兴饮食文明新风对我国社会可持续发展、保障公共健康具有重要意义。

1. 如何做到不浪费

（1）简餐分餐，减少铺张浪费　食物不浪费6个提醒：买需要的食物；小份的食物；点餐要适量；份餐不铺张；剩余要打包；吃好不过量。

（2）珍惜食物不浪费　每个人要做到的4件事：珍惜食物，不浪费食物；用自己的餐具吃饭，减少一次性碗筷餐具的使用；减少使用食品包装和白色（塑料制品）污染；不购买和食用保护类动植物。

（3）自己动手烹制食物　自己动手做饭、回家吃饭是增进亲情和传承传统优良饮食文化的重要方式，也是避免浪费和饮食卫生的重要措施。

2. 注意食物过敏

部分人群会对某些食物的某些成分发生过敏反应，通常累及呼吸道、皮肤和消化道，称为食物过敏。虽然食物过敏只累及小部分人群，但它对这类特定人群可能造成较大的危害，因此也作为食品安全的一个重要方面。常见的容易引起过敏的食物有乳类、坚果类、豆类、蛋类、海产品等。因此，有家族过敏史或者有过敏经历的人群购买食物时，应注意避免摄入相应食物。

3. 选择新鲜食物，注意饮食卫生

新鲜食物是指近期生产加工、存放时间短的食物。选择新鲜食物是从源头上注意饮食卫生的第一关，而学会辨别和采购新鲜和卫生的食物是保证饮食卫生的关键。

（1）首选当地、当季食物　选择本地、当季食物，既缩短食物运输里程，减少污染机会，保证食物新鲜卫生和营养，也是节能、低碳、环保的重要措施。

（2）学会辨别新鲜食物　不同的新鲜食物，其感官性状不同，辨别方法也不同，但大多都可通过看、触、闻等方法了解食物的外观、色泽、气味等感官指标加以辨别。如鲜猪肉的肌肉看起来有光泽、红色均匀、脂肪白色、外表微干或为湿润、不黏手，指压肌肉后的凹陷立即恢复，具有畜肉应有的正常气味。不新鲜肉的肌肉无光泽，脂肪灰绿，外表极度干燥或黏手，指压肌肉后的凹陷不能复原，留有明显痕迹，可能有臭味。特别要学会辨别和处理常见的有毒食物，如毒蕈（毒蘑菇）、河豚、发芽土豆、未熟的四季豆等。

（3）注意饮食卫生　食物在运输、贮存、加工等过程中应减少污染；烹调前要清洗干净；熟食或隔夜的剩饭剩菜在食用前需彻底再加热；食物生熟要分开，避免交叉污染。

扩展阅读

1. 可以品尝但不宜多吃的食物

可以品尝但不宜多吃的食物包括熏制、腌制、酱制食品。熏制食品如熏鱼、熏肉、火腿等在加工时需利用木屑等各种材料焖烧产生的烟气来熏制，以提高其防腐能力，而且使食品产生特殊的香味。但是，烟熏气体中含有致癌物质苯并芘，容易污染食品，必须引起警惕。

腌制食品含盐分太高，经常食用不利于健康。

酱制食品中需要添加亚硝酸盐有利于发色和保藏，但可引起胡萝卜素、维生素 B_1、维生素 C 以及叶酸的破坏。尤其重要的是，亚硝酸盐可以转化成致癌物亚硝胺，过多食用有害健康。

2. 天然、新鲜的食品对人体有益无害

食品化学分析发现，许多纯天然食品中也含有有毒/害物质。例如，生豆角中有溶血物质，发芽土豆中有龙葵素，某些鱼类中含有胺等可能导致中毒的物质，如果对这些食品处理不当就会发生危险。另外，食物非越新鲜越好，特别是某些蔬菜（野菜），如四季豆（含有毒成分为皂苷、红细胞凝集素）、鲜黄花菜（含有秋水仙碱）、毒蕈（有毒的毒蕈约 100 种），加工处理不当可引起食用者中毒。所以，要学会辨别。

温馨提示：在外就餐时注意事项

①选择干净、卫生的就餐场所；

②点菜时要注意食物多样，荤素搭配；

③不要为了摆排场、讲面子点大量的菜肴，做到适可而止；

④尽量选择用蒸、炖、煮等方法烹调的菜肴，尽量避免煎炸食品和高脂肪菜肴，以免摄入过多的油脂；

⑤在进餐时多吃蔬菜和豆制品，肉类菜肴要适量；

⑥食量要适度，特别是吃自助餐时，更应该注意做到食不过量。

⑦选择清淡的饮料，不喝或少喝含糖饮料；

⑧控制酒的消费，喝酒应限量。

三、 特定人群膳食指南

（一）中国孕妇、乳母膳食指南

1. 备孕妇女膳食指南

①调整孕前体重至适宜水平。

②常吃含铁丰富的食物，选用碘盐，孕前三个月开始补充叶酸。

③禁烟酒，保持健康生活方式。

2. 孕期妇女膳食指南

①补充叶酸，常吃含铁丰富的食物，选用碘盐。

②孕吐严重者，可少量多餐，保证摄入含必要量碳水化合物的食物。

③孕中晚期适量增加乳、鱼、禽、蛋、瘦肉的摄入。

④适量进行身体活动，维持孕期适宜增重。

⑤禁烟酒，愉快孕育新生命，积极准备母乳喂养。

3. 哺乳期妇女膳食指南

①增加富含优质蛋白质及维生素 A 的动物性食物和海产品，选用碘盐。

②产褥期食物多样不过量，重视整个哺乳期营养。

③愉快心情，充足睡眠，促进乳汁分泌。

④坚持哺乳，适度活动，逐步恢复适宜体重。

⑤忌烟酒，避免浓茶和咖啡。

（二）中国婴幼儿喂养指南

出生后至满 2 周岁阶段，构成生命早期 1000 天关键窗口期中三分之二的时长，该阶段的良好营养和科学喂养是儿童近期和远期最重要的保障，对婴幼儿体格生长、智力发育、免疫功能等近期和后续健康持续产生至关重要的影响。

1.6 月龄内婴儿母乳喂养指南

①产后尽早开乳，坚持新生儿第一口食物是母乳。

②坚持 6 月龄内纯母乳喂养。

③顺应喂养，建立良好的生活规律。

④生后数日开始补充维生素 D，不需补钙。

⑤婴儿配方乳是不能纯母乳喂养时的无奈选择。

⑥监测体格指标，保持健康生长。

2.7~24 月龄婴幼儿喂养指南

①继续母乳喂养，满 6 月龄起添加辅食。

②从富含铁的泥糊状食物开始，逐步添加达到食物多样。

③提倡顺应喂养，鼓励但不强迫进食。

④辅食不加调味品，尽量减少糖和盐的摄入。

⑤注重饮食卫生和进食安全。

⑥定期监测体格指标，追求健康生长。

（三）中国儿童少年膳食指南

本指南适用于 2 周岁至不满 18 岁的未成年人（简称为 2~17 岁儿童），分为 2~5 岁学龄前儿童和 6~17 岁学龄儿童少年两个阶段。该指南是一般人群指南基础上的补充说明和指导。

1. 学龄前儿童膳食指南

①规律就餐，自主进食不挑食，培养良好饮食习惯。

②每天饮乳，足量饮水，正确选择零食。

③食物应合理烹调，易于消化，少调料、少油炸。

④参与食物选择与制作，增进对食物的认知与喜爱。

⑤经常户外活动，保障健康生长。

2. 学龄儿童膳食指南

①认识食物，学习烹饪，提高营养科学素养。

②三餐合理，规律进餐，培养健康饮食行为。

③合理选择零食，足量饮水，不喝含糖饮料。

④不偏食节食，不暴饮暴食，保持适宜体重增长。

⑤保证每天至少活动 60 分钟，增加户外活动时间。

知识链接

1. 什么是婴儿配方食品

大多数婴儿配方食品是在牛乳的基础上，尽可能模仿母乳的构成，调整蛋白质的构成及其他营养素含量以满足婴儿需要，如将乳清蛋白的比例增加至 60%，降低蛋白质的总量，以减轻肾负荷；同时减少酪蛋白至 40%，以利于消化吸收；增加婴儿需要的牛磺酸和肉碱等。在脂肪方面，脱去牛乳中全部或部分含饱和脂肪的奶油，加入富含多不饱和脂肪的植物油，添加有助于大脑发育的长链多不饱和脂肪酸，如二十二碳六烯酸（DHA）、花生四烯酸（ARA），使脂肪酸的构成接近母乳。减少矿物质总量，也可减轻肾负荷。同时调整钙、磷比例，增加了铁、锌、维生素 A、维生素 D、维生素 K 等矿物质和维生素含量，满足婴儿营养需要。

2. 如何添加辅助食品

因婴儿的生长发育以及对食物的适应性和爱好都存在一定的个体差异，辅食添加的时间、数量以及快慢等都要根据婴儿的实际情况灵活掌握，遵照循序渐进的原则。

（1）从一种到多种　开始添加的食物应遵循从一种到多种的原则，要一种一种地逐一添加，当婴儿适应一种食物后再开始添加另一种新食物。

（2）由少量到多量　添加辅食的量要根据婴儿的营养需要和消化道的成熟程度，开始添加的食品可先每天 1 次，以后逐渐增加次数和量，并逐步减去母乳喂哺 1~3 次，逐渐达到停止母乳喂养。

（3）逐渐从稀到稠、从细到粗　给予的食物应逐渐从稀到稠，从流质开始，逐渐过渡到半流质，再到软固体食物，最后固体食物，如从米汤到烂粥、稀粥，最后到软饭。给予食物的性状应从细到粗，例如，先从喂菜汤开始，逐渐试喂细菜泥、粗菜泥、碎菜和煮烂的蔬菜。

（4）注意观察婴幼儿的消化能力　添加一种新的食物，如有呕吐、腹泻等消化不良反应时，可暂缓添加，待症状消失后再从小量开始添加，但是不能认为是孩子不适应此种食物而不再添加辅食。如婴儿患病时，可根据当时情况暂停添加新的辅食。

（5）不要强迫进食　当婴儿不愿意吃某种新食品时，切勿强迫，可改变方式，常常会收到良好的效果，如改变食品的性状、烹调方法，或选择喂食的时机等。例如，可在婴儿口渴或在婴儿饥饿时给予新的食物等。

3. 儿童少年不要盲目节食

有些儿童少年为了追求体型完美，有意进行节食，继而出现过度地节制饮食。这种情况多见于青春期女孩。青春期女孩伴随第二性征发育而来的是逐渐成熟的体型。对此，她们容易产生恐惧不安、羞怯，有使自己的体型保持"苗条"的愿望。因此，她们过分关注体型，过度节食以致体重明显降低。有少数女生盲目节食，甚至用催吐、吃泻药等极端作法减重，久之形成条件反射，逢吃饭就恶心或一听到与吃饭有关的词就呕吐，最终导致神经性厌食症，发生营养不良，骨瘦如柴；神经性厌食症还可以引起身体内分泌的改变，少女乳房发育停滞，月经迟迟不来，已来月经者会出现停经、闭经、阴毛稀少等现象。长期营养不良会造成机体电解质平衡紊乱，有的会诱发癫痫发作。还会出现精神症状，如焦虑不安、抑郁、失眠、注意力不集中、易激怒、强迫性思维等。严重者会导致死亡。

现实生活中，有很多体重正常的儿童青少年盲目进行节食减重，这对于儿童青少年的健康成长有着巨大的危害。因此，儿童青少年不应盲目进行节食减重。在不能确定自己的体重是否正常、需不需要控制时，可以向营养专家、医生或家长咨询。

4. 合理选择零食

零食是指非正餐时间所吃的各种食物。我国城市儿童少年爱吃零食，多数成年人也喜欢吃零食。合理有度地吃零食既是一种生活享受，又可以提供一定的能量和营养素，有些情况下还可起到缓解紧张情绪的作用。但是，零食所提供的热量和营养素不如正餐全面、均衡，所以吃零食的量不宜过多，而且来自零食的热量应计入全天热量摄入之中。

合理选择零食的原则：①根据个人的身体情况及正餐的摄入状况选择适合个人的零食；②应选择营养价值高的零食，如水果、乳制品、坚果等，其所提供的营养素可作为正餐之外的一种补充；③应选择合适的时间，两餐之间可适当吃些零食，以不影响正餐食欲为宜；④零食的量不宜太多，以免影响正餐的食欲和食量。吃零食要遵循不贪吃、不多吃、浅尝辄止，不要以零食代替正餐，最好在进食正餐前2h吃少量零食，选择低脂肪、低热量的零食。

（四）我国老年人膳食指南

老年人和高龄老人分别指65岁和80岁以上的成年人。由于年龄的增加，老年人器官功能出现不同程度的衰退，如消化吸收能力下降、心脑功能衰退、视觉和听觉及味觉等感官反应迟钝、肌肉萎缩、瘦体组织量减少等。这些变化可明显影响老年人摄取、消化、吸收食物的能力，使老年人容易出现营养不良、贫血、骨质疏松、体重异常和肌肉衰减等问题，也极大地增加了慢性疾病发生的风险。因此，老年人在饮食及运动方面需要特别关注。

①少量多餐细软；预防营养缺乏。

②主动足量饮水；积极户外活动。

③延缓肌肉衰减；维持适宜体重。

④摄入充足食物；鼓励陪伴进餐。

（五）素食人群膳食指南

素食人群是指以不食肉、家禽、海鲜等动物性食物为饮食方式的人群。按照所戒食物种类不同，可分为全素、蛋素、乳素、蛋乳素人群等。完全戒食动物性食物及其产品的为全素食人群，不戒食乳蛋类及其产品的为蛋乳素人群。

素食人群膳食除动物性食物外，其他食物种类与一般人群膳食类似，因此，除了动物性食物，一般人群膳食指南的建议均适用于素食人群。

①谷类为主，食物多样；适量增加全谷物。

②增加大豆及其制品的摄入，每天50~80g；选用发酵豆制品。

③常吃坚果、海藻和菌菇。

④蔬菜、水果应充足。

⑤合理选择烹调油。

第四节 平衡膳食模式及实践

我国膳食指南的修订宗旨，是以社会大众的健康需求和利益为根本，以平衡膳食为目标。为了更好地理解和传播中国居民膳食指南和平衡膳食的理念，不仅完善了中国居民平衡膳食宝塔，还增加了中国居民平衡膳食餐盘、中国儿童平衡膳食算盘等。

一、中国居民平衡膳食宝塔

（一）中国居民平衡膳食宝塔示意图

中国居民平衡膳食宝塔（Chinese food guide pagoda，以下简称膳食宝塔）是根据《中国居民膳食指南（2016）》的核心内容，结合中国居民膳食的实际状况，将平衡膳食的原则转化成各类食物的质量，便于人们在日常生活中实行，如图6-1所示。

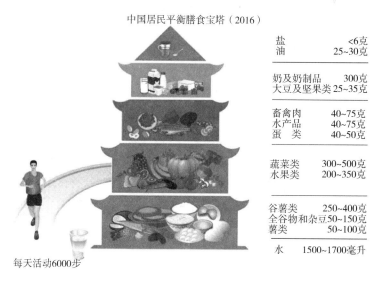

图6-1 中国居民平衡膳食宝塔（2016）

资料来源：中国营养学会，《中国居民膳食指南（2016）》，2016。

　　膳食宝塔提出了一个在营养上比较理想的膳食模式，同时注意了运动的重要性。它所建议的食物量，特别是乳类和豆类食物的量可能与大多数人当前的实际摄入量还有一定的距离，对某些贫困地区来讲可能距离还很远，但为了改善中国居民的膳食营养状况，应把它看作是一个奋斗目标，努力争取，逐步达到。

　　膳食宝塔共分五层，包含我们每天应吃的主要食物种类。膳食宝塔各层位置和面积不同，这在一定程度上反映出各类食物在膳食中的地位和应占的比重。谷薯类食物位居底层，每人每天应该摄入 250~400g，其中全谷物 50~100g，新鲜薯类 50~100g；蔬菜和水果居第二层，每天应吃蔬菜 300~500g、水果 200~350g；鱼、禽、肉、蛋等动物性食物位于第三层，每天应该吃 120~200g（鱼虾类 40~75g；畜、禽肉 40~75g；蛋类 1 个，相当 50g 左右）；乳类、豆和坚果食物居第四层，每天应吃相当于鲜乳 300g 的乳类及乳制品；大豆和坚果 30~35g。烹调油和食盐居塔顶，每天烹调油 25~30g，食盐不超过 6g。另外，膳食宝塔强调足量饮水和增加身体活动，在温和气候条件下生活的轻体力活动的成年人每日至少饮水 1500~1700mL（7~8 杯），并建议成年人每天进行累计相当于步行 6000 步以上的身体活动。

（二）中国居民平衡膳食宝塔的应用

　　中国居民膳食指南是消费者健康生活的指导，在生活实践中可广泛运用，特别是：①设计平衡膳食，自我管理一日三餐；②了解并实践"多吃"的食物；③了解并控制"少吃"的食物；④合理运动和保持健康体重；⑤评价个人膳食和生活方式，逐步达到理想要求。设计膳食的基本原则：食物的种类和数量能满足机体营养需要。

　　1. 确定适合自己的能量需要水平

　　膳食宝塔中建议的每人每日各类食物适宜摄入量范围适用于一般健康成人，根据中国营养学会《中国居民膳食营养素参考摄入量 DRIs（2013 版）》，可以简单地根据自己的年龄范围和劳动强度来确定能量需要量。成人能量需要量：18~49 岁能量需要量为 1800~2250kcal，50 岁以上 1750~2100kcal，65 岁以上 1500~2050kcal。

　　在实际生活中，每个人要根据自己的生理状态、身体活动程度及体重情况等进行适当调整。例如，身体状况好且活动强度也较大的老年人，其能量需要量可适当增加。

　　2. 根据自己的能量需要水平确定食物需要量

　　膳食宝塔建议的各类食物摄入量是一个平均值，每日膳食中应尽量包含膳食宝塔中的各类食物。但无须每日都严格按照膳食宝塔建议的各类食物的量吃，重要的是要经常遵循宝塔各层各类食物的大体比例，以及根据自身的能量需要选择各类食物的用量，见表 6-6。

表 6-6　　　　　　　　　　　　不同身体活动水平的成人食物建议摄入量

食物名称	建议摄入量/g	轻度身体活动水平		中度身体活动水平		重度身体活动水平	
		男性	女性	男性	女性	男性	女性
谷类	50~60	5.5	4.5	7	5	8	6
薯类	80~85	1.0	0.5	1.5	1.0	1.5	1.5
蔬菜	100	4.5	4	5	4.5	6	5
水果	100	3	2	3.5	3	4	3.5
畜禽肉类	40~50	1.5	1	1.5	1	2	1.5

续表

食物名称	建议摄入量/g	轻度身体活动水平		中度身体活动水平		重度身体活动水平	
		男性	女性	男性	女性	男性	女性
蛋类	40~50	1	1	1	1	1	1
水产品	40~50	1.5	1	1.5	1	2.5	1.5
大豆	20~25	1	0.5	1	0.5	1	1
坚果	10	1	1	1	1	1	1
乳品	200~250	1.5	1.5	1.5	1.5	1.5	1.5
食用油	10	2.5	2.5	2.5	2.5	3	2.5

资料来源：中国营养学会，《中国居民膳食指南（2016）》，2016。

3. 食物同类互换，调配丰富多彩的膳食

膳食宝塔包含的每一类食物中都有许多品种，虽然每种食物都与另一种不完全相同，但同一类中各种食物所含营养成分往往大体上近似，在膳食中可以互相替换，例如，大米可与面粉或杂粮互换，馒头可与相应量的面条、烙饼、面包等互换；瘦猪肉可与等量的鸡、鸭、牛、羊、兔肉互换等。掌握了同类互换多种多样的原则就可以变换出多种吃法，可以全量互换，也可以分量互换。各类食物的交换量见附录三。

4. 要因地制宜充分利用当地资源

我国幅员辽阔，各地的饮食习惯及物产不尽相同，只有因地制宜充分利用当地资源才能有效地应用膳食宝塔。例如，牧区乳类资源丰富，可适当提高乳类摄入量；渔区可适当提高鱼及其他水产品摄入量；农村山区则可利用山羊乳以及花生、瓜子、核桃、榛子等资源。在某些情况下，由于地域、经济或物产所限无法采用同类互换时，也可以暂用豆类代替乳类、肉类；或用蛋类代替鱼、肉；不得已时也可用花生、瓜子、榛子、核桃等坚果代替大豆或肉、鱼、乳等动物性食物。

5. 要养成习惯，长期坚持

膳食对健康的影响是长期的结果，因此，膳食宝塔需要自幼养成习惯，并坚持不懈，才能充分体现其对健康的重大促进作用。

二、　中国居民平衡膳食餐盘

中国居民平衡膳食餐盘（food guide plate）如图 6-2 所示。该餐盘是按照平衡膳食原则，在不考虑烹饪用油盐的前提下，描述了一个人一餐中膳食的食物组成和大致比例，更形象直观地展现了平衡膳食的合理组合与搭配。可以说它是我们每一餐的参考。此餐盘适用于 2 岁以上的健康人群。餐盘分成谷薯类、鱼肉蛋豆类、蔬菜类、水果类四部分，按照质量计算，蔬菜为膳食总量的 34%~36%；谷薯类占膳食总量的 26%~28%；水果占膳食总量的 20%~25%；提供蛋白质的动物性食物和大豆所占面积最小，占膳食总量的 13%~17%；一杯牛乳为 300g。按照这个质量比例计划膳食，将很容易达到营养需求。

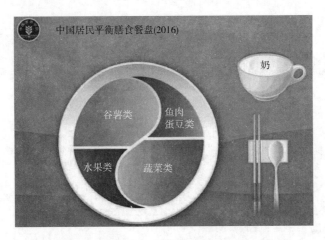

图6-2　中国居民平衡膳食餐盘（2016）

资料来源：中国营养学会，《中国居民膳食指南（2016）》，2016。

三、　中国儿童平衡膳食算盘

中国儿童平衡膳食算盘又称平衡膳食算盘（food guide abacus），是根据平衡膳食的原则转化各类食物的份量图形化的表示，能给儿童一个轮廓认识。算盘主要针对儿童，如表6-3所示。算盘分成6排，从下至上食物类别及代表颜色分别是：谷薯类（黄色），蔬菜类（绿色），水果类（蓝色），动物性食物类（紫色），大豆坚果乳类（香槟色），油和盐（红色），通过算珠的颜色和个数，从下往上依次表示每天各类食物的摄入量。

此外，算盘中跑步的儿童身挎水壶，表达了鼓励喝白开水、不忘天天运动、积极活跃的生活和学习。

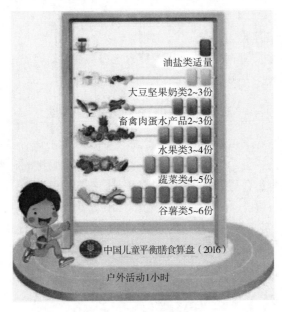

图6-3　中国儿童平衡膳食算盘（2016）

资料来源：中国营养学会，《中国居民膳食指南（2016）》，2016。

　　算盘分成6排，从下至上分别为：第一排：谷薯类食物，推荐儿童每日应摄入谷薯类5～6份，并粗细搭配，摄入适量全谷物和薯类；第二排：蔬菜类，推荐儿童每日应摄入蔬菜类4～5份，且深色蔬菜不低于每日总体蔬菜摄入量的1/3；第三排：水果类，推荐儿童每日应摄入水果类3～4份，建议吃新鲜水果，在鲜果供应不足时可选择一些含糖量低的干果制品和纯果汁；第四排：动物性食物，推荐儿童每日应摄入动物性食物2～3份；第五排：大豆坚果乳类，推荐儿童每日应摄入大豆坚果乳类食物2～3份，为满足骨骼发育的需要，学龄儿童应保证每天喝乳300mL或摄入相当量的乳制品；第六排：油盐类，推荐儿童每日摄入油盐适量。

扩展阅读：1989年、1997年、2007年中国居民膳食指南内容

　　《中国居民膳食指南（1989）》

1. 食物要多样　　2. 饥饱要适当　　3. 油脂要适量　　4. 粗细要搭配

5. 食盐要限量　　6. 甜食要少吃　　7. 饮酒要节制　　8. 三餐要合理

　　《中国居民膳食指南（1997）》

1. 食物多样，谷类为主

2. 多吃蔬菜、水果和薯类

3. 常吃乳类、豆类或其制品

4. 经常吃适量的鱼、禽、蛋、瘦肉，少吃肥肉和荤油

5. 食量和体力活动要平衡，保持适宜体重

6. 吃清淡少盐的食物

7. 饮酒要限量

8. 吃清洁卫生、不变质的食物。

　　《中国居民膳食指南（2007）》

1. 食物多样，谷类为主，粗细搭配

2. 多吃蔬菜水果和薯类

3. 每天吃乳类、大豆或其制品

4. 常吃适量的鱼、禽、蛋和瘦肉

5. 减少烹调油用量，吃清淡少盐膳食

6. 食不过量，天天运动，保持健康体重

7. 三餐分配要合理，零食要适当

8. 每天足量饮水，合理选择饮料

9. 如饮酒应限量

10. 吃新鲜卫生的食物

🔍 思考与练习

1. 何为合理膳食？简述平衡膳食的基本要求。
2. 中国居民膳食指南（2016）的主要内容包括哪些方面？
3. 怎样理解中国居民膳食指南中提出的谷类为主？
4. 请举例指出常见的饮食营养误区，并分析其原因。

营养与营养相关性疾病

[学习重点]

　　了解营养与营养相关性疾病的诊断，疾病对健康的危害。熟悉营养与疾病、食物与疾病的关系、饮食误区，饮食辅助治疗目的。掌握营养相关性疾病的营养防治原则、食物选择。

第一节　营养与高脂血症

　　高脂血症（hyperlipidemia），其实就是我们常说的血脂异常，指的是血液中脂质的质和量发生了异常。对于血脂的检查项目，包括总胆固醇（total cholesterol，TC）、甘油三酯（triglyceride，TG）、高密度脂蛋白胆固醇（high density lipoprotein cholesterol，HDL-C）和低密度脂蛋白胆固醇（low density lipoprotein cholesterol，LDL-C）。

　　血液中胆固醇或（和）甘油三酯水平过高或高密度脂蛋白胆固醇过低，现代医学称之为血脂异常。由于脂质不溶于水，必须与血液中的蛋白质结合形成大分子的脂蛋白后（以脂蛋白形式存在）才能在血液中被运输、进入组织进行代谢，所以，严格地说，高脂血症应称为高脂蛋白血症。测定脂蛋白（低密度脂蛋白和高密度脂蛋白）比测定总胆固醇更有意义。

　　根据病因，高脂血症可分为原发性和继发性两类。原发性高脂血症多与先天性和遗传有关，或由于环境因素（饮食、营养、药物）等通过未知的机制所致。继发性高脂血症多发生于代谢紊乱疾病（糖尿病、甲状腺功能减低等）或其他因素（如药物性高脂血症）等。

一、高脂血症的诊断标准

　　一般成年人空腹血液中总胆固醇超过 5.72mmol/L，甘油三酯超过 1.70mmol/L，可诊断为高脂血症。将总胆固醇在 5.2~5.7mmol/L 者称为边缘性升高。根据血液总胆固醇、甘油三酯和高密度脂蛋白-胆固醇的测定结果，通常将高脂血症分为以下四种类型。

（1）高胆固醇血症　血液总胆固醇含量增高，超过 5.72mmol/L，而甘油三酯含量正常，即甘油三酯<1.70mmol/L。

（2）高甘油三酯血症　血液甘油三酯含量增高，超过 1.70mmol/L，而总胆固醇含量正常，即总胆固醇<5.72mmol/L。

（3）混合型高脂血症　血液总胆固醇和甘油三酯含量均增高，即总胆固醇超过 5.72mmol/L，甘油三酯超过 1.70mmol/L。

（4）低高密度脂蛋白血症　血液高密度脂蛋白胆固醇（HDL-C）含量降低，即高密度脂蛋白<1.04mmol/L。

二、 高脂血症对健康的危害

高脂血症的危害是隐匿、逐渐、进行性和全身性的。在通常情况下，多数患者并无明显症状和异常体征，不少人是由于其他原因进行血液生化检验时才发现有血液低密度脂蛋白、甘油三酯或胆固醇等水平升高。目前，高脂血症是我们生活中很常见的疾病之一，但很多人觉得高血脂没什么可怕（不是大病），所以患"病"了也不以为然。事实上，高血脂是诱发很多慢性非传染性疾病的危险因素，会严重危害人体的健康。

1. 危害冠状动脉，形成粥样硬化、冠心病

大量脂类物质等在血液中沉积移动，降低血液流速，并通过氧化等作用后沉积在动脉血管内皮上，长期黏附在血管壁上，损害动脉血管内皮，形成血管硬化。当冠状动脉血管形成粥样硬化后，使冠状动脉内血流量变小、血管内腔变窄，心肌注血量减少，造成心肌缺血，导致心绞痛，形成冠心病。

2. 导致高血压

长期血脂异常可损伤血管，当形成动脉粥样硬化以后，会导致心肌功能紊乱，血管紧张素转换酶会大量激活，促使血管动脉痉挛，诱致肾上腺分泌升压素，导致血压升高。而高酯血症一旦跟高血压并存，就会进一步加重血压的升高，而且导致血压的控制困难，从而导致动脉粥样硬化加重。

3. 加大血液的黏度，危害循环系统中的微循环灌注

体内大量的低密度脂蛋白与乳糜微粒在血液中游离并沉积，降低血液的流速，增大血液的黏稠度，使微循环的毛细血管淤滞，并降低红血球的电泳能力、变形能力。

4. 导致脑中风

人体一旦形成高血脂，会使血管经常处于痉挛状态，脑血管在硬化后内皮受损，导致破裂，形成出血性脑中风，而脑血管在栓子式血栓形成状态下淤滞，导致脑血栓和脑栓塞。

5. 其他

高脂血症也是糖耐量异常、糖尿病的一个重要危险因素。高脂血症还可导致脂肪肝、肝硬化、胆石症、胰腺炎、眼底出血、失明、周围血管疾病、高尿酸血症等。

三、 高脂血症的相关因素

高脂血症是一类较常见的疾病，其发病原因除了人类自身遗传基因缺陷外，主要与饮食因素有关，肥胖、年龄、性别等也是重要因素。

（一）营养因素

1. 脂类

（1）饱和脂肪酸 高脂膳食易导致血浆胆固醇水平升高。脂肪不仅能促进胆汁分泌，其产物还有利于形成混合微胶粒，并能促进胆固醇在黏膜细胞中进一步参与形成乳糜微粒、转运入血，从而使血液中胆固醇水平升高。

不同长度碳链的饱和脂肪酸（SPA）对血脂的作用不同，碳原子少于 12 个、大于或等于 18 个的 SPF 对血液总胆固醇无影响，而含 12~16 个碳原子的饱和脂肪酸，如月桂酸（C12：0）、肉豆蔻酸（C14：0）、软脂酸（即棕榈酸，C16：0）可明显升高男性和女性的血液总胆固醇、低密度脂蛋白胆固醇水平，含 18 个碳的硬脂酸（C18：0）不升高血液总胆固醇、低密度脂蛋白胆固醇。

（2）单不饱和脂肪酸 动物实验和人群研究均证实，单不饱和脂肪酸（MUFA）有降低血清总胆固醇和低密度脂蛋白胆固醇水平的作用，而且不降低血清 HDL-C。此外，单不饱和脂肪酸由于不饱和双键较少，对氧化作用的敏感性低于多不饱和脂肪酸，不易引起 LDL 氧化。膳食中单不饱和脂肪酸主要是油酸（C18：1），橄榄油中油酸含量达 84%，地中海地区人群血清总胆固醇水平低，心血管疾病发病率较低，可能与其膳食中橄榄油摄入量高有关。

（3）多不饱和脂肪酸 临床研究表明，低饱和脂肪酸、高多不饱和脂肪酸（PUFA）（占总能量 16%~20.7%）的膳食可使血液中胆固醇降低 17.6%~20.0%（与基础水平相比），更重要的是胆固醇的降低与心血管疾病发病率降低（降低 16%~34%）有关。$n-6$ 系列多不饱和脂肪酸能降低血液总胆固醇、总胆固醇低密度脂蛋白和高密度脂蛋白水平，$n-3$ 系列多不饱和脂肪酸可降低血液总胆固醇、甘油三酯和 LDL 水平，增加高密度脂蛋白。

（4）反式脂肪酸 反式脂肪酸对血脂和脂蛋白影响的研究一致表明，增加反式脂肪酸的摄入量，可使低密度脂蛋白胆固醇水平升高，高密度脂蛋白胆固醇水平降低，使总胆固醇/高密度脂蛋白胆固醇比值增加，低密度脂蛋白胆固醇/高密度脂蛋白胆固醇比值增加，以及脂蛋白（a）升高，明显增加心血管疾病危险性。反式脂肪酸致动脉粥样硬化的作用比饱和脂肪酸更强。

（5）胆固醇 膳食胆固醇可影响血中胆固醇水平，升高低密度脂蛋白。有研究显示，每增加 100mg 胆固醇的摄入，血浆胆固醇水平增加男性为 0.038mmol/L，女性 0.073mmol/L。

（6）磷脂 磷脂具有乳化作用，使血液中的胆固醇颗粒保持悬浮状态，从而降低胆固醇在血管壁的沉积，并具有降低血液中胆固醇水平的作用。

2. 碳水化合物

有研究结果提示，进食大量糖类后，引起血糖升高，刺激胰岛素分泌增加，出现高胰岛素血症。后者可促进肝脏合成三酰甘油和极低密度脂蛋白（VLDL）增加，因而引起血液甘油三酯浓度升高。特别是摄入能量密度高、缺乏纤维素的双糖或单糖类，可促进肝脏多余的碳水化合物合成甘油三酯，引起血液极低密度脂蛋白和总胆固醇含量升高，且降低低密度脂蛋白。

膳食纤维有调节血脂的作用，可降低血液总胆固醇、低密度脂蛋白胆固醇水平。可溶性膳食纤维比不溶性膳食纤维的作用更强。膳食纤维在小肠中能与胆酸形成胶状物质，通过消化道排出体外。

3. 维生素

目前认为对血脂代谢有影响的维生素主要是维生素 C 和维生素 E。维生素 C 对血脂的影响可能通过以下机制实现：促进胆固醇降解、转变为胆汁酸，增加脂蛋白脂酶活性，加速血清 TG 降解，从而降低血清 TC 水平。维生素 E 能影响参与胆固醇分解代谢的酶的活性，对血脂水平起调节作用。维生素 B_{12}、泛酸、烟酸等 B 族维生素也具有降低血脂水平的作用。

4. 矿物质

镁具有降低胆固醇、降低冠状动脉张力、增加冠状动脉血流量等作用，对心血管系统有保护作用。动物实验发现，缺钙可引起血液中 TC 和 TG 升高。缺锌可引起血脂代谢异常，血液锌含量与 TC、LDL-C 呈负相关，而与 HDL-C 呈正相关。铬是葡萄糖耐量因子的组成成分，是葡萄糖和脂质代谢的必需微量元素，缺铬可引起糖代谢和脂类代谢紊乱。碘能抑制脂类在动脉壁上沉着。铜参与心肌代谢，利于改善心肌缺血。

（二）生活方式

习惯于静坐的人血液中甘油三酯的浓度比坚持体育锻炼者要高。无论是长期或短期体育锻炼，均可降低血液甘油三酯水平。锻炼还可增高脂蛋白脂酶（LPL）活性，升高 HDL-C 水平，并降低肝脂酶（HL）活性。长期坚持锻炼还可使外源性甘油三酯从血液中的清除增加。

饮酒对血液三酰甘油的水平也有明显影响。对于敏感的个体，即使中等量饮酒亦可引起高甘油三酯血症。酒精可增加体内脂质的合成，降低甘油三酯的分解代谢。

吸烟也可增加血液甘油三酯水平。流行病学研究证实，与正常人平均值相比，吸烟可使血液甘油三酯水平升高 9.1%。

（三）其他

有研究表明，肥胖可导致血脂异常，增加心血管疾病的发生风险。文献资料显示，超重人群冠心病发生风险是体重正常组的 1.26 倍，而肥胖人群的发生风险是体重正常人群的 1.69 倍。

除体重因素外，年龄本身亦可影响血脂水平。认为随着年龄的增加，体重也增加，后者可引起血脂水平升高，称为"年龄效应"。但是，依年龄增加而伴随的血脂升高并非全是体重增加所致。有人发现老年人的 LDL 受体活性减退，LDL 分解代谢率降低，也是年龄效应的原因。

另外，绝经后妇女，在 45~50 岁前，其血液胆固醇低于男性，随后则会高于男性。这种绝经后胆固醇水平升高很可能是由于体内雌激素减少所致。

四、 高脂血症的营养防治

合理的膳食结构是维持脂质代谢平衡的重要措施。血脂异常，特别是血液总胆固醇升高者，必须首先进行饮食调整。即使服用调整血脂的药物，也应以饮食调理为基础，否则药物的疗效也将被无严格节制的饮食所降低。长期坚持饮食调理可使血脂下降 10% 甚至 20%，轻度血脂异常者，不一定要服药也可能使血脂降至合适水平。

（一）营养防治的目的

以平衡膳食为基础，维持正常的体重。控制总能量摄入，限制膳食脂肪尤其是饱和脂肪酸和胆固醇的摄入，缓解血脂异常，预防并发症。

（二）营养防治的原则

1. 能量平衡

部分合并肥胖的高脂血症患者，可通过限制热量，同时增加运动，以促进体脂分解，使能量消耗，血脂下降，控制体重在理想体重范围。能量摄入应与消耗平衡，保持三大产热营养素之间的平衡；饥饱不宜过度，不要偏食，切忌暴饮暴食或塞饱式进餐，改变晚餐丰盛和入睡前吃夜宵的习惯。

2. 限制脂肪的摄入

减少脂肪的摄入量是控制热量的基础。膳食中应减少动物性脂肪如猪油、肥猪肉、黄油、肥羊、肥牛、肥鸭、肥鹅等的摄入，以减少饱和脂肪酸的摄入量，饱和脂肪酸提供的热量不超过总热量的 10%。适当增加不饱和脂肪酸摄入，如多吃海鱼少吃畜肉，多食用植物油少食用动物油、黄油等，有助于辅助治疗高脂血症。

3. 限制胆固醇的摄入量

胆固醇是人体必不可少的物质，但不宜摄入过多，膳食中的胆固醇每日不超过 300mg。

植物甾醇存在于稻谷、小麦、玉米、菜籽等植物中，在植物油中呈现游离状态，具有降低胆固醇作用，而大豆中的豆甾醇有明显降血脂的作用。

4. 供给适量的蛋白质

蛋白质的来源非常重要，主要来自于牛乳、鸡蛋、瘦肉类、鱼虾类及大豆等食品，特别是大豆蛋白有较好的降血脂的作用。此外，大豆异黄酮也有降血脂的作用。

5. 适量碳水化合物摄入

不要过多吃甜食和含糖的饮料，因为蔗糖、果糖等比淀粉更容易转化为甘油三酯。主食应以谷类为主，粗细搭配。粗粮中可适量增加玉米、莜面、燕麦等成分，因这些食物中纤维素含量高，具有降血脂的作用。保持碳水化合物供热量占总热量的 55%~65%。增加豆类食品的摄入，提高蛋白质利用率。

6. 多吃富含维生素、无机盐的食物

提倡多吃鲜果和蔬菜，它们含维生素 C，无机盐和纤维素较多，能够促进胆固醇的排泄，降低甘油三酯。有研究认为食用大蒜亦会对血脂代谢产生有益的影响。实验发现，大蒜提取物可显著降低高脂饲料喂养小鼠血液中胆固醇、甘油三酯、低密度脂蛋白和极低密度脂蛋白的水平，升高高密度脂蛋白水平。另外，也有研究证实生姜亦具有明显降低血脂的作用。

7. 少饮酒，多喝茶

酒能够抑制脂蛋白酶，促进内源性胆固醇和甘油三酯的合成，导致血脂升高。茶叶含有茶多酚等成分，有降低胆固醇在动脉壁的沉积、抑制血小板凝集、促进纤溶酶活性、抗血栓形成的作用，建议多饮茶。

8. 饮食宜清淡、少盐

食盐量不超过 6g/d，伴高血压者，应限制食盐的摄入量。

（三）食物选择

1. 宜选用的食物

（1）低脂或脱脂乳类和乳制品、豆类和豆制品、去皮鸡鸭、瘦肉，适当补充蛋白质。

（2）富含膳食纤维的新鲜蔬菜（如芹菜、韭菜、油菜）、水果、粗粮等。

（3）富含多不饱和脂肪酸的深海鱼类。若单独补充深海鱼油，应同时加服维生素 E，以防止不饱和脂肪酸过氧化，维生素 E 还能影响参与胆固醇分解代谢的酶的活性，有利于胆固醇的转运和排泄。

（4）食用油宜选用植物油，如豆油、花生油、芝麻油等，以橄榄油、茶籽油最佳。

（5）茶叶，尤其是绿茶，具有明显的降血脂作用，可经常饮用。

（6）平时可以适当多吃些降血脂的食物，如洋葱、大蒜、木耳、香菇、海带、山楂、胡萝卜、豆类、燕麦、大麦等。

2. 忌（少）选用的食物

（1）动物油脂（鱼油除外）、肥肉、奶油、禽类动物皮及皮下脂肪。

（2）胆固醇含量高的动物内脏（尤其是脑）、鱼籽、鱿鱼、墨鱼、沙丁鱼、凤尾鱼、腊肠、蛋黄等。

（3）限制单糖和双糖过多的食品，少吃或不吃甜食，因其可引起血脂增高。如想吃甜味食品，可用木糖醇或甜叶菊等调味。烹调菜肴、牛乳及豆浆均不加糖。

（4）刺激性食物如浓咖啡、辣椒等、高热量食物如巧克力、冰淇淋等尽量少吃。

（四）高脂血症患者的认识误区

1. 高脂血症只有胖人才会得

很多人认为，"血脂异常往往发生在肥胖人身上，而身材匀称或消瘦的人不会出现血脂异常。"实际上，高血脂并不是胖人的专利，很多体型苗条的人也会得。

2. 吃素降血脂一定靠谱

很多人认为，高脂血症就是吃油多造成的。其实不然，高脂血症的发生确实与饮食习惯关系密切，如果饮食摄入过多油脂而代谢少，脂质就会贮存在体内，容易发生高脂血症。但素食就不会患高脂血症了吗？

【案例】杨大爷原来爱吃鱼、肉等动物性食物，顿顿都有。然而半年前的例行体检，结束了杨大爷一直大鱼大肉的饮食生涯。半年前体检结果：脂肪肝、高脂血症……从此杨大爷的食谱中没有了鱼、肉等动物性食物，现在几乎每日三餐都是蔬菜，难得见到一点肉腥，连油都必选植物油。杨大爷还算"长进"，外出就餐也开始信仰素食主义。6个月后，信心满满的杨大爷复查的结果：各项指标虽略有下降，但甘油三酯仍居高不下，低密度脂蛋白胆固醇也偏高。杨大爷郁闷了，"自己都快成吃草的羊了，血脂还有问题！总不能把饭也戒了吧？"其实，像杨大爷一样失望而归、困惑不已的素食者不在少数。在很多人的意识里，素食肯定有利于改善血脂异常，但并非如此。因胆固醇的来源1/3由食物生成，2/3由体内自身合成。由于影响血脂合成和代谢的因素相当复杂，尤其是机体已经出现胰岛素抵抗、脂肪代谢紊乱的患者，只是控制肉类和胆固醇的摄入，血脂异常的情况未必能得到改善。即使完全素食，如果摄入不当，也可能升高血脂。所以，吃素降血脂不一定靠谱。

3. 血脂化验结果正常了就无需再吃降脂药

血脂化验结果正常不一定不需要治疗，关键要视病人的情况而定。例如，低密度脂蛋白胆固醇为3.4mmol/L，对于一个无任何心血管疾病危险因素的健康人而言，确属正常范围，无需降脂治疗，但对患过心肌梗死、糖尿病及做过支架治疗或冠状动脉搭桥手术的人而言，该血脂水平则可加重病情，所以仍需降脂治疗，把低密度脂蛋白胆固醇降至临床要求范围，不然可就耽误了病情。通常降脂药也需要坚持服用，一旦停药，血脂又会回升，影响治疗效果。在血脂达标后，大部分患者仍需用原来的剂量持续服用，没有冠心病或中风等疾病的患者可在医生的指导下逐渐减小服用剂量，找到最低有效剂量后长期服用，可以减少副作用。

第二节　营养与高血压

高血压（hypertension）是一种以体循环动脉收缩期和（或）舒张期血压持续升高为主要临

床表现，伴或不伴有多种心血管危险因素的综合征。《中国高血压防治指南（2018 年修订版）》规定，18 岁以上成年人高血压定义为：在未服抗高血压药物情况下，收缩压≥140mmHg 和（或）舒张压≥90mmHg，即可诊断为高血压。临床上将高血压分为两类：第一类是原发性高血压，又称高血压病，是以血压升高为主要症状而病因未明确的独立疾病，占所有高血压患者的90% 以上；第二类是继发性高血压，是某些确定的疾病和原因引起的血压升高，占所有高血压患者的 10% 以下。高血压的诊断与分级见表 7-1。

表 7-1 高血压的诊断与分级

分类	收缩压/mmHg		舒张压/mmHg
正常血压	<120	和	<80
正常高值	120~139	和（或）	80~89
高血压	≥140	和（或）	≥90
1 级高血压（轻度）	140~159	和（或）	90~99
2 级高血压（中度）	160~179	和（或）	100~109
3 级高血压（重度）	≥180	和（或）	≥110
单纯收缩期高血压	≥140	和	<90

资料来源：《中国高血压防治指南（2018 年修订版）》。

一、 高血压对健康的危害

高血压是一种常见病和多发病。此病一般起病缓慢，患者早期常无症状，或仅有头晕、头痛、心悸、耳鸣等症状。疾病发展下去或治疗不当可能就会发展成为较严重的脑中风、心肌梗死和肾功能衰竭等这些常见的高血压合并症。

1. 引发脑血管疾病

高血压病的主要直接并发症是脑血管病，包括脑出血、脑血栓形成、腔隙性脑梗死、短暂性脑缺血发作。高血压病患者发生脑血管病的数量约占整个人群脑血管病发生人数的 70%。脑血管意外又称中风，其病来势凶猛，且致残、致死率极高。

2. 慢性肾功能衰竭

高血压对肾脏的损害是一个严重的并发症，其中高血压合并肾功能衰竭约占 10%。高血压与肾脏损害可以相互影响，形成恶性循环。一方面，高血压引起肾脏损伤；另一方面，肾脏损伤会加重高血压病。一般到高血压的中、后期，肾小动脉发生硬化，肾血流量减少，肾浓缩小便的能力降低，此时会出现多尿和夜尿增多现象。急骤发展的高血压可引起广泛的肾小动脉弥漫性病变，导致恶性肾小动脉硬化，从而迅速发展成为尿毒症。

3. 冠心病

长期的高血压可促进动脉粥样硬化的形成和发展。冠状动脉粥样硬化会阻塞或使血管腔变狭窄，或者因冠状动脉功能性改变而导致心肌缺血缺氧、坏死而引起冠心病。猝死是临床上最为紧急的状态。它表现为忽然发生呼吸、心跳停滞，意识丧失，并常于 1h 内死亡。冠心病猝死约占全部心血管病猝死的 90%。

4. 高血压危象

高血压危象包括高血压急症及亚急症。高血压急症是指原发性或继发性高血压患者疾病发展过程中，在一些诱因的作用下血压突然和显著升高，病情急剧恶化，同时伴有进行性心、脑、肾、视网膜等重要的靶器官功能不全的表现。收缩压或舒张压急剧升高，无靶器官急性损伤者定义为高血压亚急症。高血压危象常因紧张、疲劳、寒冷、嗜铬细胞瘤阵发性高血压发作、突然停服降压药等诱因，导致小动脉发生强烈痉挛，血压急剧上升，影响重要脏器血流供应而产生危急症状，在高血压早期和晚期均可发生。危象发生时出现头痛、烦躁、眩晕、恶心、呕吐、心悸、气急及视力模糊等严重症状，以及伴有动脉痉挛（椎基底动脉、颈内动脉、视网膜动脉、冠状动脉等）累及的靶器官缺血症状。

二、 高血压的相关因素

（一）营养因素

1. 钠、钾、钙、镁

在日常膳食中，钠一般是以食盐的形式消费的。钠摄入过多可使体内水分潴留，循环血量增加，使外周血管阻力及心输出量增加，最后导致血压升高。如有研究表明，将高血压患者的钠摄入量限制在每日 50mg（相当于 2.8g 食盐），持续 1 年后，这些病人的血压都有下降，其效果与药物治疗相似。不少轻度高血压患者只需中度限制食盐摄入，即可使其血压降至正常范围。

与钠升高血压的作用相反，钾却有降低血压的作用，其通过直接的扩血管作用，以及尿钠排出作用而降低血压。低钠高钾膳食的降压作用更为明显。高钠高钾膳食也可使血压有所下降，提示钾盐可缓解高钠的不良影响，有利于血压的下降。

膳食中钙摄入不足可使血压升高，而增加钙可引起血压降低。美国全国健康和膳食调查结果显示，每日钙摄入量低于 300mg 者与摄入量为 1200mg 者相比，高血压危险性高 2~3 倍。一般认为膳食中每天钙的摄入少于 600mg 就有可能导致血压升高。

2. 脂类

研究表明，增加多不饱和脂肪酸的摄入和减少饱和脂肪酸的摄入都有利于降低血压。人群资料显示，补充鱼油可降低血压且成剂量依赖性。$n-3$ 系列多不饱和脂肪酸的降压作用可能与其改变前列腺素的代谢、改变血管内皮细胞的功能和抑制血管平滑肌细胞增生有关。在控制脂肪功能比例的前提下，增加橄榄油摄入量可降低血压。合理膳食模式是高血压的保护因素。

3. 蛋白质

目前认为，膳食蛋白质中的含硫氨基酸如蛋氨酸、半胱氨酸含量较高时，高血压的发病率较低。牛磺酸是含硫氨基酸的代谢产物，已发现它对自发性高血压大鼠和高血压患者均有降压作用。也有研究报道外周或中枢直接给予色氨酸和酪氨酸可引起血压降低。

（二）其他因素

1. 酒精

少量饮酒有扩张血管作用，但大量饮酒反而导致血管收缩。酒精导致高血压的原因不太明确，可能的机制有：①刺激交感神经系统；②抑制血管舒张物质；③钙、镁耗竭；④血管平滑肌中血管内钙增加。过量饮酒是高血压发病的危险因素，人群高血压患病率随饮酒量的增加而升高。虽然饮酒后短时间内血压会有所下降，但过量饮酒会使血压明显升高，长期少量饮酒可使血压轻度升高；如果每天平均饮酒>3 个标准杯（1 个标准杯相当于 12g 酒精，约合 360g 啤酒，或 100g 葡萄酒，或 30g 白酒），收缩压与舒张压分别平均升高 3.5mmHg 与 2.1mmHg，且血压上升幅度随着饮酒量增加而增高。过量饮酒可诱发急性脑出血或心肌梗死。干预实验显示减少饮酒有确切降压效果。

2. 超重和肥胖

大量研究已证实，肥胖或超重是血压升高的重要危险因素，尤其是向心性肥胖是高血压的重要指标。体质指数与血压水平有明显的正相关关系，即使在体质指数正常的人群中，随着体质指数的增加，血压水平也相应增加。肥胖儿童高血压的患病率是正常体重儿童的 2~3 倍。成人肥胖者中也有较高比例的高血压患病率，超过理想体重 20% 者患高血压的危险性是低于理想体重 20% 者的 8 倍以上。高血压患者 60% 以上有肥胖或超重，肥胖的高血压病人更易发生心绞痛和猝死。

减轻体重已成为降血压的重要措施，体重减轻 9.2kg 可以使收缩压降低 6.3mmHg，舒张压降低 3.1mmHg。肥胖导致高血压的机制可能归于肥胖引起高血脂，脂肪组织增加导致心排出量增加、交感神经活动增加以及胰岛素抵抗。

三、　高血压的营养防治

（一）改善膳食结构

1. 适当限制膳食中的钠盐

低盐饮食是高血压十分重要的基础治疗。据研究报告，高血压患者的味觉神经因退行性变，常感觉饮食无味，大多喜欢吃咸的食物，因此要加强对患者的健康教育，采用低盐饮食。轻度高血压患者的食盐摄入量，每天在 5g，中、重度高血压患者应低于 3g。严重的高血压或有重要脏器并发症或合并冠心病和糖尿病者，应同时给予药物治疗。除了食盐外，还要考虑其他钠的来源，包括盐腌食品（如咸菜）、钠盐较高的加工食品（如火腿、香肠）、含钠盐的调味品以及食物本身含有的钠盐。

2. 增加钾、镁、钙的摄入

钾具有一定的降低血压和保护心脏的功能，另外，有些利尿药可使钾大量从尿中排出，故应供给含钾丰富的食物或钾制剂。钙有利尿作用，故有降压效果，但对慢性肾功能不全的病人应慎重。增加镁的摄入，能使外周血管扩张，血压下降。尤其在病人使用利尿剂时，尿镁排泄亦增多，更应注意补镁。

3. 保持良好的脂肪酸比例

高血压患者脂肪摄入量应控制在总能量的 25% 或更低，应限制饱和脂肪酸提供的能量，其中饱和脂肪酸、单不饱和脂肪酸和多不饱和脂肪酸摄入应为 1∶1∶1。膳食中应限制动物脂肪的摄入，胆固醇限制在每日 300mg 以下。

4. 增加优质蛋白质的摄入

不同来源的蛋白质对血压的影响不同，鱼类蛋白富含蛋氨酸和牛磺酸，可降低高血压和脑卒中的发病率，大豆蛋白也有预防脑卒中的作用，故高血压患者可多吃鱼类和大豆及其制品，以增加优质蛋白质的摄入。

5. 补充维生素 C 的摄入

大剂量维生素 C 可使胆固醇氧化为胆酸排出体外，从而改善心脏功能和血液循环。橘子、油菜、小白菜、莴笋叶等物中，均含有丰富的维生素 C。多食用此类新鲜蔬菜和水果，有助于高血压病的防治。

（二）控制体重，避免肥胖

减轻体重的措施，一是限制能量的摄入，二是增加体育活动。对超重的患者，总能量可根据患者的理想体重，每日每千克体重给予 84~105kJ，或每日能量摄入比平时减少 2092~4184kJ，若折合成食物量，则每日减少主食 100~200g、烹调油 15~30g。能量减少可采取循序渐进的方式。在限制的能量范围内，应做到营养平衡，合理安排蛋白质、脂肪、碳水化合物的比例。适量的体育活动，既能增加能量的消耗，又能改善葡萄糖耐量，增加胰岛素的敏感性，还能提高高密度脂蛋白的水平，对控制高血压有利。运动可选择适合个体的有规律的运动项目，如骑自行车、有氧操等。每周进行 5 次，运动后的心率对于健康且体质较好的人群，可以控制在 120~180 次/min，中老年人的运动强度以接近靶心律为准，靶心率＝170-年龄（岁）。

（三）限制饮酒

大多数研究证明，饮酒与高血压之间有一定的相关性。重度饮酒者（相当于每天饮 65mL 酒精）高血压发病率是不饮酒者的 2 倍。长期饮酒者体内的升压物质含量较多，长期饮酒还能影响细胞膜的通透性，使细胞内游离钙浓度增高，引起外周小动脉收缩，导致血压升高。高血压患者多量饮酒，还会增加脑卒中、心力衰竭的危险。故高血压患者每日饮酒量应限制在相当于 25g 酒精以下，最好不要饮酒。而茶叶有一定的利尿和降压作用，可适当饮用。

知识链接：术语和定义

低盐饮食（low salt diet）：指全天摄入钠 2000mg 以内。可用食盐不超过 2g 或酱油 10mL/d，但不包括食物内自然存在的氯化钠。

无盐饮食（no salt diet）：指全天摄入钠 1000mg 以内。

低钠饮食：指全天摄入钠 500mg 以内。

高钾膳食（high potassium diet）：指全天膳食中钾的摄入量至少达到 3100mg。

第三节　营养与动脉粥样硬化

动脉粥样硬化（atherosclerosis，AS）是一种炎性、多阶段的退行性复合型病变，其特点是动脉管壁增厚变硬、失去弹性和管腔缩小。由于在动脉内膜积聚的脂质呈斑块状增厚，外观呈黄色粥样，因此称为动脉粥样硬化（又称动脉粥样硬化性斑块）。

动脉粥样硬化病理变化复杂，主要包括 4 个阶段：动脉血管内膜功能紊乱期、血管内膜脂质条纹期、典型斑块期和斑块破裂期。易损性斑块的破裂是导致急性冠脉综合征以及死亡的主要原因。因此，预防斑块的形成、促进斑块的消退和提高斑块的稳定性是防治动脉粥样硬化的主要策略。

一、　动脉粥样硬化对健康的危害

人体的动脉是负责将血液中的营养物质和氧气运送到全身各组织器官的管道，管道一旦发生血流不畅或闭塞，其相应供血的组织器官就会发生缺血或坏死、功能障碍，所以动脉粥样硬化可引起全身各个器官的病变。

（一）颅脑方面

最常见的是脑功能衰退，轻者头晕、头痛、耳鸣、记忆力下降等，重者发展为认知功能障碍，直至程度不等的痴呆。脑动脉硬化所引起的动脉瘤破裂，则可以引起脑出血。更为常见的是急性脑梗死，引起肢体偏瘫、失语等症状。

（二）心脏方面

冠状动脉粥样硬化导致的心肌缺血，可以表现为心绞痛、急性心肌梗死、心律失常和心脏扩大、心功能不全、心力衰竭，甚至猝死。

（三）肾脏方面

肾动脉粥样硬化引起的单侧或双侧肾动脉狭窄、血栓形成和肾脏缺血，可以导致继发性顽固性高血压、肾脏萎缩、肾功能损害和肾衰竭。

（四）大动脉方面

大动脉粥样硬化可以引起主动脉瘤、主动脉壁夹层，这两种疾病的致死率是非常高的，一旦出现，可能来不及抢救。

（五）肢体动脉方面

如下肢动脉发生粥样硬化可出现典型的缺血症状，表现为下肢的足背动脉、腘动脉搏动减弱或消失，皮肤温度降低、麻木、疼痛和下肢间歇性跛行，严重时可导致肢体缺血性病变，引起下肢远端足趾坏疽，下肢动脉硬化闭塞症等。

（六）肠系膜动脉方面

肠系膜动脉粥样硬化可表现为原因不明的恶心、呕吐、便秘或腹泻、餐后腹痛等胃、十二指肠、胰腺、肠道功能失调症状和消瘦，也可因肠系膜动脉血栓栓塞而导致肠坏死、便血等致命性症状。

二、 动脉粥样硬化的相关因素

（一）营养因素

1. 膳食脂类

过去曾认为膳食总脂肪的摄入与冠心病的发生密切相关，而膳食脂肪酸的组成与冠心病关系的研究结果表明，膳食脂肪的种类比脂肪摄入量更为重要。

（1）饱和脂肪酸 饱和脂肪酸（saturated fatty acid，SFA）是导致血胆固醇升高的主要脂肪酸，其中以豆蔻酸（C14：0）作用最强，其次为棕榈酸（C16：0）和月桂酸（C12：0）。流行病学研究及动物实验和人群干预实验研究表明，饱和脂肪酸可通过抑制 LDL 受体活性、提高血浆 LDL-C 水平而导致动脉粥样硬化。

（2）单不饱和脂肪酸 摄入富含单不饱和脂肪酸（monounsaturated fatty acid，MUFA）的橄榄油较多的地中海居民，尽管脂肪酸摄入总量较高，但冠心病的病死率较低。以富含单不饱和脂肪酸的油脂如橄榄油和茶油替代富含 SFA 的油脂，可以降低血 LDL-C 和 TG，而且不会降低 HDL-C 水平。

（3）多不饱和脂肪酸 n-6 系列 PUFA 如亚油酸（linoleic acid，C18：2）能提高 LDL 受体活性，显著降低血清 LDL-C 并同时降低 HDL-C，从而降低血清总胆固醇含量。n-3 系列 PUFA 如 α-亚麻酸（C18：3）、EPA（C20：5）和 DHA（C22：6）具有舒张血管、抗血小板凝聚和抗血栓作用。

（4）反式脂肪酸（trans fatty acid，TFA）　又名氢化脂肪酸，主要由人工合成。研究发现，增加反式脂肪酸的摄入量，可使高密度脂蛋白胆固醇降低，低密度脂蛋白胆固醇和脂蛋白（a）升高，明显增加冠心病的风险。反式脂肪酸导致动脉粥样硬化的作用甚至比饱和脂肪酸更强。

（5）胆固醇　目前膳食胆固醇与血液胆固醇之间的关系尚不明确。但仍有研究报道15%～25%的人属于胆固醇敏感者，当摄入高胆固醇食物后会引起血液胆固醇升高，乃至增加心血管病风险。我国2016年修订的膳食指南也去除了对胆固醇每日摄入量的限制。但是，这并不意味着大量摄入高胆固醇食物是安全的，对于身体有血脂代谢紊乱、有心血管病风险的个体，适当限制膳食胆固醇的摄入量是必要的。

（6）磷脂　磷脂是一种强乳化剂，可使血液中的胆固醇颗粒变小，易于通过血管壁为组织利用，从而降低血液胆固醇，避免胆固醇在血管壁的沉积，有利于防治动脉粥样硬化。

2. 碳水化合物

碳水化合物摄入过多时，多余的能量在体内转化成脂肪容易引起肥胖，并导致血脂代谢异常，同时过量的碳水化合物（主要是单糖和双糖）本身又可以直接转化为内源性甘油三酯，导致高脂血症特别是高甘油三酯血症的发生。膳食纤维有降低总胆固醇和低密度脂蛋白胆固醇的作用，可溶性膳食纤维的作用强于不可溶性膳食纤维。

3. 蛋白质

动物实验显示，高动物蛋白（如酪蛋白）膳食可促进动脉粥样硬化的形成。研究发现，一些氨基酸与动脉粥样硬化的形成有关。如蛋氨酸摄入增加引起血浆同型半胱氨酸升高，而目前高血浆同型半胱氨酸被认为是血管损伤或动脉粥样硬化的独立危险因子。

4. 维生素

流行病学资料显示，维生素E的摄入量与心血管病的风险呈负相关。大量补充维生素E有预防动脉粥样硬化或延缓其病理进展的作用。

维生素C的抗氧化作用体现在可阻止低密度脂蛋白的氧化，保护血管免受氧化型低密度脂蛋白诱发的细胞毒性损伤，防止血管内皮及平滑肌细胞的氧化损伤。维生素C具有降低血胆固醇、升高高密度脂蛋白胆固醇、抑制血小板聚集作用，从而有助于防止动脉粥样硬化性血管病。

维生素 B_{12}、维生素 B_6、叶酸是同型半胱氨酸向蛋氨酸、胱氨酸转化代谢过程中的辅酶。这些维生素缺乏时，可影响同型半胱氨酸代谢，导致高同型半胱氨酸血症。高同型半胱氨酸血症可导致心血管病。

5. 矿物质

动物实验显示，钙可抑制血小板聚集，而动物缺钙可引起血胆固醇和甘油三酯升高。镁具有降低血胆固醇、增加冠状动脉血流和保护心肌细胞完整性的功能。体内铜的水平处于临界低值时，可能会导致血液胆固醇升高和动脉粥样硬化。摄入充足的锌有助于保持血管内皮细胞的完整性。铬是人体葡萄糖耐量因子的组成成分，缺乏可引起糖代谢和脂肪代谢紊乱、血液胆固醇增加、动脉受损。缺硒可引起心肌损害，通过减少前列腺素合成、促进血小板聚集和血管收缩增加动脉粥样硬化发生的风险。

6. 植物甾醇

植物甾醇在肠道内可以与胆固醇竞争形成"胶粒"，抑制胆固醇的吸收，有效地降低高脂血症患者血液中总胆固醇和低密度脂蛋白胆固醇，而不会降低高密度脂蛋白胆固醇。

（二）食物与动脉硬化的关系

1. 全谷物

与精致谷物相比，全谷物保留更多的膳食纤维、蛋白质、维生素和无机盐，能量密度也相对较低。综合研究结果显示，增加全谷物如燕麦、荞麦、小米等的摄入可通过降低血脂、血压缓解冠心病和脑卒中等危险因素，降低心血管疾病的发病风险。

2. 蔬菜、水果

蔬菜、水果含有丰富的膳食纤维、维生素、矿物质以及生物活性物质。人群研究显示，增加水果、蔬菜的摄入可降低心脑血管疾病发病率和死亡率。大蒜和洋葱还含硫化物等生物活性物质，能抑制肝脏胆固醇的合成抑制低密度脂蛋白的氧化，抑制血小板聚集及血栓形成，具有防止动脉粥样硬化的作用。

3. 动物性食品

畜肉、禽肉、蛋、乳、鱼、虾、贝类含有丰富的优质蛋白质，是非素食者膳食结构的重要组成部分。研究表明，禽肉、新鲜畜肉摄入量与心血管疾病无明确关系，但过多摄入加工畜肉（烟熏、腌渍等）可增加心血管疾病（CVD）风险。由于蛋黄中富含胆固醇，一些人选择不吃或少吃鸡蛋。研究表明，每天吃一个鸡蛋，对一般人群发生心血管疾病的风险无影响，但对糖尿病患者可能增加患冠心病的风险。增加鱼肉摄入可降低心血管疾病和脑卒中的发病风险。

4. 大豆、坚果类食物

大豆及其制品富含蛋白质、矿物质、大豆异黄酮等，其摄入量与脂类代谢的关系研究较多，尽管结果不完全一致，但综合结果显示，增加大豆及其制品的摄入有利于降低血液中总胆固醇、低密度脂蛋白胆固醇和甘油三酯。坚果富含蛋白质、油脂（以多不饱和脂肪酸为主）、矿物质（尤其是钙、镁、钾）以及植物甾醇。多项人群研究显示，适量摄入坚果可改善血脂异常，降低血液总胆固醇和低密度脂蛋白胆固醇，降低心血管疾病发病风险。

5. 添加糖、含糖饮料

日常食用的添加糖主要为白糖、红糖、玉米糖浆、麦芽糖、枫树糖浆、蜂蜜、晶体葡萄糖等。国外人群研究显示，过多糖/含糖饮料的摄入（尤其是果糖）可增加血脂异常的风险。但基于中国人群的研究资料较少。

6. 茶、咖啡

茶中富含儿茶素等植物化学物质，其多酚类、绿原酸的含量远高于水果蔬菜，具有抗氧化、抗炎功效。人群研究显示，增加饮茶（>12g/d）有利于降低心血管疾病患者的血压、血液中总胆固醇和低密度脂蛋白胆固醇水平以及降低心血管疾病和脑卒中的发病风险。咖啡含有咖啡因、绿原酸和单宁，在补充水分的同时，咖啡对健康有一定益处。国外对大量人群研究发现，适量饮用咖啡（3~5 杯/d）可降低心血管疾病风险。

7. 其他食物

（1）油脂 多项研究的综合结果提示，膳食中摄入动物油脂和橄榄油与心血管疾病的发生风险无关，棕榈油摄入可增加血脂异常的风险。

（2）酒 多项研究表明，饮酒对心血管疾病危险呈 J 形曲线关系，酒精摄入 5~25g/d 对心血管疾病有保护作用。葡萄酒中的多酚类物质具有抗氧化和血小板抑制作用。但是大量饮酒可导致肝脏损伤、脂代谢紊乱，升高血甘油三酯和低密度脂蛋白胆固醇水平，增加心血管疾病风险。

（3）钠盐　人群研究显示，高盐摄入增加脑卒中、心血管疾病风险，升高血压、导致血管壁水肿为可能的机制。

8. 合理的膳食模式

合理的膳食模式是食物多样、谷类为主，高膳食纤维、低糖低脂肪模式。多项人群研究显示，合理膳食模式是心血管疾病的保护因素，可降低脑卒中、心血管疾病的发病风险。研究还发现，素食也可降低心血管疾病的发病风险。

三、　动脉粥样硬化的营养防治

动脉粥样硬化的防治策略中，重在预防。首先应积极预防动脉粥样硬化的发生（一级预防），特别注意易患因素，开展易感基因的检查是动脉粥样硬化一级预防中的重要举措。如已发生动脉粥样硬化，应积极治疗，防止病变发展并争取其逆转（二级预防）。已发生并发症者，及时治疗，防止其恶化，延长患者寿命（三级预防）。

（一）综合防治原则

①合理饮食：饮食总热量不应过高，防止超重。

②坚持适量的体力活动。

③合理安排工作及生活，劳逸结合，保证充足睡眠。

④禁烟限酒，提倡不吸烟，可饮少量酒。

⑤控制易患因素：如患有糖尿病，应及时控制血糖，包括饮食控制；如有高血压，应服降压药，使血压降至适当水平；如有血胆固醇增高，则应控制高胆固醇，适当给予降脂药物。

（二）合理膳食

1. 适当控制总热量摄入

超重和肥胖者应控制好每天的进食量，但控制饮食应逐渐进行，并适当增加运动，每月体重减轻 0.5~1kg 即可。糖和含糖量较高的糖果、糕点，含脂肪量较高的肥肉、油炸食物都应尽量少吃。

2. 适量的蛋白质摄入

蛋白质摄入量应占总能量的 13%~15%，应尽量多选用黄豆及其制品，如豆腐、豆干、豆浆等。动物性食物尤其是畜类肉虽然也含丰富的蛋白质，但同时也含大量的饱和脂肪酸和胆固醇，所以应适当控制，每次不宜食用过多。

3. 控制脂肪摄入

脂肪供给量占总能量的 20%~25%，饱和脂肪酸摄入量应少于总能量的 10%，适当增加单不饱和脂肪酸和多不饱和脂肪酸的摄入。鱼类主要含 $n-3$ 系列多不饱和脂肪酸，对心脑血管有保护作用，可以适当多吃。适当控制畜肉类食物，因为即使是最瘦的肉也含 10%~20% 的动物脂肪，少吃鸡皮、猪蹄等含脂肪高的食物。少吃高胆固醇食物，如猪脑、动物内脏、蟹黄等，但吃鸡蛋时不必弃黄。植物油以每天不超过 25~30g 为宜。提倡科学的烹调方法，菜肴以蒸、煮炖、熘和凉拌为主，炒菜少放油，尽量不油淋、煎、炸食品，少吃人造奶油食物。

4. 合适的碳水化合物摄入

宜选择复合碳水化合物，占总能量 65% 左右。肥胖者主食应限制，做到每餐食无求饱，粗细搭配，可吃些富含膳食纤维和维生素而热量较低的粗粮、蔬菜、水果等食物。对单糖和双糖含量高的食品，如甜点心、各种糖果、冰激凌、巧克力、含糖饮料等也应少食。

5. 多食含维生素和膳食纤维丰富的食物

在饮食中可多吃些含维生素和纤维素较丰富的食物，如新鲜水果、豆类、蔬菜、全谷物等。维生素 E 和维生素 C 具有抗氧化作用，维生素 C 还可减少胆固醇在血液和组织中的蓄积。主食不要吃得太精，因为全谷类含有更丰富的维生素和膳食纤维等有益成分。

6. 充足的矿物质

多吃富含钾、碘、铬的食物，有利于保护心血管。食物不宜太咸，每天食盐不超过 6g，可以在炒菜时加一些食醋、番茄酱或芝麻酱进行调味。

7. 少吃多餐、禁烟酒、常喝茶

进食次数多有利于降低机体的低密度脂蛋白，在保证每天进食总量不变的情况，可安排一天 4~5 餐。切忌暴饮暴食，尤其晚餐不宜吃得过饱。此外，由于烟酒会影响心血管系统功能，故动脉硬化患者应戒除烟酒，但适量饮用红葡萄酒能防治动脉硬化。经常喝茶是可以预防血管硬化的。

（三）食物的选择

1. 主食及豆类的选择

各类谷物均可，粗细搭配，建议适当多食膳食纤维丰富的粗粮，如燕麦、糙米、粳米、小米、玉米、高粱、大豆和大豆制品等。

2. 肉、蛋、乳类的选择

肉类尽量选择瘦肉，多食用深海鱼类、贝类，如干贝、海蜇、海蚌、带鱼等。乳类含钙丰富，蛋类营养价值高，均可适当选择。

3. 蔬果的选择

新鲜蔬菜都可选择，如芹菜、白菜、菠菜、木耳、洋葱、香菇、冬瓜、胡萝卜、黄瓜、油菜等。宜选用各种水果，如苹果、猕猴桃、橘子、菠萝、草莓、葡萄等。

4. 不宜选择的食物

猪脑、猪肝等动物内脏、肥肉、奶油、油炸食品，腌制食品，过甜的精加工食品。饮酒应适量。

知识链接：什么是颈动脉硬化斑块？

在人的颈部前方，气管两侧，各有一条小拇指粗细的动脉血管，它是血液从心脏流向头脑部的主干河流，称为颈动脉。你若用手在下颌角往下触探，就能摸到这两根动脉随心脏的搏动而跳动。多普勒超声仪可以很清晰地探测到血管内血流的速度和宽度等多种血液流动的参数，同时也可以获知这两根动脉壁的薄厚和高低起伏。颈动脉粥样硬化斑块原本是一种动脉硬化过程中的病理诊断，它长的模样如右图。

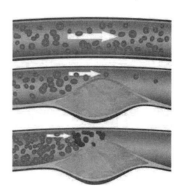

第四节　营养与糖尿病

WS/T 429—2013《成人糖尿病患者膳食指导》中定义：糖尿病（diabetes mellitus，DM）是由遗传因素、内分泌功能紊乱等各种致病因子作用，导致的胰岛功能减退、胰岛素抵抗等而引发的糖、蛋白质、脂肪、水和电解质等一系列代谢紊乱综合征。临床上以高血糖为主要特点。糖尿病典型的临床表现为"三多一少"，即多饮、多食、多尿、体重减少。

胰岛素抵抗（insulin resistance，IR）是指胰岛素作用的靶器官对胰岛素作用的敏感性下降，即正常剂量的胰岛素产生低于正常生物学效应的一种状态，被认为是 2 型糖尿病的发病基础。糖尿病诊断标准见表7-2。

表 7-2　　　　　　　　　　　　　　糖尿病的诊断标准

诊断标准	静脉血浆葡萄糖水平/（mmol/L）
典型糖尿病症状（三多一少）加上随机血糖检测或加上	≥11.1
空腹血糖检测或加上	≥7.0
葡萄糖负荷后 2h 的血糖检测无糖尿病症状者，需改日重复检查	≥11.1

资料来源：《中国 2 型糖尿病防治指南（2013 年版）》。

根据不同病因，糖尿病可分为以下几种类型。

（1）1 型糖尿病（T1DM）　又称胰岛素依赖型糖尿病。是由于胰腺分泌胰岛素的 β 细胞自身免疫性损伤引起的胰岛素绝对分泌不足。通常多见于青少年，在我国糖尿病患者中约占 5%。

（2）2 型糖尿病（T2DM）　又称非胰岛素依赖型糖尿病，可由以胰岛素抵抗为主伴胰岛素分泌不足转为以胰岛素分泌不足伴胰岛素抵抗。多见于中老年，占我国糖尿病患者的 90%～95%。

（3）妊娠糖尿病　一般在妊娠后期发生，占妊娠妇女的 2%～3%。发病与妊娠期进食过多以及胎盘分泌的激素抵抗胰岛素的作用有关，大部分患者分娩后可恢复正常。

（4）其他类型糖尿病　由某些内分泌疾病、感染、药物及化学制剂等引起，国内非常少见。

一、糖尿病对健康的危害

糖尿病是一种慢性代谢性疾病，若血糖控制不佳，治疗不及时，随病程发展可引发多种危及全身各个器官、组织的并发症。糖尿病导致的病残、病死率仅次于癌症和心血管疾病，为危害人类健康的第三顽症。

急性并发症可引起低血糖反应、酮症酸中毒、非同症性高渗综合征及乳酸性酸中毒，其中酮症酸中毒是最常见的急性并发症，延误诊断或治疗可导致死亡。

长期血糖升高可致组织器官的损害，引起脏器功能障碍以致功能衰竭。糖尿病性眼病严重会致盲，其中最常见的是糖尿病性视网膜病变，它是糖尿病致盲的重要原因；糖尿病性肾病，病变可累及肾血管、肾小球、肾小管和间质，是导致糖尿病患者死亡的一个重要原因；糖尿病神经病变以周围神经病变和植物神经病变最常见，是糖尿病致死和致残的主要原因。

二、　糖尿病的相关因素

（一）营养因素

目前对于糖尿病发病的营养因素研究主要集中在营养物质代谢过程对胰岛素分泌的影响，尤其是碳水化合物和脂肪的代谢。

1. 碳水化合物

糖尿病代谢紊乱的主要代谢标志是高血糖，并可引起全身性的代谢紊乱。长期摄入高碳水化合物膳食，使血糖水平长期处于较高状态，促使胰岛素分泌持续增加，最终使胰岛 β 细胞的结构和功能损害，导致胰岛素分泌的绝对或相对不足，引发糖尿病。

不同的淀粉类型对血糖的影响也不同。抗性淀粉吸收缓慢，可使餐后血糖保持在较低水平；而支链淀粉因其结构的特点，更易引起血糖和胰岛素水平快速明显提高。膳食纤维有降低空腹血糖和延缓碳水化合物吸收、降低餐后血糖及改善葡萄糖耐量的作用，是降低 2 型糖尿病高危因素的重要膳食成分。

由此可见，食物中碳水化合物的分子质量及结构不同，致餐后血糖升高的快慢及幅度也不同，其影响程度可用血糖生成指数（glycemic index，GI）来衡量。低 GI 食物可有效控制餐后血糖，有利于血糖的稳定。

2. 脂肪

高脂膳食时，游离脂肪酸的浓度较高，肌肉摄取脂肪酸进行氧化供能的作用增强，从而使葡萄糖的利用减少，出现胰岛素抵抗。而且长期暴露于高浓度的游离脂肪酸情况下，可使胰岛 β 细胞分泌胰岛素的功能受损，发生糖尿病的危险性增高。膳食饱和脂肪酸、反式脂肪酸是糖尿病的危险因素，而多不饱和脂肪酸（PUFA）特别是长链 $n-3$ 多不饱和脂肪酸却能改善糖代谢和胰岛素敏感性。

3. 蛋白质

目前还无确切的证据表明膳食蛋白质含量与糖尿病发病有直接关系，但蛋白质代谢与碳水化合物和脂肪代谢密切相关。当碳水化合物和脂肪代谢出现紊乱时，蛋白质的代谢也必然处于不平衡状态，同样可以引起胰岛素分泌量的变化，促进糖尿病的发病。

4. 矿物质和维生素

膳食补充三价铬（铬作为葡萄糖耐量因子的主要组成成分）对糖尿病有积极的预防和辅助治疗作用。硒最重要的生物学功能是抗氧化、消除自由基，所以补充硒可以改善胰岛素自由基防御系统和内分泌细胞的代谢功能，缓解糖尿病病情，预防糖尿病并发症，改善糖尿病预后。硒可通过胰岛素受体的激酶抑制作用产生"生理胰岛素样"效应，并可在基因水平上影响糖尿病发生。B 族维生素、维生素 C、维生素 E 缺乏，均可诱发或加重糖尿病及其慢性并发症的发生。

（二）食物与糖尿病的关系

1. 全谷物

全谷物有助于降低或延缓血糖应答，与 2 型糖尿病存在负相关。与很少食用全谷物的人群相比，每天摄入 48~80g 可使 2 型糖尿病发病风险降低 26%。因此，在日常饮食中应鼓励用全谷物代替部分精制谷类食用。

2. 蔬菜与水果

目前研究发现，绿色叶菜的摄入与糖尿病的发病风险之间关系密切，摄入绿色蔬菜可降低糖尿病的发病风险，且剂量反应关系显著。水果与蔬菜的营养价值相似，增加水果的摄入量对于多种慢性疾病有一级预防作用。然而综合目前的研究结果，水果摄入与 2 型糖尿病发生之间无明显的相关性。

3. 畜肉

大量摄入畜肉可提高血液胆固醇以及低密度脂蛋白胆固醇的水平，与多种慢性病发生风险之间存在一定关联。有研究表明，与不摄入畜肉相比，每天摄入 150g 畜肉的人群 2 型糖尿病的发病风险增加（相对危险度 $RR = 1.64$）。

4. 酸乳

酸乳不仅保留了牛乳的健康功效，还具备一些独特的优点，如改善乳糖不耐症、便秘和幽门螺杆菌的根除率等。近些年有研究指出，酸乳对一些慢性病如代谢性疾病、心血管疾病等都有良好的预防作用。每天摄入 200g 酸乳，糖尿病的发病风险可降低 22%。

5. 含糖饮料

含糖饮料指在饮料中人工添加糖（包括单糖和双糖，但不包括多糖），乙醇含量不超过 0.5% 的饮料，如果汁饮料、运动饮料、碳酸饮料等。最新的研究显示，与每月饮用少于一次或不饮用者相比，每天饮用 1~2 次者发生 2 型糖尿病的风险增加（$RR = 1.26$）。

6. 茶、咖啡

饮茶有利于 2 型糖尿病风险人群的血糖控制，改善胰岛素敏感性、降低空腹血糖和糖化血红蛋白浓度。每天饮茶≥16g 相对于不饮茶者可以降低 16% 的 2 型糖尿病发病风险。目前有研究显示，与不饮咖啡者相比，每日饮用咖啡可降低糖尿病的发病风险，并且咖啡的这种保护作用无地区、性别和种族差异。

7. 素食饮食

近些年的研究结果显示，素食饮食与 2 型糖尿病的发病风险呈显著负相关。素食饮食可能通过增加胰岛素敏感性和调节血糖代谢，进而降低 2 型糖尿病的发病风险。需要注意的是，虽然素食饮食具有多种有利健康的效应，但不能忽略搭配不合理的素食饮食带来的一些不良影响，如维生素 B_{12} 和 $n-3$ 多不饱和脂肪酸摄入不足、铁和锌元素缺乏等。

（三）危险因素

1. 遗传因素

糖尿病具有家族遗传易感性。调查发现，糖尿病亲属的发病率比非糖尿病亲属高 17 倍，双亲均为糖尿病患者，所生子女 5% 以上有糖尿病。

2. 肥胖

肥胖与 2 型糖尿病的发生有密切关系。据报道，超过理想体重 50% 者比正常体重者糖尿病发病率高 12 倍。一些大型前瞻性研究表明，若将 BMl 控制在 24 以下，可以预防糖尿病的发生。

3. 缺乏体力活动

除肥胖外，体力活动能减轻胰岛素抵抗。有研究发现，与缺乏体力活动的人相比，那些坚持中等程度体力活动的人发生糖尿病的危险性明显降低。缺乏锻炼可能间接促使糖尿病的发生，也可能独立发挥作用。

4. 生理因素

糖尿病随年龄的增长发病率上升，50~70岁是该病的高发期。妊娠期，孕妇体内代谢增强，体重增加，妊娠后期孕妇体内胰岛素拮抗激素分泌增多等原因都易导致孕妇发生糖尿病。

5. 社会环境因素

不良生活方式，如吸烟、过量饮酒、生活节奏加快、竞争激烈、压力大、应激增多等也是糖尿病发生发展的危险因素。

三、 糖尿病的营养防治

由于对糖尿病的病因和发病机制尚未充分了解，目前仍不能根治。临床强调早期治疗、综合长期治疗和治疗措施个体化。主要治疗措施包括饮食治疗、运动治疗、药物治疗、自我监测和学习教育。其中饮食治疗是糖尿病治疗中最基本的治疗方法，无论采用上述哪一种方法都必须长期坚持饮食治疗。有的轻型患者单纯采用饮食治疗即可。只有将饮食中所含有的碳水化合物、脂肪、蛋白质三大热源营养素调配合理才容易控制好血糖，使药物治疗发挥其应有的作用。

（一）饮食防治的目的

1型糖尿病患者的营养治疗目标是提供一种含有适当能量和营养素组成的健康膳食，必须使食物（尤其是碳水化合物）的摄入与胰岛素注射量和体力活动相协调，使血糖保持在一个可以接受的范围，以免发生严重的低血糖或血糖过高。

2型糖尿病患者进行营养治疗的目标是达到良好的血糖、血脂、血压和体重控制，适当地减重以改善血糖、血脂和血压的升高状况。在饮食控制的同时还要有规律地增强体力活动。

（二）饮食防治的原则

1. 合理控制总能量摄入

合理控制总能量的摄入量是糖尿病饮食治疗的首要原则。能量的供给根据病情、年龄、性别、身高、体重、活动量大小以及有无并发症随时调整。能量摄入量以维持或略低于理想体重为宜。肥胖者应减少能量摄入，使体重逐渐下降至正常范围内。儿童、孕妇、乳母、营养不良及消瘦者，能量摄入量可适当增加10%~20%，以适应患者的生理需要和适当增加体重。

根据患者的体型和理想体重估计每日能量供给量，参考表7-3。

表7-3 　　　　　　　　　　成人糖尿病患者每日能量供给量 　　　　　　　单位：kcal/（kg·d）

体重	休息状态（如卧床）	轻体力活动（如坐式工作）	中体力活动（如电工安装）	重体力活动（如搬运工）
体重过低	25~30	35	40	45~50
正常体重	20~25	25~30	30~35	40
超重/肥胖	15~20	20~25	30	35

资料来源：WS/T 429—2013《成人糖尿病患者膳食指导》。

2. 保证碳水化合物的摄入

碳水化合物是能量的主要来源，若供给充足，可以减少体内脂肪和蛋白质的分解，预防酮血症。在合理控制总能量的前提下，适当提高碳水化合物的摄入量有助于提高胰岛素的敏感性、刺激葡萄糖的利用、减少肝脏葡萄糖的产生和改善葡萄糖耐量。但碳水化合物过多会使血糖升高，从而增加胰岛负担。碳水化合物的供给量以占总能量的45%～60%为宜。要尽量选择血糖生成指数值低的食品，以避免餐后高血糖。常见食物的血糖生成指数如表7-4所示。

表7-4　　　　　　　　　　　常见食物的血糖生成指数（GI）

食物名称	GI	食物名称	GI	食物名称	GI
大米饭	83	甘薯（红，煮）	77	菠萝	66
馒头（富强粉）	88	芋头（煮）[毛芋]	48	香蕉（熟）	52
白面包	106	山药	51	猕猴桃	52
面包	69	南瓜	75	柑橘	43
面条（小麦粉，湿）	82	藕粉	33	葡萄	43
烙饼	80	苏打饼干	72	梨	36
油条	75	酸乳	48	苹果	36
玉米（甜，煮）	55	牛乳	28	鲜桃	28
玉米糁粥	52	胡萝卜	71	柚子	25
小米饭	71	扁豆	38	葡萄干	64
大麦粉	66	四季豆	27	樱桃	22
荞麦面条	59	绿豆	27	麦芽糖	105
燕麦麸	55	大豆（浸泡，煮）	18	葡萄糖	100
发芽糙米	54	花生	14	绵白糖	84
土豆（煮）	66	芹菜<	15	果糖	23
土豆泥	73	西瓜	72	蜂蜜	73

资料来源：孙长颢，《营养与食品卫生学》，2017。

知识链接：血糖生成指数

谷物的血糖生成指数：食物中的碳水化合物进入人体后经过消化分解成单糖，而后进入血液循环，进而影响血糖水平。由于食物进入胃肠道后消化速度不同，吸收程度不一致，葡萄糖进入血液速度有快有慢，数量有多有少。因此，即使含等量碳水化合物的食物，对人体血糖水平的影响也不同。

食物血糖生成指数对指导糖尿病和肥胖人群的饮食具有十分重要的意义。但值得注意的是，GI低的食物并不表示可以多吃。研究发现，果糖虽然属于低GI食物（GI为23），但过多摄入可能会引起甘油三酯升高。又例如西瓜的GI虽较高（GI为72），但含碳水化合物的量较低，在摄入少量西瓜的情况下，对血糖水平的影响并不大。所以，食物的GI与食物摄入量应结合考虑。

食物加工和血糖生成指数的关系：就食物加工而言，谷类加工越精细则GI越高，如小麦粉面条的GI为81.6，而全麦粉面条GI为37.0；玉米（甜，煮）的GI为55.0，而玉米片的GI为78.5；马铃薯GI为62.0，而土豆泥的GI为73.0；葡萄的GI为43.0，而葡萄干的GI为64.0。相对于精白米饭GI为83，加工程度较低的全谷物的GI相对较低，如玉米糁粥的GI为52.

同一种食物不同的烹调方法也影响血糖水平，蒸煮较烂的米饭，在餐后0.5～1.0h内血糖水平明显高于干米饭；煮粥时间较长或加碱，在增加黏稠度的同时也增加了血糖应答。因此，为防止血糖快速升高，糖尿病患者不宜喝熬煮时间较长的精白米粥。

食物混合对血糖生成指数也有一定的影响，有研究以碳水化合物为基础，分别加入富含蛋白质、脂肪和膳食纤维的食物做成9种混合饭菜。结果发现，蛋白质和膳食纤维类食物与碳水化合物食物的混合餐均可降低血糖生成指数，而脂肪类食物与碳水化合物食物的混合餐对降低血糖生成指数的作用不明显。

5个小窍门降低食物血糖生成指数：①"粗"粮不要细作：控制粮食碾磨的精细程度；②蔬菜不要切太小：薯类、蔬菜等不要切得太小或成泥状；③急火煮，少加水：如煮粥时间不宜过长、过烂；④加点醋：做菜时可以加点醋；⑤高低搭配：吃高GI食物时可搭配GI较低的食物一起食用，起到平衡食物GI值的效果，如吃粥时可搭配些蔬菜和粗粮。

3. 限制脂肪和胆固醇的摄入

糖尿病患者因胰岛素分泌不足，体内脂肪分解加速，合成减弱，脂肪代谢紊乱。膳食脂肪摄入过高时，易引发或加重高脂血症，进一步发展会导致血管病变，这是糖尿病常见的并发症。为此，膳食脂肪摄入量应适当限制，尤其是饱和脂肪酸不宜过多，如猪油、牛油、奶油等含饱和脂肪酸，应尽量少摄入。胆固醇每日摄入量应低于300mg。

4. 适量的蛋白质摄入

一般情况下成人糖尿病患者蛋白质的供给量为 $1.0g/(kg \cdot d)$，占总能量的15%~20%。但当病情控制不好时，易出现负氮平衡，此时供给量需适当增加，按 $1.2 \sim 1.5g/(kg \cdot d)$ 计算。儿童、孕妇、乳母、营养不良的患者，可供给 $1.5 \sim 2g/(kg \cdot d)$，蛋白质可达到总能量的20%。伴有肾功能不全时，应限制蛋白质的摄入量，根据肾功能损害程度而定，一般为 $0.6 \sim 0.8g/(kg \cdot d)$。膳食中应有1/3以上的蛋白质为优质蛋白质，如乳类、蛋类、瘦肉、鱼虾及豆制品等。

5. 丰富的维生素摄入

糖尿病患者代谢相对旺盛，尿量较多，致使维生素丢失和消耗增多，而主食和水果摄入量又受限，所以较易发生维生素缺乏，继而引起各种并发症。与糖尿病关系较密切的主要是B族维生素、维生素C和 β-胡萝卜素。补充B族维生素可改善患者的神经系统并发症，补充维生素C可防止微血管病变，供给足够的维生素A可以弥补患者难以将胡萝卜素转化为维生素A的缺陷。充足的维生素E、维生素C和胡萝卜素能加强患者体内已减弱的抗氧化能力。

6. 合适的矿物质摄入

矿物质与糖尿病的营养治疗效果也有密切关系，特别是铬、锌、钙、磷、镁、钠等。三价铬是葡萄糖耐量因子的组成成分，对碳水化合物代谢有直接作用。锌是体内代谢中多种酶的组成部分和活化剂，参与胰岛素的合成，稳定胰岛素的结构，协调葡萄糖在细胞膜间的转运，并与胰岛素的活性有关。糖尿病患者常因分解代谢亢进，尿锌排出增多，引起锌缺乏。钙和磷是骨骼和牙齿的主要成分，糖尿病患者常伴有钙、磷代谢紊乱，所继发的骨质疏松与钙、磷的大量丢失有密切关系，故钙、磷的补充不可忽视。糖尿病患者出现的糖尿和酮症酸中毒可使镁从尿中大量丢失而引起低镁血症，缺镁可致胰岛素抵抗，降低2型糖尿病患者对胰岛素的敏感性。因此，应保证矿物质的供给量满足机体的需要，适当增加镁、钙、铬、锌等元素的供给。但应限制钠盐的摄入，以防止和减轻高血压、高脂血症、动脉粥样硬化和肾功能不全等并发症。

7. 充足的膳食纤维摄入

膳食纤维对糖尿病有良好的防治作用。膳食纤维能推迟糖类的消化，延缓葡萄糖的吸收，避免进餐后血糖急剧上升。膳食纤维还能增加胰岛素的敏感性，提高人体的耐糖程度，有利于糖尿病的治疗和康复，同时还具有降血压、降血脂和防止便秘等。研究表明，膳食纤维含量充足的饮食，无论预防还是治疗糖尿病，均有特殊的功效。但膳食纤维过多，也会影响矿物质的吸收和导致胃不舒服。建议膳食纤维供给量 25~35g/d。

8. 合理的餐次

合理的餐次能减轻胰岛的负担，使之合理分泌胰岛素。根据糖尿病患者血糖升高时间、用药时间和病情是否稳定等情况，并结合患者的饮食习惯合理分配餐次，一日至少进食 3 餐，而且要定时定量。口服降糖药或注射胰岛素后易出现低血糖以及病情控制不好的患者，可在三次正餐之间加餐 2~3 次，即从三次正餐中匀出一部分食品留作加餐用。在总能量不变的情况下，适当增加餐次有利于改善糖耐量和预防低血糖的发生。三餐饮食内容要搭配均匀，餐餐有碳水化合物、脂肪和蛋白质，这样可减缓葡萄糖的吸收，增加胰岛素的释放。

9. 其他

酒精为纯能量食物，饮酒使正常饮食的总能量增多，不利于病情的控制，因此糖尿病患者应控制饮酒。此外，适量运动可促进肌肉组织对葡萄糖的摄取和利用，降低血糖水平，有利于改善糖尿病患者的病情。

（三）饮食辅助治疗中的注意事项

（1）糖尿病患者的饮食治疗是需要终生坚持的，要做到坚持就必须使食物多样化，不能一味简单地告诉患者什么食物能吃什么食物不能吃，而应当强调饮食的合理搭配，在总热量限制合理的情况下，让患者享受与常人相同的饮食乐趣。

（2）饮食习惯受知识背景、地域、家庭、经济状况的影响而有所不同，应强调糖尿病患者饮食的个体化，每个人都能根据病情找到适合自己的一套食谱。

（3）饮食辅助治疗应该与运动、药物治疗紧密配合，协调统一，发挥综合治疗的最大优势。

（四）食品交换份的概念和应用

糖尿病饮食是一种需要计算和称质量的饮食。具体操作时比较麻烦，也比较烦琐，但是应用食品交换份方法可以快速简便地制定食谱，已为国内外广泛使用。所谓食品交换份（food exchanges）是将食物按照来源、性质分成几大类，同类食物在一定质量内所含的蛋白质、脂肪、碳水化合物相近，产生的能量也相近。因此，同类食物之间就可以互换，但不同类别食物之间不能互换。例如，要求提供能量 90kcal、蛋白质 9g、脂肪 6g 的动物性食品，需提供的食物及其质量：瘦猪肉 50g，或鸡蛋 60g，或带鱼 80g，或兔肉 100g，其中任意一种均可满足上述要求。

食品交换份的应用可以丰富糖尿病患者的日常生活，使食谱的设计趋于简单化。

举例：患者王某，男性，50 岁，身高 170cm，体重 85kg，职业，会计。患糖尿病 5 年，采用单纯饮食治疗，未出现明显并发症。

制定食谱步骤：

第一步：计算标准体重。170-105＝65（kg），实际体重 85kg，比标准体重超 30%，属肥胖。职业是会计，属轻体力劳动。

第二步：计算每日所需总热量。按照成人糖尿病热量供给标准表（表6-1），每日应摄入热量标准为20~25kcal/（kg·d）。则全天所需总热量

$$65×（20~25）= 1300~1625kcal$$

第三步：计算食品交换份份数（1300~1625）÷90=（15~18）份

（五）糖尿病患者的饮食误区

饮食治疗作为糖尿病的基本治疗方法，已为众多糖尿病患者所接受，但在如何调整饮食方面，许多患者在认识观念和具体操作中依然存在着种种误区，并在很大程度上对病情控制以及生活质量造成了不良影响。

1. 饥饿疗法

合理的饮食治疗有助于降低血糖、控制体重、减轻胰岛 β 细胞的负担，因此少数轻症糖尿病患者甚至只需控制饮食便能使血糖维持正常，所以，饮食疗法的重要性是不言而喻的。但是，饮食治疗不等于饥饿疗法。如果病人进食量太少（每天主食低于150g），不仅容易出现低血糖及饥饿性酮症，而且还会出现低血糖后反跳性高血糖，导致血糖大幅波动，反而不利于血糖控制。不仅如此，由于热量摄入不足，还会造成体内自身脂肪及蛋白质过量分解，导致身体消瘦、营养不良、免疫力下降。

科学的饮食疗法应该是在保持膳食平衡的基础上，因人而异、适当地限制饮食的总热量，即根据患者年龄、胖瘦、劳动强度等具体情况，在不影响正常生长发育和日常工作与生活的前提下，适当地控制进食量，并注意饮食多样化，而不是一味地忍饥挨饿或偏食。提醒糖尿病患者，控制饮食并不是绝食，而是合理地控制饮食。

2. 控制主食，就等于饮食辅助治疗

不少患者认为，只要控制主食，副食可以不限。因此，长期以来主食吃得很少，甚至连续数年把主食控制在每餐仅吃半两到一两，这会造成两种后果：一是由于主食摄入不足，总热量无法满足机体代谢的需要，导致体内脂肪、蛋白质过量分解、身体消瘦、营养不良，甚至产生饥饿性酮症；二是控制了主食量，但对油脂、零食（坚果类）、肉、蛋类食物不加控制，实际使每日总热量并没有减少甚至远远超标。因此，如果副食吃得太多，同样也会升高血糖，不仅如此，高脂肪、高热量饮食还会导致肥胖，使血脂升高，加速动脉硬化，引起心脑血管并发症。其实，糖尿病饮食疗法的首要原则是控制总热量的摄入，这表明不仅主食的量要控制，副食的量同样也需要控制，不能因为副食含糖量少，就随意多吃。

3. 不甜的食品就可随便吃

部分患者错误地认为，糖尿病就该不吃甜的食物，像咸面包、咸饼干以及市场上大量糖尿病专用无糖食品不甜，饥饿时可以用它们充饥，不需控制。其实，各种面包饼干都是粮食做的（只是没有放所谓的蔗糖），与米饭馒头一样，吃下去也会在体内转化成葡萄糖，导致血糖升高。因此，这类食品可以用来改善单调的口味，提高生活乐趣，但必须包括在总热量之内。

4. 只吃粗粮不吃细粮

粗粮含有较多的膳食纤维，有降糖、降脂、通便的功效，对身体有益。但如果吃太多的粗粮，就可能增加胃肠负担，影响营养素的吸收，长此以往会造成矿物质等营养素缺乏。因此，无论吃什么食品，都应当适度。

5. 打上胰岛素就可随便吃

有些患者因口服药控制血糖不佳而改用胰岛素治疗，认为有了胰岛素就"天下太平"，不

需再费神控制饮食了。有的患者感到饥饿时常忍不住吃多了，他们觉得，把原来的服药剂量加大就能把多吃的食物抵消。其实，胰岛素治疗的目的是为了血糖控制平稳，胰岛素的使用量也必须在饮食固定的基础上才可以调整，过量使用胰岛素不仅增加了低血糖及药物毒副作用发生的可能，而且非常不利于病情的控制。因此，胰岛素治疗的同时不但需要配合营养治疗，而且非常必要。

6. 水果是糖尿病患者绝对的"禁区"

水果的主要成分是糖，如葡萄糖、果糖和蔗糖等，所以大多都很甜，糖尿病患者若食用不当，可升高血糖，使病情反复。所以长期以来水果被排除在糖尿病食品之外，有些人甚至到了"谈果色变"的程度。糖尿病患者真的一点水果也不能吃吗？答案是可以吃。

新鲜水果对满足人体所需营养、防止动脉硬化、视网膜病变、便秘等有一定益处。水果中含有较多的果糖和葡萄糖，果糖的代谢不需要胰岛素参与，影响血糖的主要成分是水果中葡萄糖的含量。所以说，对于糖尿病患者的饮食来说，水果并不是绝对的"禁区"，关键在于怎么吃。

（1）要根据自身的病情科学合理选择水果 对于一个糖尿病患者，在吃水果前，至少要了解自己现在的血糖控制情况和要吃的水果中含葡萄糖量的多少。当血糖整体水平较高、控制不好的时候，少吃含糖量较高的水果，这时候用番茄、黄瓜等来代替水果是可行的（番茄和黄瓜含糖量低），并可以从中获取维生素C、胡萝卜素、纤维素、矿物质等，对健康很有益。而对于血糖控制较好的患者，每天吃一至两个水果还是可以的。特别提示：水果的热量要计算到总热量中。如每日吃200 g水果，可减少主食半两。

（2）吃水果尽量选择含糖量相对较低即升高血糖速度较慢（血糖生成指数低）的水果。另外，吃水果时最好挑偏"青、生"点的，这样的水果口感也还不错，但含糖量会大大降低。

（3）吃水果的时间 一般在两次正餐中间（如上午10点或下午3点）或睡前1h吃，这样可以避免一次性摄入过多的碳水化合物而使胰腺负担过重，既可以防止发生低血糖，又不至于血糖水平骤升。一般不提倡在餐前或餐后立即吃水果。

第五节 营养与肥胖

肥胖病（obesity）是能量摄入超过能量消耗而导致体内脂肪积聚过多和（或）脂肪组织与其他软组织的比例过高达到危害程度的一种慢性代谢性疾病。一般体重超过理想体重的20%以上，或BMI≥28，可判断为肥胖。腰臀比≥0.9、女性≥0.8视为上身性肥胖；男性腰围≥90cm、女性腰围≥85cm为成人中心型肥胖。

一、 肥胖对健康的危害

通常男性肥胖患者脂肪主要分布在腰部以上，集中在腹部，称为男性型或苹果型肥胖，俗称"将军肚"；女性肥胖患者脂肪主要分布在腰部以下，如下腹部、臀、大腿，称为女性型或梨型肥胖。肥胖对健康的危害是多方面的。

（一）心血管疾病

肥胖与心血管疾病密切相关，肥胖者易患高血压、胆固醇升高和糖耐量降低等，而这些都是心血管病的危险因素。研究证实，增加相应体重的 10%，收缩压要升高约 6.5mmHg，血液胆固醇增加约 12mg/dL，空腹血糖增加约 2mg/dL。肥胖发病年龄越轻对心血管系统的影响越大。

（二）糖尿病

肥胖也是 2 型糖尿病的危险因素。肥胖者中糖尿病发病率约为非肥胖者的 5 倍。肥胖早期，患者可仅有糖耐量异常或高胰岛素血症，随病情发展血糖逐渐升高，导致糖尿病。

（三）血脂升高

肥胖患者脂肪合成过多，分解过少，肝脏摄取游离脂肪酸增多，甘油三酯含量增加。但脂蛋白酯酶活性升高，增加了外周血中极低密度脂蛋白的清除，故血浆中甘油三酯水平可正常或轻度升高。胆固醇水平升高，高密度脂蛋白降低，削弱了其抗动脉粥样硬化的作用，可增加冠心病的发病危险。

（四）高血压

高血压通常与肥胖伴发。与体重正常者相比，肥胖者更易发生高血压。肥胖者周围动脉阻力增加，从而使血压升高。

（五）胆囊疾病

肥胖病是胆石症的一个危险因素，肥胖者发生胆石症的危险是非肥胖者的 3~4 倍，而腹部脂肪过多者发生胆石症的危险更大，发生胆石症的相对危险随 BMI 增加而增加。肥胖者胆汁内胆固醇过饱和、胆囊收缩功能下降是胆石症形成的因素。此外，由于胆石症常合并胆囊炎，所以急慢性胆囊炎也在肥胖者中多见。急性胰腺炎是可能的并发症。

（六）其他

肥胖患者严重时可有呼吸运动受限，肥胖者打鼾是呼吸不畅的表现。肥胖者骨关节炎、痛风等发病率明显增多。国内外研究发现，肥胖与与内分泌有关的一些癌症和胃肠道癌症的发病率存在正相关，尤其是绝经后女性肥胖者的乳腺癌、子宫癌和结肠癌的发病率增加。

此外，肥胖儿童的热量摄入往往超过参考摄入量，但常有钙和锌摄入不足的现象，不利于儿童体力和智力的发育，但肥胖女童第二性征的发育早于正常儿童。肥胖对儿童的心理和行为也有影响，肥胖男生多倾向于抑郁和情绪不稳，肥胖女生则倾向于自卑和不协调。

二、 肥胖的相关因素

（一）遗传因素

动物实验和人类流行病学研究表明，单纯性肥胖可呈一定的家族倾向。父母体重正常者，其子女肥胖的几率约 10%，而父母中 1 人或 2 人均肥胖者，其子女肥胖几率分别增至 50% 和 80%。

（二）生理因素

男子到中年以后和女性到了绝经期后，由于各种生理功能减退、体力活动减少，而饮食未相应减量，往往容易造成体内脂肪的堆积而发胖。

（三）精神因素

俗话说，心宽体胖，是指心情好、休息好、无忧无虑的人，常常食欲好、吃得香、吃得多，容易发胖；借酒消愁者，不仅喝得多，吃得也多，也可使热量大大增加而导致肥胖。

（四）食物与肥胖的关系

1. 全谷物

摄入全谷物有助于维持正常体重，减少体重增长。这可能与膳食纤维摄入增加、总脂肪和饱和脂肪摄入下降有关。但对于超重/肥胖人群，目前的随机对照试验并未证明全谷物干预能够减轻体重。

2. 薯类

薯类与肥胖的关系与薯类的烹调方式密切相关，其中油炸薯片和薯条的摄入可增加超重和肥胖的发病风险，可能与其油炸方式导致的油脂含量较高有关，而普通烹调方式的薯类对肥胖的作用研究较少，研究结果也不一致。

3. 蔬菜和水果

目前蔬菜干预对减肥作用的人群研究结论不一致，尚需要进一步的研究来检验。水果和蔬菜的营养价值相似，研究发现，水果摄入可减缓超重和肥胖成年人的体重增长，但在儿童中没有发现水果摄入量与体重有相关性。

4. 畜肉

畜肉又称红肉，是人体蛋白质、矿物质和维生素的重要来源之一。畜肉中脂类含量相对稳定，以饱和脂肪酸为主，过多摄入畜肉可能增加肥胖的发病风险。

5. 大豆及其制品

摄入大豆及其制品可以改善肥胖和超重人群的体重，另外也有研究表明，摄入大豆异黄酮和大豆纤维能够减轻体重。

6. 含糖饮料

含糖饮料含一定量的单糖或双糖，过多摄入含糖饮料可增加超重或肥胖的发生风险。

7. 膳食结构

合理的膳食结构不仅可维持机体正常的营养和健康状态，而且还有助于预防和控制肥胖及相关慢性病的发生和发展。目前我国居民普遍存在膳食结构不合理的问题，特别是油脂类消费也呈明显增加趋势，有些地区居民的脂肪供能比超过了30%，甚至达到了35%。高脂肪膳食可增加肥胖发生的风险或诱导肥胖发生。

三、 肥胖的营养防治

营养治疗的目的是通过长期摄入低能量的平衡膳食，结合增加运动，借以消耗体脂，从而减轻体重，同时又能维持身心健康。只有长期坚持正确、系统的营养治疗，改变不妥的生活方式与生活习惯，做好平衡膳食，在此基础上增加运动，才能真正达到治疗的目的。

（一）饮食防治的原则

1. 限制总能量摄入

在保证营养均衡膳食的前提下，应限制每日摄入的总能量，使能量的供给略低于消耗量，使体重逐步下降。但控制总能量的摄入要因人而异，科学合理，并长期坚持。

目前公认的减肥膳食是蛋白质应占总能量的20%~25%为宜，脂肪占总能量的20%~30%，碳水化合物占总能量的45%~50%。同时，蛋白质的摄入建议多摄入优质蛋白质，脂肪的摄入可选用单不饱和脂肪酸和多不饱和脂肪酸丰富的油脂和食物，碳水化合物的摄入应选择谷类食物，多选择粗杂粮。限制糖、巧克力、含糖饮料等。

2. 充足的维生素和矿物质

低能量膳食会引起某些维生素和矿物质的缺乏，在进行膳食治疗的过程中，必须注意合理的食物选择和搭配。新鲜蔬菜和水果是无机盐和维生素的重要来源，且富含膳食纤维和水分，属低能量食物，有充饥作用，故应多选用，必要时可适量补充维生素和矿物质制剂以防缺乏。

3. 养成良好的饮食习惯

一日三餐、定时定量，晚餐不应吃得过多、过饱；少吃零食、甜食和含糖饮料；吃饭应细嚼慢咽，可延长用餐时间，这样即使食量少也可达到饱腹感；可先吃些低能量的蔬菜类食物，然后再吃主食。在进行膳食辅助治疗时，最好不要饮酒，1mL乙醇可提供能量7kcal，且酒不利于脂肪和糖代谢。

4. 鼓励参加体育运动

肥胖是长期摄入能量大于消耗能量的结果，因此在限制饮食的情况下，还需增加一定的活动量，提倡有氧运动。运动可以促进能量的消耗，但运动形式和运动量因人而异，选择适合自己的运动方式，逐步增加运动量，并要持之以恒，才能使体重逐渐减轻。运动还可以改善胰岛功能。因此，调节饮食减少能量摄入量和配合运动增加能量消耗，双管齐下是减轻体重的最佳方法。

（二）食物的选择

1. 宜用食物

低血糖指数的谷类食物；各种禽畜类瘦肉、鱼虾类、豆类及其制品、低脂牛乳等均可选择，但应限量；各类蔬菜和水果可多选用。

2. 忌用或少用食物

应限制富含饱和脂肪酸的食物，如肥肉、猪油、牛油、动物内脏等，以及油炸、油煎的食物；严格限制零食、糖果和酒类，特别是小分子糖类食品如蔗糖、麦芽糖、巧克力、含糖饮料等。

扩展阅读：减肥没有捷径

俗话讲"一口吃不成胖子"，但胖子却是一口一口吃出来的。有研究表明，如果一个人每天（每餐）仅仅增加摄入不多的食物，一口一口累计起来，一年大约可以增加体重1kg，10年、20年下来，一个体重在正常范围内的健康人就可以变成肥胖患者。一个人从体重增加发展到肥胖往往要经历一个较长的时间，这种变化必然建立在能量摄入大于消耗的基础上。因此，预防不健康的体重增加要从控制日常的饮食量做起，从少吃"一两口"做起。这样每天减少一点能量摄入，长期坚持才有可能控制住这种体重上升的趋势。另一方面，人们也应增加各种消耗能量的活动来保持能量的平衡。总之，减肥必须以合理控制饮食、合理运动为基础，注意生活细节，从饮食习惯入手才切实可行，循序渐进、坚持不懈才能成功。

第六节 营养与痛风

痛风（gout）是嘌呤代谢紊乱和（或）尿酸排泄减少、血尿酸增高所致的一组代谢性疾病。其临床特点为高尿酸血症、反复发作的急性关节炎、痛风石沉积、特征性慢性关节炎和关节畸形等，常累及肾脏引起慢性间质性肾炎和肾尿酸结石的形成。

根据导致血尿酸升高的原因，痛风可分为原发性和继发性两大类。原发性痛风有明显的家族遗传倾向，15%～25%的痛风患者有痛风家族史；痛风患者近亲中有15%～25%患高尿酸血症；痛风患者亲属合并无症状高尿酸血症的检出率明显高于非痛风患者。环境因素如暴饮暴食、酗酒、摄入富含嘌呤食物过多是痛风性关节炎急性发作的常见原因。继发性痛风多见于由于某些疾病引起体内尿酸生成过多，或肾脏尿酸排出减少所致。如白血病、严重外伤引起体内尿酸生成过多；肾功能衰竭、重症高血压、子痫致肾血流量减少，影响尿酸的滤过，肾脏尿酸排出减少。

一、食物与痛风的关系

1. 水果

有研究指出，樱桃可增加尿酸排泄，与不食用樱桃者相比，连续两天以上食用樱桃可使痛风发作风险下降35%。也有研究发现，橙子的摄入量与血液尿酸水平呈显著正相关；每天摄入80g苹果或橙子的男性，与每月摄入80g以下的男性相比，痛风的发病风险增加（$RR=1.64$）。

2. 畜肉、贝类

畜肉摄入与尿酸水平升高有一定关系。有研究显示，每天摄入112～186g畜肉能够使痛风的发病风险增加（$RR=1.21$）。贝类摄入量与高尿酸血症发病率存在显著正相关。

3. 酒

酒精与痛风的meta分析结果显示，少量（≤12.5g酒精/d）、适量（12.6～37.4g酒精/d）和过量饮酒（≥37.5g酒精/d）均能够使痛风的发病风险增加，随着饮酒量的增加痛风发病的风险加大。列队研究结果显示，不同种类的酒均能增加高尿酸血症和痛风复发的风险。

酒中也含有嘌呤，在体内代谢生成尿酸等。酒中嘌呤的含量依酒的种类不同而异，一般规律为：陈年老酒＞啤酒＞普通黄酒＞白酒。

二、痛风的营养防治

营养治疗在痛风综合治疗中应占有重要的位置，营养治疗的目的是减少嘌呤的摄入，提供合理膳食，促进尿酸排出，预防其急性发作，减少并发症。痛风的饮食控制原则可归纳为"三低一高"，即：低嘌呤、低热量、低盐和大量饮水。

1. 限制嘌呤的摄入

人体尿酸有两个来源，外源性尿酸从富含嘌呤或核蛋白的食物中转化而来，约占体内尿酸20%；内源性尿酸由体内氨基酸、核苷酸及其他小分子化合物合成和核酸分解代谢而来，约占体内总尿酸的80%。尽管高尿酸血症的发生主要为内源性代谢紊乱所致，高嘌呤饮食亦非痛风的致病原因，然而高嘌呤饮食可使血尿酸浓度升高，甚至达到痛风患者的水平，促使痛风性关节炎的急性发作。反之，停止摄入富含嘌呤的食物，可使血尿酸浓度降低，正常人可降低0.6mg/dL，痛风患者可降低1～2mg/dL。因此，痛风患者饮食治疗的目的在于控制外源性尿酸的摄入，降低体内尿酸的含量，是预防和治疗高尿酸血症及痛风的手段之一。

根据食物中嘌呤含量的多少，将食物分为低嘌呤食物（每100g中嘌呤含量<75mg）、中嘌

吟食物（每 100g 中嘌呤含量 75~150mg）和高嘌呤食物（每 100g 中嘌呤含量 150~1000mg）。食物中嘌呤的含量规律为：内脏>肉、鱼>干豆、坚果>叶菜>谷类>淀粉类、水果。

痛风患者应根据不同的病情，决定膳食中嘌呤的含量。急性期应严格限制嘌呤在 150mg/d 之内，以免增加外源性嘌呤的摄入，可选择嘌呤含量低的食物。缓解期要求正常平衡膳食，禁食含嘌呤高的食物，有限制地选用嘌呤中等量的食物，自觉摄取嘌呤含量低的食物。根据嘌呤含量不同可将食物分为高、中、低嘌呤三类，如表 7-5 所示。

表 7-5 不同食物的嘌呤含量

嘌呤含量/（mg/kg）	食物举例
高嘌呤食物（150~1000）	物动物内脏：肝、肾、胰、脑 鱼贝类：鲢鱼、白带鱼、乌贼、鲨鱼、海鳗、沙丁鱼、凤尾鱼、草虾、牡蛎、蛤蜊、干贝、小鱼干、鳊鱼干； 蔬菜类：芦笋、紫菜、香菇 其他：肉汁、浓肉汤、鸡精、酵母粉等 豆类：黄豆、豆干
中嘌呤食物（25~150）	禽畜类：猪肉、牛肉、羊肉、鸡肉、鹅肉 鱼虾蟹类：草鱼、鲤鱼、鳝鱼、鳗鱼、乌贼、虾、螃蟹、鲍鱼、鱼翅、鱼丸、桂鱼、枪鱼 豆类：豆芽、豆苗、绿豆、红豆、豆腐、豆干、豆浆 蔬菜：菠菜、枸杞、四季豆、豌豆、豇豆、龙须菜、茼蒿、海带、笋干、金针、银耳 其他：花生、腰果、栗子、莲子、杏仁
低嘌呤食物（<25）	谷类：精米、米粉、面条、通心粉、玉米 蔬菜类：白菜、苋菜、芥蓝、芹菜、韭菜、苦瓜、小黄瓜、冬瓜、丝瓜、茄子、萝卜、青椒、洋葱、番茄、木耳 根茎类：马铃薯、芋头等 油脂类：植物油、动物油 水果类：各种水果 其他：乳类及乳制品、蛋类、猪血、海参、海蜇皮

资料来源：孙长颢，《营养与食品卫生学》，2013。

2. 限制总能量摄入，保持适宜体重

痛风患者半数超过理想体重甚至肥胖，饮食总热量应较理想体重的标准略低 10%~15%，以适当减轻体重。根据工作情况一般按理想体重的标准，以每日每千克体重 20~25kcal 计算为宜。减重膳食必须循序渐进，以免体重减轻过快，造成脂肪分解过多导致酮症酸中毒而诱发痛风急性发作。临床资料显示，肥胖的痛风患者，在缓慢稳定降低体重后，血液尿酸水平下降，尿酸清除率和尿酸转换率升高，尿酸池缩小，未引起痛风急性发作。

3. 适量限制蛋白质、低脂肪饮食

在总能量限制的前提下，蛋白质的热比为 10%~15%，或每千克理想体重给予 0.8~1.0g。

蛋白质不宜过多，因为合成嘌呤核苷酸需要氨基酸作为原料，高蛋白食物可过量提供氨基酸，使嘌呤合成增加，尿酸生成也多，可能诱发痛风发作。痛风性肾病时，因尿蛋白丢失体内减少了蛋白质，应给予适当补充。但在出现氮质血症、肾功能不全时应严格限制蛋白质的摄入。鸡蛋、牛乳是痛风患者补充蛋白质的理想食物。

痛风患者约有 3/4 伴有高脂血症，宜采用低脂饮食控制高脂血症为妥。此外，高脂饮食同样可使尿酸排泄减少而致血尿酸增高，故应限制脂肪的摄入。饮食的设计要个体化，但一般将每日脂肪的摄入量限制在 40~50g 以内较为理想。

4. 合理供给碳水化合物

碳水化合物可防止脂肪分解产生酮体，能促进尿酸的排出，供给量应占总能量的 60% 左右。果糖可促进核酸分解，增加尿酸的生成，应减少摄入。

5. 足量的维生素和矿物质摄入

长期忌嘌呤、低嘌呤饮食，限制了肉类、内脏和豆制品摄入，故应适当补充铁剂及多种微量元素、B 族维生素及维生素 C 等。多供给蔬菜和水果等碱性食物，有利于尿酸的溶解和排出。建议每天摄入蔬菜 1000g，水果 500g。但是痛风患者常伴有高血压及高血脂，应限制食盐摄入，每天控制在 2~5g。

6. 供给充足的水分

每日应喝水 2000~3000mL，以保证尿量，促进尿酸的排出，防止尿酸结石的生成。睡前或半夜饮水，以防止尿液浓缩，必要时服用碱性药物，肾功能不全时水分摄入应根据病情进行适当调整。

7. 禁用刺激性食物

因乙醇代谢使乳酸浓度增高抑制肾脏对尿酸的排泄，同时乙醇促进嘌呤的分解使尿酸增高，故酗酒常为急性痛风发作的诱因，痛风患者应严格限制饮酒，尤其应限量饮用啤酒；此外，味道强烈的香料和调味品也不宜食用；可可、咖啡、茶可少量食用。

总之，痛风预防牢记十二字原则："管住嘴、多饮水、勤运动、减体重"，可减少痛风复发。

三、 痛风发作期的饮食控制

通过体外食物提供的尿酸约占体内尿酸的 20%，其余 80% 的尿酸来自体内代谢。应通过饮食限制外源性嘌呤的摄入。痛风发作时饮食安排大致如下。

1. 急性期

每日以牛乳、鸡蛋、谷类为主，禁食动物肝、肾、胰、鲭鱼、沙丁鱼、小虾、肉汁、肉汤等，嘌呤的摄入量应限制在 150g/d 内。

2. 慢性期

每周安排 2d 急性期饮食，其余 5d 按低嘌呤饮食。肉类应煮过弃汤后再制成菜肴。

3. 缓解期

慎食高嘌呤食物，适量选用中或低嘌呤饮食。

第七节 营养与癌症

癌症形成与发展的原因尚未完全明了，属于多因素相互作用，包括遗传因素、环境因素和精神心理因素等。但80%的癌症发病是由不良的生活方式和环境因素所导致。减少癌症危险性的三种主要方法是：摄入适宜的膳食，限制接触致癌物，避免使用烟草。

一、 食物中的致癌和抗癌因素

致癌物通过饮食、呼吸、皮肤接触等途径侵入人体，其中饮食是最直接、最经常的方式。而膳食中又同时存在着致突变、致癌和抗突变、抗癌两种相反的因素。即饮食中除人体必需的营养成分外，还存在着对癌症的发生和抑制双向作用的物质。

（一）食物中的致癌因素

食物中的致癌因素研究较多的有 N-亚硝基化合物、黄曲霉毒素、多环芳烃类化合物和杂环胺类化合物等。食品中残留的某些农药、重金属、激素、抗生素、二噁英、氯丙醇、丙烯酰胺，食品容器包装材料中残留的某些小分子物质等具有一定的致癌作用。

1. 食品的霉菌污染

如花生、玉米、谷物等受黄曲霉毒素污染的几率较大，是非洲、东南亚及我国南方肝癌、胃癌高发的主要因素。其次，白地霉菌、杂色霉菌毒素也易造成食品污染。

2. 食品原料中残留有毒有害物质

如有机磷、有机氯等多种农药及除草剂的过量使用或过早采摘，造成果蔬及粮食污染。某些工业废水及生活污水存在铅、汞、砷、磷、酚类等多种致突变物，污水处理未达标，甚至直接排放或渗入农田及果园，通过动植物吸收及富集作用，使食品原料污染。

3. 食品加工、包装及运输过程中的污染

如熏制食品过程中产生的多环芳烃类化合物腌制咸菜、咸鱼产生的亚硝胺类化合物包装运输材料沾染的铅、汞、砷、丙烯腈、氯乙烯单体等。

4. 食品添加剂

如二丁羟基甲苯、苏丹红I号、羟茴香醚、某些化学合成的色素、亚硝酸盐、甲醛及过量的消毒剂等。即便是允许使用的品种，过量使用或使用不当也可产生潜在危害。

5. 食品中抗生素及激素的污染

畜禽类等动物性食物中存在残留抗生素及激素，如抗动物蠕虫药苯丙咪唑类有致突变作用，促禽类产蛋的雌激素有致癌性。

（二）食物中的抗癌因素

研究结果证明，具有抑制癌症生成作用的食物营养素有维生素 A、维生素 C、维生素 E，微量元素硒、锌，多不饱和脂肪酸，膳食纤维；还有存在于植物性食品物的传统营养素以外的一些生物活性物质，都具有抑癌作用。

二、 食物与肿瘤的关系

1. 谷类

全谷物中富含膳食纤维，可促进肠蠕动、增加排便量，起到稀释肠内毒素的作用。队列研究结果显示，全谷物可降低结肠癌发病风险。

2. 蔬菜水果类

研究表明，增加蔬菜摄入量对预防食管癌有保护作用，但与胃癌、肺癌、乳腺癌发病及死亡风险无关；增加十字花科蔬菜和绿叶菜摄入可显著降低肺癌、胃癌、结肠癌发病风险。水果摄入量与食管癌、胃癌、结肠癌发病呈负相关。而蒜、葱、胡萝卜、西红柿和柑橘类水果对降低肺癌、胃癌及膀胱癌发病风险有好处。天然食品抗癌/抗突变的有效成分可能是营养素或生物活性物质，或它们协同作用的结果。

3. 畜禽肉、牛乳

畜肉中含有丰富的血红素铁，后者通过产生自由基、DNA损伤和刺激上皮细胞增殖而诱导氧化应激，摄入过多可增加结直肠癌发病风险。禽肉摄入与直结肠癌发病无关。但加工肉制品如肉干、肉松、香肠等，含大量发色剂、防腐剂，长期过量食用有害而无益。研究表明，牛乳及其制品，特别是低脂乳类摄入可降低乳腺癌、结直肠癌发病风险。

4. 大豆类

综合研究结果显示，大豆及其制品的消费可降低乳腺癌、胃癌的发病风险。

5. 茶

有研究表明，长期饮茶对预防某些肿瘤有一定益处。增加饮茶可降低胃癌（每天>20g茶叶）和乳腺癌（每天>12g茶叶）发病风险。

6. 油脂

油脂摄入与癌症发病关系的研究较少，综合研究分析，总脂肪和动物脂肪摄入与癌症的发病风险无关。但油炸食品因高温油炸不仅破坏维生素，还可使蛋白质变性，产生致癌物质如丙烯酰胺、杂环胺等。

7. 高钠盐食品

综合研究显示，高盐（钠）摄入可增加胃癌发病风险。腌制食品的研究发现，腌制的植物性食物可增加乳腺癌、胃癌、食管癌的发病风险。

8. 烟熏食品

多项研究表明，烟熏食品可增加乳腺癌、胃癌、食管癌的发病风险。

9. 加工肉类

火腿类特别是违规加工的，亚硝酸盐检出量较高。烧烤、烟熏类加工过程产生大量苯并（a）芘等。

10. 合理膳食模式

证据显示，合理膳食模式可降低结直肠癌、乳腺癌发病风险。

11. 素食

研究证据显示，素食可能会降低癌症的发生风险，机制尚不明确。

三、 癌症的营养防治

癌症的发病原因中膳食因素是不可忽视的重要部分，并且在癌症的发生、发展、恶化、治疗等过程中膳食因素也发挥了不可替代的作用，因此通过膳食营养的干预来防治癌症是可行的措施，肿瘤患者的营养支持治疗可以起到延长患者生存时间、改善患者生存质量、延缓癌症进展的基础辅助治疗作用。

世界癌症研究基金会指出大多数癌症是可以预防的，健康饮食、积极参加体育活动并保持健康的体重，会大大减少癌症的发病风险。2007 年由世界癌症基金会（World Cancer Research Fund，WCRF）和美国癌症研究所（American Institute of Cancer Research，AICR）联合出版了《食物、营养、身体活动和癌症预防》的第二份报告。在此报告的基础上，再由 21 名世界知名专家组成的专家组提出了降低癌症风险的 10 项建议。这 10 条建议不仅仅对癌症预防有意义，而且对一些慢性疾病如心脑血管病、糖尿病都有重要意义。这 10 条建议如下。

1. 在正常体重范围内尽可能的瘦

应保持体重在正常范围，在整个成年期避免体重增长和腰围增加。身体肥胖会影响激素水平，并能促进产生癌症危险的炎症标志物的产生。

2. 将从事积极的身体活动作为日常生活的一部分

每天至少进行 30min 的中度身体活动（相当于快走），避免诸如看电视等久坐习惯。无论是什么样的身体活动，均能预防某些癌症以及体重增加。

3. 限制摄入高能量密度的食物

高能量密度的食物是指能量超过 225~275kcal/100g。避免含糖饮料，限制果汁的摄入，尽量少吃快餐。

4. 以植物来源的食物为主

每日至少吃 400g 不同种类的非淀粉蔬菜和水果（淀粉类蔬菜和水果如土豆、山药、香蕉等），每餐都吃相对未加工的谷类或豆类，限制精加工的淀粉性食物。

5. 限制红肉的摄入

避免加工的肉制品。牛肉、猪肉、羊肉等红肉每周应少于 500g；尽量少吃烟熏、腌渍或加入化学防腐剂保存的肉类。

6. 限制含酒精饮料

男性每天饮用不超过 10~15g 酒精的酒，女性不超过 5~7.5g；儿童和孕妇不能饮用含有酒精的饮料。

7. 限制盐的摄入量

每人每天盐的摄入量不超过 6g，不吃或尽量少吃盐腌或过咸的食物，避免食用盐腌保存的食物。

8. 强调通过膳食本身满足营养需要，不推荐使用膳食补充剂预防癌症

有证据表明高剂量的营养素补充剂对人体可能有保护作用，但也可能诱发癌症。

9. 母亲对婴儿最好进行 6 个月的完全母乳喂养，以后再添加其他液体和食物

母乳喂养对母亲和孩子均有保护作用。对母亲可以预防乳腺癌的发生，对于孩子可以增强孩子的免疫力，防治感染。

10. 癌症患者接受治疗的同时，生活及饮食应该遵循癌症预防建议

要接受训练有素的专业人员提供的营养指导。

四、 癌症的营养支持治疗

营养支持治疗是根据患者的诊断和病理、生理及心理的变化，选择适宜途径，补充人体所需要的营养物质和能量，达到疾病好转或痊愈的治疗方法。

癌症患者的营养支持治疗是抗癌综合治疗的重要组成部分。有人担心，对癌症患者给予高营养支持，是否会促进肿瘤生长，使病情发展。目前此方面的研究还没有肯定的结论。研究发现，高营养补充后，肿瘤细胞虽加速增殖，但对化疗药物的敏感性增加了，可以利用营养支持对肿瘤细胞增殖的影响来增强化疗药物的效果，从而提高疗效。如患者的营养状况得不到改善，其他治疗方法则难以实施或难以达到预期效果。

临床资料也表明，接受高营养疗法的患者体重增加，大部分患者免疫功能恢复或改善，增强了化疗和放疗的效果，而且可使一些原来因营养不良而无法进行较大剂量抗癌药物或放疗的病人，在高营养支持疗法治疗后，体质得到改善，能耐受抗癌治疗。

所以，作为癌症治疗的重要辅助手段之一，营养支持治疗可以预防和纠正癌症发展过程中所发生的营养缺乏，防止和纠正患者体重减少，延缓癌症的复发和转移。

（一）癌症患者临床营养支持治疗的原则

对癌症患者给予营养支持治疗可以改善其营养状况，恢复体质，更好地接受抗癌治疗。营养支持治疗的原则：①营养状况良好或仅有轻度营养缺乏，估计自然饮食能够满足需要的病人，在手术、化疗或放疗时无需特殊的营养支持治疗；②发生严重营养缺乏或因胃肠道疾病，估计患者的饮食摄入不足超过一周，应给予肠内或肠外营养支持治疗，且同时进行抗癌治疗；③对于化疗或放疗无效的进展期癌症患者，不主张静脉营养支持治疗。

（二）营养支持治疗途径的选择

营养支持治疗的途径分为经口服、管饲的肠内营养（enteral nutriting，EN）和经静脉的肠外营养（parenteral nutriting，PN）。对于中度营养缺乏和围手术期不能进食的患者，都可以采用营养支持治疗，可选择不同的途径：①经口进食：只要患者能够经口进食，就应鼓励尽量经口进食，不能经口进食或进食量不能满足机体需要者可以通过管（鼻）饲途径给予肠内营养支持；②静脉营养：对于癌症晚期或围手术期患者可选择静脉营养支持治疗。

五、 癌症患者的饮食误区

合理调配饮食是癌症患者和家属都十分关心的问题，但长期以来在癌症患者的饮食上众说纷纭，一些人甚至盲目跟从。如许多癌症患者在治疗期间胃口本来就不好，还强迫自己多喝一些补汤浓汁，或者有些干脆就不敢摄入肉类，以蔬菜水果代餐，抑或有的患者盲目跟从病友，重复摄入过多的不适合自己的补品，这些都是不科学的。

1. 盲目忌口

民间有"发物"一说，许多患者因担心食用后肿瘤复发而"不敢越雷池一步"，盲目忌口。现代医学研究表明，"发物"致病主要是由于食物中含有的激素、异体蛋白等物质导致旧病复发、皮肤过敏等。目前，现代医学研究在这一领域上没有确切的科学依据证明吃了所谓"发物"一定可致肿瘤复发。而一些所谓"发物"中富含优质蛋白质、矿物质等，对维持肿瘤患者良好的营养状态有重要作用。

故此建议，癌症患者不要盲目"忌口"。所谓"忌口"，是根据不同种类的疾病和症状合理饮食。比如，肝癌患者不宜吃油腻、油炸、烟熏的食物；食管癌患者要忌粗糙、霉变的食物；腹水的肿瘤患者要限盐和水；化疗后出现腹泻的患者要忌粗纤维比较多的食物等。

2. 过度进补

有的患者经抗癌治疗后，体质虚弱，于是大量进补，希望通过进补改善患者体质，提高其免疫力。但从临床来看，大量进食补品的结果往往是患者胃口越来越差，饮食日减，不但未见体质增强，反而更加虚弱。因为放化疗后的患者本来脾胃功能就很差，处于"虚不受补"的状态，此时再大量食用补品，反而会进一步影响脾胃功能，导致饮食营养难以吸收。

由于癌症治疗是个长期的过程，进补不应急于一时，要循序渐进。科学的补养法，应根据患者的体质状况适度进补，从食物的量到性味均有所选择，以患者食用后身体逐渐舒适、胃口逐渐好转为目的，不必依赖保健食品甚至去追求高价位的保健品。至于补品，可以起到辅助作用，但不可充当饮食主角。

3. 减少进食量或选择素食

有一种错误的观点过去和现在长久盘踞在一些癌症患者的心头：吃得越好，肿瘤长得越快，所以希望以减少进食或只吃菜不吃肉类来"饿死"肿瘤。可到目前为止，还没有临床实验证明"饥饿疗法"对癌症患者行之有效。但反过来因为全身营养状况差，体力状况低下，不能完成足量抗癌治疗的患者却十分常见。因此，"饿死"肿瘤没有科学道理，不可取。

维持良好的营养状况才是肿瘤治疗的基础，癌症患者也需要一些动物蛋白以维持一定的体重，如果缺乏，患者的抵抗力必然下降，并发症会随之增多。癌症患者的饮食应以均衡营养为基础，适量的谷类、肉类、蔬果类都是必需的，单一摄取某类食物必然导致营养供给不足。

4. 盲目跟从

许多患者在治疗期间会互相交流饮食经验，盲目跟从，这种做法也是不可取的。因为每个人的体质不同，病情也不同，不能无根据地盲目跟随他人的饮食经验。患者应根据自身的状况、诊断等选择食物，有条件的话可在营养师（医生）指导下制定一个与自己相匹配的饮食方案。

🔍 **思考与练习**

1. 简述谷类与高脂血症、高血压、动脉粥样硬化、糖尿病、痛风发病的关系。
2. 简述糖尿病的饮食防治原则及饮食中应注意的事项。
3. 肥胖对人体健康的危害有哪些？应怎样预防和控制肥胖？
4. 痛风患者为什么要限制总能量及脂肪的摄入量？

[学习重点]

　　了解食品污染物的分类、来源及对健康的危害；熟悉各类食品污染物的污染途径、毒性及其预防；掌握食品细菌污染的指标及其食品卫生学意义；掌握黄曲霉毒素、N-亚硝基化合物、多环芳族化合物、丙烯酰胺等化学污染物的来源、毒性及其预防措施。

第一节　概　　述

　　食品本身不含有毒有害物质或含量极少，不具有实际卫生学意义，但食品从种植、养殖到生产、加工、贮存、运输、销售、烹调直至餐桌的整个过程中各个环节都有可能出现某些有毒有害物质，这些存在于食品中的有毒有害物质称为食品污染物（food pollutants）。

　　在各种条件下，导致污染物进入食品，或食物成分本身发生化学反应而产生有毒有害物质，从而造成食品安全性、营养性和（或）感官性发生改变的过程，即食品污染（food contamination）。

一、　有毒有害物质的分类及来源

　　食品污染物种类多且来源复杂，通常食品污染按其性质分为生物性污染、化学性污染和物理性污染三个方面。

　　（一）生物性污染

　　食品的生物性污染包括微生物、寄生虫和昆虫的污染。微生物的污染主要有细菌和细菌毒素、霉菌和霉菌毒素以及病毒等的污染，其中细菌、霉菌及其霉菌毒素对食品的污染最常见、危害较大。

　　（二）化学性污染

　　食品的化学性污染物来源复杂，种类繁多。主要包括：

（1）来自生产、生活和环境中的污染物，如农药、有害金属、多环芳烃化合物、N-亚硝基化合物、二噁英等。

（2）食品接触材料（食品容器、包装材料等）、运输工具等接触食品时溶入食品中的有害物质，如塑料单体及助剂、铅、镉等有害金属。

（3）在食品加工、贮存过程产生的物质，如酒类中有害的醇类、醛类等。

（4）滥用食品添加剂及误用某些有害物质等。

（5）掺假、制假过程中加入的物质，如在辣椒粉中掺入化学染料苏丹红，乳粉中加入三聚氰胺。

（三）物理性污染

（1）食品的放射性污染　主要来自放射性物质的开采、冶炼、生产以及在生活中的应用与排放，特别是半衰期较长的放射性核素污染，在食品安全上更加重要。

（2）食品的杂物污染　来自食品产、贮、运、销过程中的污染物，如粮食收割时混入的草籽、食品运销过程中的灰尘等。

（3）食品的掺假使假　如粮食中掺入砂石，肉中注入水，乳粉中掺入大量的糖等。

二、 食品污染对健康的危害

食品污染不仅可影响食品的感官性状和（或）营养价值，降低食品的质量，还可能对机体健康造成危害，引起具有急性短期效应的食源性疾病或具有慢性长期效应的长期性危害。食品污染对健康的危害可概括如下。

（一）急性中毒

一次性大剂量摄入某种毒性物质后引起的机体急性损伤和中毒表现，如食物中毒。

（二）慢性中毒

长期慢性接触某一种或多种污染性的有毒有害物质所导致的机体慢性损伤和危害。

（三）"三致"作用

指有毒有害物质所引起的致突变、致畸和致癌作用。

三、 防止食品污染的原则

"国以民为本，民以食为天，食以安为先"。食品安全关系着人们身体健康和生命安全，关系着社会经济发展和稳定。因此，世界各国都制定了相关的法律，保证食品的安全。为防止食品污染、保证食品安全和减少其对人体健康的影响，必须采取综合的管理措施。

（1）提高国民的食品安全与自我保护意识，需要通过多种途径进行食品安全科普教育。

（2）政府的监督管理部门认真贯彻执行食品安全相关的法律法规。

（3）食品生产经营企业及饮食行业要严格执行有关的食品安全法规和食品安全国家标准。

（4）国家环境保护相关部门加强"三废"的治理，粮食及食品相关部门要做好食品保藏工作，制定并执行防污防霉措施。

第二节　食品的微生物污染及其预防

食品的微生物污染是指食品在加工、运输、贮藏、销售过程中被微生物及其毒素污染。污染食品的微生物种类繁多，按其对人体的致病能力，可分为三类。

（1）致病性微生物　包括引起宿主致病的细菌、人畜共患疾病病原菌、产毒霉菌及霉菌毒素，可直接对人体致病并造成危害。

（2）相对致病性微生物　在通常情况下不致病，只有在一定条件下才具有致病力的一些细菌。

（3）非致病性微生物　主要包括非致病菌、不产毒霉菌及常见酵母菌。它们对人体无害，却是引起食品腐败变质、卫生质量下降的主要原因。

一、　食品的细菌污染

食品中存活的细菌只是自然界细菌中的一部分，这部分在食品中常见的细菌在食品卫生学上被称为食品细菌，包括致病菌、相对致病菌和非致病菌。共存于食品中的细菌的种类和数量称为食品的菌相，其中相对数量较大的细菌称为优势菌种。

食品中的细菌绝大多数是非致病菌，它们往往与食品出现特异颜色、气味、荧光、磷光以及相对致病性有关，其对食品的污染程度是间接估测食品腐败变质可能性及评价食品安全性的重要指标，而且它们也是研究食品腐败变质原因、过程和控制方法的主要对象。本节讨论的主要是非致病菌。

（一）食品中常见的细菌

1. 假球菌属、假单胞菌属

假球菌属和假单胞菌属是食品腐败细菌的代表，需氧、嗜冷，且多具有分解蛋白质和脂肪的能力，其中有些分解能力很强，增殖速度快。假球菌属、假单胞菌属广泛分布于食品中，特别是蔬菜、肉、家禽和海产品中，并可引起腐败变质，是导致新鲜冷冻食物腐败的重要细菌。

2. 微球菌属、葡萄球菌属等

微球菌属和葡萄球菌属均为革兰阳性、过氧化氢酶阳性球菌，嗜中温，前者需氧，后者厌氧。它们因营养要求较低而成为食品中极为常见的菌属，可分解食品中的糖类并产生色素。

3. 其他菌属

例如，芽孢杆菌属和梭状芽孢杆菌属，是肉类食品中常见的腐败菌；肠杆菌科各属，多与水产品、肉及蛋的腐败有关；弧菌属和黄杆菌属，因主要来自海水或淡水，可在低温和5%食盐中生长，故在鱼类及水产品中多见，后者与冷冻肉制品及冷冻蔬菜的腐败有关；乳杆菌属，主要见于乳品中，可使其腐败变质等。

（二）食品细菌污染的途径

1. 原材料受污染

食品原料在采集、加工前其表面往往附着细菌，尤其原料破损之处有大量细菌聚集，如果采用受到细菌污染的原料加工生产食品，将使食品质量受到严重的影响。

2. 生产、加工过程中的污染

（1）环境污染 空气中的细菌会随灰尘沉降到食品上。

（2）加工中的交叉污染 灭菌不彻底，加工用水、用具、设备和杂物不清洁以及加工过程中原料、半成品、成品交叉污染。

（3）从业人员的污染 从业人员的手直接接触食品（半成品、成品）；加工人员的鼻涕、唾液、皮肤生疖、脓疮、粉刺等可直接或间接地污染食品。

3. 贮藏、运输与销售过程中的污染

不良的贮藏条件给细菌生长繁殖提供了条件，细菌可通过空气、鼠或昆虫污染食品。不符合卫生要求的运输工具、容器和散装食品销售用具、包装材料以及销售人员不合理操作等均会导致食品的污染。

4、食品消费的污染

生熟不分，在冰箱中存放时间过长，烹调用具不卫生等。

（三）食品细菌污染的危害

食品细菌污染的危害性质与程度取决于污染食品的细菌种类和数量，即细菌菌相。食品细菌污染的危害可概括如下。

1. 食品的营养价值降低

以杂菌为主的食品污染，主要是引起食品腐败变质，使食品的营养价值、感官品质和商品价值降低。

2. 对机体的毒性

当肠道致病菌污染食品时，可引起借食品传播的传染病或食物中毒等。

（四）评价食品卫生质量的细菌污染指标与食品卫生学意义

目前我国评价食品卫生质量的细菌污染指标常用菌落总数、大肠菌群和致病菌三项指标。

1. 菌落总数

菌落总数（total number of bacteria）指被检样品在严格规定的条件下（培养基及其 pH、培养温度与时间、计数方法）被培养生成的单位质量（g）、容积（mL）或表面积（cm²）细菌菌落总数，以菌落形成单位（colony forming unit，CFU）表示。

菌落总数的食品卫生学意义如下。

（1）食品清洁状态的标志 用于监督食品的清洁状态，我国许多食品卫生标准中规定了食品菌落总数指标，以其作为控制食品污染的容许限度。

（2）预测食品的耐保藏程度 即利用食品中细菌数量作为评定食品腐败变质程度（或新鲜度）的指标。

2. 大肠菌群

大肠菌群（coliform group）指在一定培养条件（35~37℃）下能发酵乳糖、产酸产气的需氧或兼性厌氧革兰阴性无芽孢杆菌。包括肠杆菌科的埃希氏菌属、柠檬酸杆菌属、肠杆菌属和克雷伯菌属。这些菌属中的细菌均来自人或温血动物的肠道。

食品中大肠菌群的数量是采用相当于100g或100mL食品中最近似数来表示，简称大肠菌群近似数（maximum probable number，MPN）或大肠菌值。

大肠菌群的卫生学意义：大肠菌群作为食品卫生的鉴定指标，用于判断食品是否受人体或温血动物粪便污染和肠道致病菌污染。因为大肠菌群与肠道致病菌来源相同，且在一般条件下大肠菌群在外界生存时间与主要肠道致病菌是一致的。若在食品中检出典型大肠杆菌，表示食品近期受粪便污染；若检出非典型大肠杆菌，说明食品受粪便的陈旧污染。但因大肠菌群为嗜中温菌，在5℃以下不能生长，故不适用于低温水产品。

3. 肠道致病菌

主要检验志贺菌属、沙门菌属和金黄色葡萄球菌。检出致病菌说明存在致病的风险。

菌落总数是评价食品卫生程度和安全性的指标，它们本身不是致病菌，与疾病无直接的关联，允许在食品中存在，但不得超过食品安全国家标准的限量。而致病菌随食物进入人体后会引起食源性疾病和食物中毒，食品安全国家标准规定绝大部分食品不允许有致病菌存在。

二、霉菌与霉菌毒素对食品的污染及其预防

（一）霉菌与霉菌毒素概述

霉菌（molds）是真菌的一部分。真菌是指有细胞壁，不含叶绿素，无根、茎、叶，以寄生或腐生方式生存，能进行有性或无性繁殖的一类微生物。真菌广泛分布于自然界并可作为食品中正常菌相的一部分，某些真菌被用来加工食品，但在特定情况下又可造成食品的腐败变质。

霉菌毒素（mycotoxin），指少数霉菌在所污染食品上繁殖所产生的有毒代谢产物。霉菌毒素对人、牲畜均可引起损害。

产毒霉菌所产生的霉菌毒素没有严格的专一性，即一种霉菌或毒株可产生几种不同的毒素，而一种毒素也可由几种霉菌产生。如黄曲霉毒素可由黄曲霉、寄生曲霉产生，而如岛青霉可产生黄天精、红天精、岛青霉毒素及环氯素等。

1. 霉菌的生长和产毒条件

霉菌产毒需要一定的条件，影响霉菌产毒的条件主要是食品基质中的水分、环境的温度和湿度及空气的流通情况。

（1）水分和湿度 霉菌的繁殖需要一定的水分活性。因此，食品中的水分含量少（溶质浓度大），P 值越小，水分活度（A_w）越小，即自由运动的水分子较少，能提供给微生物利用的水分少，则不利于微生物的生长与繁殖，从而有利于防止食品的腐败变质。

（2）温度 大部分霉菌在 28~30℃ 都能生长，10℃ 以下和 30℃ 以上时生长明显减弱，在0℃ 几乎不生长，但个别的可能耐受低温。一般霉菌产毒的温度，略低于最适宜温度。

（3）基质 霉菌的营养来源主要是糖和少量氮、矿物质，因此极易在含糖的饼干、面包、粮食等类食品上生长。

2. 主要产毒霉菌及其毒素

霉菌产毒只限于产毒霉菌，而产毒霉菌中也只有一部分毒株产毒。目前已知具有产毒株的霉菌主要如下。

（1）曲霉菌属 黄曲霉、赭曲霉、杂色曲霉、烟曲霉、构巢曲霉和寄生曲霉等。

（2）青霉菌属 岛青霉、桔青霉、黄绿青霉、扩张青霉、圆弧青霉、皱折青霉和荨麻青霉等。

（3）镰刀菌属 犁孢镰刀菌、拟枝孢镰刀菌、三线镰刀菌、雪腐镰刀菌、粉红镰刀菌、禾谷镰刀菌等；其他菌属中还有绿色木霉、漆斑菌属、黑色葡萄状穗霉等。

3. 霉菌污染的食品卫生学意义

霉菌污染食品后，在基质和环境适宜时，首先可引起食品的腐败变质，不仅可使食品感官

性状变化、食用价值降低，甚至完全不能食用。粮谷类被霉菌污染造成的损失最为严重，据估算，每年全世界平均至少有2%的粮食因为霉变而不能食用。除此，人畜进食被其污染的粮食和饲料可导致霉菌毒素中毒。

（二）黄曲霉毒素对食品的污染及其预防

事件回放："十万火鸡事件"

1960年，在英格兰东南部的农庄发生了"十万火鸡事件"。人们发现，饲养的火鸡一个个食欲下降，走路东倒西歪，一周内死亡。在短短3个月的时间内，便死掉了约10万只火鸡。与此同时，在非洲的乌干达也发生了类似的小鸭死亡事件。由于原因不明，当时称其为"火鸡X病"。经调查发现，这些早期的火鸡X病与伦敦一家碾粉厂供应的饲料有关，随后发生的火鸡X病的饲料是由另一家碾粉厂供给的。两个碾粉厂供应的饲料的共同点是，都含有从巴西运来的花生粉。谁是引起"火鸡X病"的"元凶"？

1. 黄曲霉毒素的化学结构及性质

黄曲霉毒素（aflatoxin，AF或AFT）是黄曲霉和寄生曲霉的代谢产物。黄曲霉是粮食和饲料中常见的真菌，但由于黄曲霉毒素的致癌力强，因而受到重视。

黄曲霉毒素是一类结构类似的化合物，结构如图8-1所示。其基本结构都有二呋喃环和香豆素（氧杂萘邻酮），在紫外光的照射下能发出特殊的荧光，因此一般根据荧光颜色、Rf值、结构来进行鉴定和命名。

黄曲霉毒素其结构与毒性和致癌性有关，凡二呋喃环末端有双键者毒性较强，并有致癌性，目前已经分离鉴定出20多种，其中毒性较强的有六种，以黄曲霉毒素B_1（AFB_1）的毒性和致癌性最强。黄曲霉毒素的毒性顺序为：$APB_1 > APM_1 > APG_1 > APB_2 > AFM_2$。

黄曲霉毒素耐热，一般的烹调加工很难将其破坏，在280℃时才发生裂解，毒性破坏。黄曲霉毒素在中性和酸性环境中稳定，在pH9~10的氢氧化钠强碱性环境中能迅速分解，形成香豆素钠盐。黄曲霉毒素能溶于氯仿和甲烷，而不溶于水、正己烷、石油醚和乙醚。

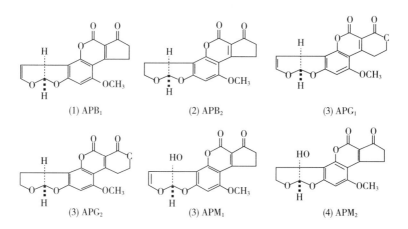

(1) APB_1　　(2) APB_2　　(3) APG_1

(3) APG_2　　(3) APM_1　　(4) APM_2

图8-1　黄曲霉毒素的结构

资料来源：孙长颢，《营养与食品卫生学》，2017。

2. 产毒的条件

黄曲霉毒素是由黄曲霉和寄生曲霉产生的。寄生曲霉的所有菌株几乎都能产生黄曲霉毒素，但并不是所有黄曲霉的菌株都能产生黄曲霉毒素。黄曲霉产毒的必要条件为湿度80%~90%，温度25~30℃，氧气1%。此外，天然基质培养基（玉米、大米和花生粉）比人工合成培养基产毒量高。

3. 对食品的污染

黄曲霉毒素主要污染粮油及其制品，其中以玉米、花生和棉籽油最易受到污染，其次是稻谷、小米、大麦、豆类等。除粮油食品外，我国还有干果类食品（如胡桃、杏仁、榛子）、动物性食品（如乳及乳制品、肝、干咸鱼等）以及干辣椒中有黄曲霉毒素污染的报道。大规模工业生产的发酵制品，如酱、酱油中一般无污染，但家庭自制发酵食品曾报道有黄曲霉毒素污染。

我国受黄曲霉毒素污染严重的地区是长江流域以及长江以南的高温高湿地区，华北、东北和西北地区只有个别样品受到污染。奶牛进食被 APB_1 污染的饲料后其牛乳中排出 APB_1 的羟基化代谢产物黄曲霉毒素 M_1（AFM_1）。牛乳及其制品中的 APM_1 相对稳定，巴氏消毒及干酪的加工过程均对 APM_1 的水平无影响。

4. 毒性

黄曲霉毒素具有很强的急性毒性，也有明显的慢性毒性和致癌性。黄曲霉毒素对动物肝脏有特殊亲和性，具有较强的肝脏毒性并有致癌作用。

（1）急性毒性 黄曲霉毒素对鱼、鸡、鸭、大鼠、豚鼠、兔、猫、狗、猪、牛、猴及人均有强烈毒性。鸭雏和幼龄的鲑鱼对 APB_1 最敏感。常见动物的 LD_{50} 为：大鼠（雄）7.2mg/kg，小鼠9.0mg/kg，兔0.3~0.5mg/kg。多数敏感动物在摄入毒素后的3d内死亡，在解剖中发现它们的肝脏均为明显损伤。

鸭雏的急性中毒肝脏病变具有一定的特征，急性中毒后的肝脏病理可见：①肝实质细胞坏死；②胆管上皮增生；③肝脏脂肪浸润，脂质消失延迟；④肝脏出血。

黄曲霉毒素亦可引起人的急性中毒，典型的事件为1974年印度两个邦中200个村庄400名居民因食用霉变玉米而爆发的黄曲霉毒素中毒性肝炎。

（2）慢性毒性 长期小剂量摄入黄曲霉毒素可造成慢性损害，从实际意义来讲，慢性毒性比急性中毒更为重要。慢性毒性的主要表现是动物生长障碍，肝脏出现亚急性或慢性损伤。其他症状有食物利用率下降、体重减轻、生长发育迟缓、雌性不育或产仔少。

（3）致癌性 黄曲霉毒素是目前发现较强的化学致癌物质之一，其致肝癌强度比二甲基亚硝胺诱发肝癌的能力大75倍。实验证明，黄曲霉毒素可诱发多种动物发生癌症，许多动物小剂量反复摄入或大剂量一次摄入皆能引起癌症，主要是肝癌。

黄曲霉毒素不仅可诱发肝癌，还可诱发其他部位肿瘤，如胃腺癌、肾癌、直肠癌及乳腺、卵巢、小肠等部位肿瘤。但黄曲霉毒素与人类肝癌的关系难以得到直接证据，从肝癌流行病学研究发现，凡食物中黄曲霉毒素污染严重和人类实际摄入量比较高的地区，原发性肝癌发病率高。

5. 代谢和生化作用

AFB_1 进入机体后，需在体内进行代谢（活化）过程，即将前致癌物变成终致癌物，才具有毒性。黄曲霉毒素如不连续摄入，一般不在体内蓄积。一次摄入后，约经一周经呼吸、尿、粪等将大部分排出。

黄曲霉毒素在体内的代谢主要是在肝脏微粒体酶作用下进行脱甲基、羟化和环氧化反应。二呋喃环末端双键的环氧化反应形成黄曲霉毒素 B_1-2，3 环氧化物，与黄曲霉毒素的毒性、致癌性、致突变性都有关系。黄曲霉毒素 B_1 的代谢途径如图 8-2 所示。

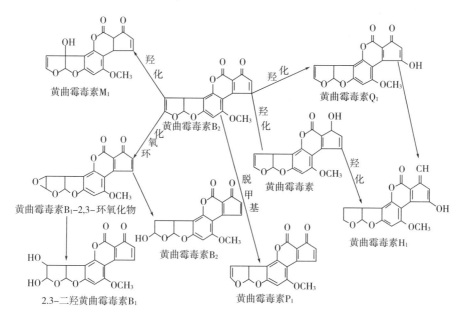

图 8-2　黄曲霉毒素 B_1 的代谢途径

资料来源：孙长颢，《营养与食品卫生学》，2017。

6. 预防措施

（1）防霉　防霉是预防食品被霉菌污染的最根本措施。①田间耕作：防虫、晾晒及时；②贮藏：控制水分、粮食的安全水分 <13%，玉米<12.5%，花生 8%；降温：温度<10℃，湿度 >70%；除氧：增加仓中 N_2、CO_2；③化学方法：药物防霉。

（2）去毒　①物理方法：挑选霉粒、碾扎加工法、加水搓洗、吸附法、氨气处理法；②化学方法：加入有机溶剂，如二甲基乙醚去除油脂中的 APB_1，植物油加碱处理可破坏 APB_1 结构。③紫外光照射。

（3）制定食品安全国家标准进行监督管理　玉米、玉米油、花生、花生油中的黄曲霉毒素不得超过 $20\mu g/kg$；玉米及花生制品不得超过 $20\mu g/kg$；大米、其他食用油不得超过 $10\mu g/kg$；其他粮食、豆类、发酵食品不得超过 $5\mu g/kg$。

（三）镰刀菌毒素对食品的污染及其预防

镰刀菌毒素种类较多，从食品安全角度（与食品可能有关）主要有单端孢霉烯族化合物、玉米赤霉烯酮、丁烯酸内酯、伏马菌素等毒素。

1. 单端孢霉烯族化合物

单端孢霉烯族化合物（trichothecenes）是一组主要由镰刀菌的某些菌种所产生的生物活性和化学结构相似的有毒代谢产物，是引起人畜中毒最常见的一类镰刀菌毒素。单端孢霉烯族化合物主要有 T-2 毒素、二醋酸镳草镰刀菌烯醇、雪腐镰刀菌烯醇和脱氧雪腐镰刀菌烯醇。我国粮食受到污染的主要是后两种。

该化合物化学性质非常稳定，一般能溶于中等极性的有机溶剂，微溶于水。在实验室条件下长期贮存不变，在烹调过程中不宜破坏。

毒性的共同特点为较强的细胞毒性、免疫抑制、致畸作用，有的有弱致癌性。单端孢霉烯族化合物除了共同毒性外，不同的化合物还有其独特的毒性。

2. 玉米赤霉烯酮

玉米赤霉烯酮（zearalenone）又称 F-2 毒素，是由镰刀菌产生的一种霉菌毒素。禾谷镰刀菌、黄色镰刀菌、木贼镰刀菌等都能产生毒素，但主要产毒菌株为禾谷镰刀菌。玉米赤霉烯酮是一类结构相似的二羟基苯酸内酯化合物，主要作用于生殖系统，具有类雌激素作用，猪对该毒素最敏感。玉米赤霉烯酮主要污染玉米，也可污染小麦、大麦、燕麦和大米等粮食作物。

预防镰刀菌毒素对食品的污染措施见黄曲霉毒素（预防措施）。

三、 食品的腐败变质

食品的腐败变质（food spoilage）是指食品在以微生物为主的各种因素作用下，所发生的食品成分与感官性质的一切变化。这些变化往往是食品成分的降解，伴随着产生令人不愉快的色、香、味、形等感官性状的变化，从而使食品降低或丧失营养价值与食用价值。如鱼肉的腐败、油脂的酸败、水果蔬菜的腐烂和粮食的霉变等。

（一）食品腐败变质的原因

食品的腐败变质主要是食品中的大分子物质如蛋白质、脂肪和碳水化合物等发生降解反应的过程，其发生的原因是多方面的，主要由微生物的作用引起，是食品本身、环境因素和微生物三个方面综合作用的结果。

1. 食品本身的组成和性质

大多数食品是动物、植物组织或其组织制品，含有丰富的营养成分和水分。在适宜的条件下，由于食品本身所含酶的作用，食品成分不断进行生物化学变化，如肉类的僵直和自溶、粮食和蔬菜的呼吸等。当环境温度较高、湿度较大或阳光照射时，食品中的蛋白质、淀粉、脂肪等大分子在酶或非酶因素的作用下可以发生以分解为主的变化。如蛋白质在酶的作用下可被分解成氨基酸，并进一步分解成胺及其他小分子含氮化合物等，脂肪酸可以在氧的作用下发生氧化，产生醇、醛、酮等脂肪酸败产物。

食品的组织状态、pH、水分含量等因素也是影响食品腐败变质的因素。

2. 微生物作用

在食品腐败变质的许多因素中，最普遍、最活跃的是微生物。外界污染的微生物常和上述原因结合在一起，在食品腐败变质中起主要作用。其中以非致病细菌为主，霉菌次之，酵母又次之。

微生物在食品中迅速生长繁殖是导致食品营养质量和卫生质量下降的主要原因，而微生物生长繁殖与多种因素相关，其中食品中水分含量是影响微生物生长繁殖的重要因素。

食品中的水分以游离水和结合水两种形式存在。结合水（bound water）是指存在于食品中的与非水成分通过氢键结合的水，因为这部分水与蛋白质、脂肪、氨基酸、糖、盐等分子结合，使得微生物无法利用。游离水（free water）是指食品中与非水物质有较弱作用或基本无作用的水，微生物在食品中生长繁殖利用的就是这部分水。所以，微生物在食品中的生长繁殖所需水分不是取决于总含水量（%），而是取决于水分活度（water activity，A_w），即通常用来表示食品中可被微生物利用的水。一般情况下食品的 A_w 值越小，微生物越不易繁殖，食品越不易变质。

3. 环境因素

影响食品腐败变质的环境因素，如一定的温度、湿度、阳光（紫外线）和空气（氧气）等也对促进食品发生各种变化起着重要作用。

（二）食品腐败变质的化学过程

1. 食品中蛋白质的分解

肉、鱼、禽、蛋、乳及豆类等食品富含蛋白质，故主要是以蛋白质分解为腐败变质的特征。

鉴定指标：食品的腐败变质鉴定指标一般是从感官、物理、化学和微生物四个方面确定其适宜指标。目前认为与蛋白质食品腐败变质程度符合率较高的化学指标有三个：

（1）挥发性盐基总氮（total volatile basic nitrogen，TVBN） 指食品水浸液在碱性条件下能与水蒸气一起蒸馏出来的总氮量，即在此条件下能形成氨的含氮物。研究表明，挥发性盐基总氮与食品腐败变质程度之间有明确的对应关系，也适用于大豆制品腐败变质的鉴定。

（2）三甲胺 三甲胺是季胺类含氮物经微生物还原产生的，新鲜鱼虾等水产品、肉中没有三甲胺。对于鱼、虾等水产品可用三甲胺测定来表示其新鲜程度。

（3）K 值（K value）指 ATP 分解的肌苷（HxR）和次黄嘌呤（Hx）低级产物占 ATP 系列分解产物 ATP+ADP+AMP+IMP+HxR+Hx 的百分比，主要适用于鉴定鱼类早期腐败。若 $K \leqslant 20\%$，说明鱼体新鲜；$K \geqslant 40\%$ 时，说明鱼体开始有腐败迹象。

2. 食品中脂肪的酸败

一般将脂肪发生的变质称为酸败（rancidity）。富含油脂的食物变质是以脂肪酸败为特征。食用油脂和食品中脂肪的酸败程度受脂肪本身的饱和程度、紫外线、氧、水分、天然抗氧化成分以及铜、铁、镍等金属离子的存在及食品中微生物的解脂酶的影响。酸败的化学过程主要是自身氧化，其次是水解反应使酸性产物增加。

鉴定指标：酸价、过氧化值、羰基价等。

3. 碳水化合物的分解

含碳水化合物较多的食品主要是粮食、蔬菜、水果和糖类及其制品。在微生物、酶及其他因素作用下，这类食品腐败变质时，主要是以碳水化合物为主的分解过程，经过产生双糖、单糖、有机酸、醇、醛等一系列变化，最后分解成二氧化碳和水。这个过程的主要变化是酸度升高，也可伴有其他产物所特有的气味。

鉴定指标：一般通过感官指标及酸度进行鉴定。

（三）食品腐败变质的卫生学意义

1. 食品的价值降低

腐败变质的食品首先是带有使人们难以接受的感官性状，如刺激性气味、异常颜色、酸臭味道和组织溃烂、黏液污秽感等，食品的食用价值降低；其次是营养成分分解，营养价值严重降低。

2. 增加致病菌污染机会

食品腐败变质一般是由于微生物污染严重，菌相复杂和菌量增多，因而增加了致病菌和产毒霉菌等存在的机会。由于菌量增多，可以使某些致病性微弱的细菌引起人体的不良反应，甚至中毒。

3. 造成食物资源浪费

由于腐败变质造成食品感官变化、营养和食用价值降低，使食品的"商品"价值丧失。

（四）腐败变质食品的处理原则

总原则：在确保食用者健康的前提下，最大限度地利用食品的经济价值，尽量减少经济损失。

（1）严重腐败变质的食品，应废弃或销毁等。

（2）轻度腐败变质的食品经过适当的加工处理可以食用。如轻度腐败的肉、鱼类，通过煮沸消除异常气味，部分腐烂的水果、蔬菜可拣选分类处理。

（3）局部变质食品可去除变质部分，利用其他完好部位。

（五）防止食品腐败变质的措施

控制食品腐败变质，主要是从减弱或消除引起食品腐败的各种因素来考虑。如改变食品的温度、水分、氢离子浓度、渗透压以及采用其他抑菌杀菌措施，抑制或减弱微生物的生长繁殖能力，以达到防止或延缓食品腐败变质的目的，常采用的方法如下。

1. 低温保藏

食品在低温下，本身酶活性及化学反应得到延缓，食品中残存微生物生长繁殖的速度大大降低或完全被抑制，因此低温保藏可以防止或减缓食品的变质。冷藏的温度一般设定在 $-1 \sim 10℃$ 范围内，冷冻保藏是指在 $-18℃$ 以下的保藏。

2. 加热杀菌保藏

食品通过加热可杀灭微生物和使酶失活，从而达到保藏的目的。食品加热杀菌的方法很多，主要有常压杀菌（巴氏杀菌法）、加压杀菌、超高温瞬时杀菌和微波杀菌等。

3. 干燥脱水保藏

食品干燥保藏的机制是降低食品水分至某一含量以下，抑制可引起食品腐败的微生物的生长。通常将含水量在 15% 以下或 A_w 在 $0.00 \sim 0.60$ 的食品称为干燥、脱水或低水分含量食品。

4. 其他方法

提高酸度、提高渗透压、去除氧气、辐照保藏、化学防腐剂等。

第三节　食品的化学性污染及其预防

食品的化学性污染是指由各种有毒有害的有机和无机化学物质对食品造成的污染。其特点是：①污染物种类繁多、污染途径复杂、涉及的范围广、不易控制；②受污染的食品外观一般无明显改变，不易鉴别；③污染性质稳定，在食品中不易消除；④污染物的蓄积性强，通过食物链的生物富集作用可在人体内达到很高的浓度，易对健康造成多方面的危害。本节主要介绍较常见的几种。

一、农药和兽药对食品的污染及其预防

事件回放：DDT 与虱传斑疹伤寒

　　1939 年，德国化学家米勒（1899—1965）就已经发现 DDT 具有杀虫特性。1944 年 1 月，在意大利那不勒斯战役中，由于虱传斑疹伤寒在官兵中流行，使部队的战斗力受到挫伤。处于绝望之中，使用了 DDT，在 3 周内为 130 万人灭了虱，使斑疹伤寒的流行顿告平息。3 个月后，在日本出现类似的病情，也是使用了 DDT，才得以转危为安。以后，DDT 作为一种农药广泛应用于农业生产，成为神速战胜虫害的得力手段。

　　1948 年，米勒因发现 DDT 及其化学衍生物对害虫有剧烈毒性而获得了诺贝尔生理学与医学奖。

（一）农药

1. 农药及农药残留的定义

农药（pesticide）是指用于预防、消灭或者控制危害农业、林业的病、虫、草、鼠和其他有害生物以及有目的地调节植物、昆虫生长的化学合成或者来源于生物、其他天然物质的一种物质或者几种物质的混合物及其制剂。

目前世界上使用的农药原药达1000多种。我国使用的有近200种原药和近千种制剂，年使用农药居世界之首。农药种类多、分类复杂，常以用途（防治对象）将农药分为杀（昆）虫剂、杀（真）菌剂、除草剂、杀线虫剂、杀螨剂、杀鼠剂、落叶剂和植物生长调节剂等类型，其中使用最多的是杀虫剂、杀菌剂和除草剂三大类。

农药残留（pesticide residues）是指农药在使用后一个时期内没有被分解而残留于生物体、收获物、土壤、水体、大气中的微量农药原体、有毒代谢物、降解物和杂质的总称。

最大残留限量（maximum residues limits，MRLs）指在生产或保护商品过程中，按照良好农业规范（GAP）使用农药后，允许农药在各种食品和动物饲料中或其表面残留的最大浓度，以每千克食品或农产品中农药残留的毫克数（mg/kg）表示。一些残留持久性农药虽已禁用，但已造成对环境的污染，从而再次在食品中形成残留。为控制这类农药残留物对食品的污染，我国还制定了其在食品中的再残留限量（extraneous maximum residue limits，EMRLs）

2. 食品中农药残留的来源

进入环境中的农药，可通过多种途径污染食品。进入人体的农药据估计约90%是通过食物摄入的。食品中农药残留的主要来源有：

（1）施用农药对农作物的直接污染　包括表面沾附污染和内吸性污染。其污染程度主要取决于：①农药性质；②剂型及施用方法；③施药浓度和时间及次数；④气象条件。

（2）农作物从污染的环境中吸收农药　由于施用农药和工业三废的污染，大量农药进入空气、水和土壤，成为环境污染物。农作物便可长期从污染的环境中吸收农药，尤其是从土壤和灌溉水中吸收农药。

（3）通过食物链污染食品　农药对水体造成污染后，使水生生物长期生活在低浓度的农药中，水生生物通过多种途径吸收农药，通过食物链可逐级浓缩，即每经过一种生物体，其浓度就有一次明显的提高（见表8-1）。所以，位于食物链最高端的人类接触的污染物最多，对其危害也最大。

表8-1　　　　　　　　　　　　　　DDT在食物链中的富集和浓缩

食物链	DDT含量/（mg/kg）	浓缩倍数
水	3×10^{-6}	1
浮游生物	0.04	1.3万
小鱼体内	0.5	17万
大鱼体内	2.0	66.7万
水鸟体内	25.0	833万

资料来源：孙长颢，《营养与食品卫生学》，2007。

（4）其他来源的污染

①粮食使用熏蒸剂等对粮食造成的污染。

②禽畜饲养场所及禽畜身上施用农药对动物性食物的污染。

③粮食贮存加工、运输销售过程中的污染，如混装、混放、容器及车船污染等。

④事故性污染，如将拌过农药的种子误当粮食吃，误将农药加入或掺入食品中，施用时用错品种或剂量而致农药高残留等。

3. 食品中常见的农药残留及其毒性

目前最常使用的农药有有机磷、氨基甲酸酯类和拟除虫菊酯类三大类。不同农药毒性相差悬殊，其中危害较大的是化学合成农药，对人体可产生急慢性毒性和致癌、致畸、致突变等作用。

（1）有机磷农药　是目前使用范围最广、使用量最大的农药，主要用作杀虫剂。除个别品种，大部分品种在自然界中易于降解，生物半衰期短，在土壤中仅存数天，在农作物、动物和人体内的蓄积性也较低。该类农药的急性毒性主要是抑制胆碱酯酶活性，因体内乙酰胆碱蓄积，使神经传导功能紊乱而出现一系列神经系统中毒症状。有些品种有迟发性神经毒性，即在急性中毒恢复后十几天又出现神经症状。慢性中毒主要是神经系统、血液系统和视觉损伤的表现。多数有机磷农药无明显的"三致"活性，但个别品种（敌百虫+敌敌畏）对实验小鼠有生殖毒性和致突变作用。

（2）氨基甲酸酯类　主要用作杀虫剂或除草剂，最规模使用的品种仅十几种。此类农药的优点是高效，选择性较高，对温血动物、鱼类和人的毒性较低，易被土壤微生物分解，且不易在生物体内蓄积。个别品种毒性较大（如克百威等）。氨基甲酸酯类也是胆碱酯酶抑制剂，但其抑制作用有较大的可逆性，水解后酶的活性可不同程度恢复。个别品种有致癌、致畸、致突变的可能。

（3）拟除虫菊酯类　可用作杀虫剂和杀螨剂，品种已达80余种，大量使用的品种已达数十种。此类农药属于中等毒或低毒，急性毒性主要为神经系统表现。此类农药因蓄积性和残留量低，慢性中毒较少见。个别品种对皮肤有刺激和致敏作用。

有机氯农药在环境中很稳定、半衰期长，是高残留农药，而且个别品种有"三致"作用，我国于1984年以明文禁止使用有机氯农药，但目前农产品中仍可检出其残留。

为减少农药中毒的风险，在选用农药时，应尽量选择防治效果好、毒性低、在食物和环境中残留时间短、残留量低的农药。

扩展阅读：科学认识农药的利和弊

农药是防治病虫草害、保护农作物丰产稳产的重要农业投入品。对于农药，不少人还存在着一些认识误区。不用农药行不行？用了农药就会产生危害吗？等等。

"当前和今后相当长时间内，防病治虫都离不开农药的应用。"我国是农业病虫害发生危害严重的国家，近10年农作物重大病虫害年均发生面积达70多亿亩次，严重威胁粮食丰收与农产品质量安全。如果病虫不及时防治，可造成粮食、水果、蔬菜损失更大。而使用农药仍是目前我国防治病虫害的主要手段，其作用不可替代。今后，做好农药科学合理使用工作，培训提高农民用药水平，以防好病虫保产量和控制好农药残留保质量。

农药和人类治病吃的药本质上没有差异。"我们提倡的不是要不使用农药，而是要尽可能地减少农药用量。"毒性是农药对不同生命形式固有的性质，而危害是农药使用时中毒或其他的风险。随着农药的研发其使用剂量已逐渐减少，说明农药在向高效化发展，农药对非靶标生物的毒性也越来越低，安全系数一直在提高。所以，通过药剂品种的选择、施药剂量精准掌握、施药技术的改进等，可减少农药的用量，提高化学防治的环境适应性，保障农产品安全。

"完全杜绝农药不现实。""开发低毒安全农药，实现生态环境友好成为最优选择。"

"造成负面效应不是因为农药本身，而是在于没有科学使用。"当前存在乱用、滥用化学农药，特别是盲目加大施药剂量的现象，致使农药中毒、农产品残留等问题。农药不可怕，只要对其实行严格管理并采取风险防范措施，将农药残留控制在可接受的范围内，就能使其为我们服务，实现其趋利避害的功效。

（二）兽药

1. 兽药

兽药（veterinary drugs）是指用于预防、治疗、诊断动物疾病或有目的地调节动物生理功能的物质（含药物饲料添加剂）。兽药的品种主要有血清制品、疫苗、诊断制品、微生态制品、中药材、中成药、化学药品、抗生素、生化药品、放射性药品及外用杀虫剂、消毒剂等。中国将鱼药、蜂药、蚕药等均归于兽药管理。

2. 兽药残留

兽药残留（residues of veterinary drugs）是指动物产品的任何可食部分所含的兽药原药、代谢产物以及与兽药有关的杂质残留。常见的兽药残留有抗生素类药物、寄生虫药物和激素类药物，如喹诺酮类、氯霉素、硝基呋喃、苯并咪唑类、已烯雌酚等。

目前兽药已广泛用于畜禽等各类动物疾病的防治、促进动物的生长、改善动物性食品品质等方面，但由于滥用兽药和药物饲料添加剂、非法使用违禁或淘汰的兽药、不遵守休药期规定和部分兽药产品质量差等原因，导致动物性食品（肉、蛋、乳、水产品）中普遍存在兽药残留或超标。近些年来，在广东、浙江等多个省多次出现因食用含盐酸克伦塔罗（瘦肉精）残留的猪肉而引起中毒的重大食品安全事故，对人体生命安全造成极大的损害。

3. 兽药对人体健康的危害

兽药对人体健康的危害主要包括：①急、慢性中毒作用；②致畸、致突变和致癌作用；③激素反应；④细菌性耐药增加；⑤过敏反应。

（三）食品贮藏和加工过程对农药和兽药残留量的影响

选择合适的加工处理如去壳、去皮、碾磨、浸泡、清洗、榨汁、发酵、灭菌、蒸煮等可减少食品中残留的农药或兽药，但减少的程度与其性质、加工方法、贮存、时间、温度等因素有关。

1. 贮藏

食品贮藏和加工过程对农药残留量有一定影响，如谷物在仓储过程中农药残留量缓慢降低，但部分农药可逐渐渗入内部，使谷粒内部残留量增高。蔬菜水果在低温贮藏时农药残留量降低十分缓慢，易挥发的农药在温度较高时其残留量降低较快。水果表皮残留的农药在贮藏过程中也有向果肉渗透的趋势。

2. 加工

常用的食品加工过程一般均可不同程度降低农药或兽药残留量，但在某些特殊情况下也可使农药或兽药浓缩、重新分布或生成毒性更大的物质。

（1）洗涤　可除去农作物表面的大部分农药残留，其残留量减少的程度与施药后的天数和农药的水溶性有关。热水洗、碱水洗、洗涤剂洗、烫漂等通常能更有效地降低食品中水溶性农药和兽药残留量。

（2）去壳、剥皮、碾磨、清理　能除去大部分农药残留。如水果、根茎类蔬菜去壳、剥皮可降低其农药残留量。谷物经碾磨加工，去除谷皮后，大多数农药残留量可减少70%～99%。蔬菜清理（拣拆）后农药残留量也可大幅度减少，但应注意剔除的外层叶片等用作饲料而引起动物性食物的农药残留问题。

（3）水果加工　对农药残留量的影响取决于加工工艺和农药的性质。带皮加工的果酱、干果、果脯等农药残留量较高，而果汁中的残留量一般较低，但果渣中含量较高。

（4）烹调　烹调对农药残留的影响与农药和兽药性质、时间、温度等有关。如白菌清在开放式烹调过程中，85%～98%可挥发，而密闭烹调则50%水解进入汤中。蔬菜中的农药残留量在烹调后可减少15%～70%，煮饭、烘烤面包等也可不同程度地减少农药残留量。通过选择合适的烹调加工、冷藏等方法也可减少食物中残留的兽药。

（四）控制食品中农药和兽药残留的措施

为了减少农药和兽药残留对人体健康的影响，必须采取综合措施，严格执行中华人民共和国相关的法律法规，加强政府和社会的监管理度，具体落实到农药、兽药的登记注册管理、生产许可管理、经营管理、使用管理等方面，建立和完善农药（兽药）残留监控体系，如目前列入国家863计划的用于兽药残留检测的生物芯片，即"兽药残留蛋白质免疫芯片检测系统"在国家工程研究中心研制成功，这也是世界上第一个能够检测肉类中兽药残留的生物芯片系统，它能够在几分钟内检测出肉类中的兽药残留量。

二、 N-亚硝基化合物对食品的污染及其预防

事件回放：亚硝酸盐暴露与癌症关联的流行病学调查

Hartman曾报告，12个国家胃癌死亡率与每人每日硝酸盐摄入量密切相关。哥伦比亚胃癌高发区井水中亚硝酸盐含量高达300mg/L。18世纪美国习惯用硝酸可卡因和亚硝酸盐类物质处理鱼肉和蔬菜。1925—1981年，用亚硝酸盐类物质处理的食品下了了75%，其间胃癌的死亡率下降了2/3。日本人喜食腌、熏鱼，这些食物中含有大量的亚硝酸盐类物质，可能是日本人胃癌高发的原因。近年来，日本人的膳食模式西方化，减少了腌、熏鱼肉的食用量，可能是胃癌下降的原因之一。

我国1973—1975年进行的全国死因回顾调查发现，西北河西走廊一带及东部沿海是我国胃癌高发地区。随后，通过全国11个胃癌高发区和低发区的流行病学综合考察发现，胃部疾患、亚硝胺及真菌毒素与胃癌的发病有关。山西省垣曲县是胃癌高发区，土壤中硝酸盐类的含量高，使该县生长的农作物和饮水中硝酸盐的含量普遍高于低发县。近30多年的大量研究表明，人类某些癌症（如胃癌和食管癌）的发生与硝酸盐与亚硝酸盐暴露有重要的病因关联。硝酸盐和亚硝酸盐暴露为何与人类某些癌症有关联？

N-亚硝基化合物（N-nitroso compounds，NOC）是一类具有＝N—N＝O基本结构化合物的统称，该化合物对动物具有较强的致癌作用，已研究的有300多种亚硝基化合物，其中90%具有致癌性。

（一）N-亚硝基化合物的分类及特点

根据分子结构的不同，N-亚硝基化合物分为 N-亚硝胺（N-nitrosamine）和 N-亚硝酰胺（N-nitrosamine）两大类。

1. 亚硝胺

亚硝胺是研究最多的一类 N-亚硝亚化合物，低分子质量的亚硝胺（如二甲基亚硝胺）在常温下为黄色油状液体，高分子质量的亚硝胺多为固体，溶于有机溶剂，特别是三氯甲烷。亚硝胺在中性和碱性环境中较稳定，在酸性环境中易破坏。加热到 $70\sim110℃$，N—N 之间可发生断裂，形成氢键和发生加成反应。

2. 亚硝酰胺

亚硝酰胺的化学性质活泼，在酸性和碱性条件下均不稳定。在酸性条件下，分解为相应的酰胺和亚硝酸，在弱酸性条件下主要经重氮甲酸酯重排，放出 N_2 和羟酯酸。在弱碱性条件下亚硝酰胺分解为重氮烷。

（二）N-亚硝基化合物的前体物

N-亚硝基化合物的前体物包括硝酸盐、亚硝酸盐和胺类物质。

1. 硝酸盐和亚硝酸盐

硝酸盐和亚硝酸盐广泛地存在于人类环境中，是自然界中最普遍的含氮化合物。一般蔬菜中的硝酸盐含量较高，而亚硝酸盐含量较低，但腌制不充分的蔬菜、不新鲜的蔬菜及泡菜中含有较多的亚硝酸盐。

另外，亚硝酸盐作为食品添加剂，用于动物性制品的加工。

2. 胺类物质的来源

含氮的有机胺类化合物是 N-亚硝基化合物的前体物，也广泛地存在于环境中，尤其是食物中，因为蛋白质、氨基酸、磷脂等胺类的前体物是各种天然食品的成分。

另外，胺类也是药物、化学农药和一些化工产品的原材料（如大量的二级胺用于药物和工业原料）。

（三）食品中的 N-亚硝基化合物

食品中的 N-亚硝基化合物系由亚硝酸盐和胺类在一定的条件下合成的。作为 N-亚硝基化合物前体物的硝酸盐、亚硝酸盐和胺类物质广泛存在于环境中，在适宜的条件下，这些前体物质可通过化学或生物学途径合成各种各样的 N-亚硝基化合物。如用硝酸盐腌制、加工鱼、肉等动物性食物，胺类化合物是蛋白质、氨基酸等生物大分子合成的必需原料，故也是各种天然动物性和植物性食物的成分，在一定条件下合成 N-亚硝基化合物。但加工方法不同，各类食品中 N-亚硝基化合物含量可有较大的差异。某些乳制品（如干酪、乳粉等）含有微量的挥发性亚硝胺，其含量多在 $0.5\sim5.0\mu g/kg$ 范围内。在传统的啤酒生产过程中亦可生成微量的二甲基亚硝胺。

除食品中所含的 N-亚硝基化合物外，人体也能合成一定量的 N-亚硝基化合物。由于在 pH<3 的酸性环境中合成亚硝胺的反应较强，而且胃中 pH 为 $1\sim4$，且存在亚硝酸盐和具有催化作用的氯离子等，有利于胃内 N-亚硝基化合物的合成，因此胃可能是人体内合成亚硝胺的主要场所；口腔和感染的膀胱也可以合成一定的亚硝胺。

（四）毒性

N-亚硝基化合物对实验动物具有很强的致癌性，能诱发各种实验动物和多种组织器官的肿瘤；不同途径给予、长期少量给予、一次大量给予均可诱发肿瘤；还可通过胎盘对子代产生致癌作用。

人类的某些肿瘤可能与 N-亚硝基化合物有关。许多流行病学资料显示，N-亚硝基化合物的摄入量与人类的某些肿瘤的发生呈正相关，如胃癌、食管癌、结直肠癌、膀胱癌及肝癌等。引起肝癌的环境因素，除黄曲霉毒素外，亚硝胺也是重要的因素。肝癌高发区的副食以腌菜为主，对肝癌高发区腌菜中的亚硝胺测定显示，其检出率为 60%。

亚硝胺和亚硝酰胺的致癌机制并不完全相同。亚硝胺较稳定，对组织和器官的细胞没有直接的致突变作用。但是，与氨氮相连的 α-碳原子上的氢受到肝微粒体 P_{450} 的作用，被氧化形成羟基，此化合物不稳定，进一步分解和异构化，生成烷基偶氮羟基化合物，此化合物是具有高度活性的致癌剂。因此，一些重要的亚硝胺，如二甲基亚硝胺和吡咯烷亚硝胺等，用于动物注射作致癌实验，并不在注射部位引起肿瘤，而是经体内代谢活化引起肝脏等器官肿瘤。

除致癌性外，N-亚硝基化合物还具有致畸作用和致突变作用。亚硝酰胺对动物具有致畸作用，并存在剂量效应关系；而亚硝胺的致畸作用很弱。

亚硝酰胺是一类直接致突变物。亚硝胺需经哺乳动物的混合功能氧化酶系统代谢活化后才具有致突变性。亚硝胺类活化物的致突变性和致癌性无相关性。

食物中的挥发性亚硝胺是人类暴露于亚硝胺的一个重要方面。此外，人类接触 N-亚硝基化合物的途径还有化妆品、香烟烟雾、农药、化学药物以及餐具清洗液和表面清洁剂等。

（五）预防措施

（1）防止食品被微生物污染　防止食品微生物污染可阻断或减弱亚硝基化反应，减少 N-亚硝基化合物的生成，所以防止食品腐败变质应作为重要的预防措施。

（2）改进食品加工工艺　控制食品加工中（亚）硝酸盐的使用及用量，从而减少食品中亚硝基化反应前体物质的量，以减少亚硝胺的合成。

（3）施用钼肥　使用钼肥有利于降低蔬菜中硝酸盐和亚硝酸亚的含量。

（4）阻断亚硝基化反应　维生素 C、维生素 E 及酚类、黄酮类化合物有较强的阻断亚硝基化反应的作用。已证明茶叶、猕猴桃、沙棘果汁等对预防亚硝胺的危害有较好的效果。

（5）制定食品中允许量标准与监督管理　我国现行的《食品安全国家标准　食品中污染物限量》（GB 2762—2017）中 N-亚硝基化合物的限量标准为：水产制品（水产罐头外）中 N-二甲基亚硝胺 $\leqslant 4\mu g/kg$，肉制品（肉类罐头除外）中 N-二甲基亚硝胺 $\leqslant 3\mu g/kg$。应加强对食品中 N-亚硝基化合物含量的监测，避免食用 N-亚硝基化合物含量超标的食物。

三、 多环芳烃类化合物对食品的污染及其预防

多环芳烃化合物（polycyclic aromatic hydrocarbons，PAH）是一类具有较强致癌作用的化合物。主要由煤炭、柴油、汽油、石油、木材等有机化合物的热解和不完全燃烧而产生，是重要的环境和食品污染物。多环芳烃化合物种类繁多，迄今已鉴定出 200 多种，包括 2 个苯环组成的萘，3 个苯环组成的菲、蒽，4 个苯环组成的芘等，其中以苯丙（a）芘［benzo-(a)pyrene，B(a)P］最为重要，其毒性和致癌性较强，对环境和食品污染物较重，故常以苯丙（a）芘作为多环芳烃化合物的代表。

（一）苯丙（a）芘对食品的污染

（1）食品在烘烤或熏制时直接受到污染。

（2）食品成分在烹调加工时经高温裂解或热聚形成，是食品中多环芳烃的主要来源。

（3）植物性食物可吸收土壤、水中污染的多环芳烃，并可受大气飘尘直接污染。

（4）食品加工过程中，受机油污染，或食品包装材料的污染，以及在柏油马路上晾晒粮食可使粮食受到污染；不纯的石蜡纸中的多环芳烃还可污染牛乳。

（5）污染的水可使水产品受到污染。

（6）植物和微生物体内可合成微量的多环芳烃。

（二）体内代谢与毒性

通过水和食物进入人体的苯丙(a)芘可快速通过肠道吸收，吸收后很快分布于全身。多数脏器在摄入后几分钟和几小时就可检测出苯丙(a)芘和其代谢物。乳腺和脂肪组织中可蓄积。经口摄入的苯丙(a)芘可通过胎盘进入胎仔体，呈现毒性和致癌性。

无论任何途径摄入，主要的排泄途径是经肝胆通过粪便排出，绝大部分为其代谢产物，只有1%的为原型。有的活性产物可经进一步代谢，形成带有羟基的化合物，最后可与葡萄糖醛酸、硫酸或谷胱甘肽结合从尿中排出。

动物实验表明，进入体内的苯丙(a)芘在微粒体混合功能氧化酶系的芳烃羟化酶作用下，代谢活化为多环芳烃环氧化物，与DNA、RNA和蛋白质大分子结合成为终致癌物而呈现致癌、致突变作用。

（三）防止苯丙（a）芘危害的预防措施

1. 防止污染

关键在于防止各个环节的污染，包括：加强环境治理；改进熏制烘烤等食品加工过程中的燃烧过程，避免直接接触炭火；尽量不采取油煎油炸、烘烤、烟熏方法烹调食物；不在柏油路上晾晒粮食等。

2. 去毒

可采用活性炭吸附、紫外线照射等物理方法。

3. 制定食品中限量标准

我国现行的《食品安全国家标准　食品中污染物限量》（GB 2762—2017）中苯丙(a)芘的限量标准为：粮食和熏烤肉≤5μg/kg，植物油≤10μg/kg。

四、　杂环胺类化合物对食品的污染及其预防

杂环胺（heterocyclic amine，HCA）类化合物包括氨基咪唑氮杂芳烃（AIAs）和氨基咔啉两类。该类化合物是在高温及长时间烹调加工的肉和鱼类中发现的，20世纪70年代，科学家就发现直接以明火或炭火炙烤的烤鱼在Ames试验中具有强烈的致突变性；其后在烧焦的肉，甚至在"正常"烹调的肉中也同样检出强烈的致突变性。由此，人们对氨基酸、蛋白质热解物产生了浓厚的研究兴趣，先后发现了20多种致癌、致突变性的杂环胺。

（一）食物的污染来源

食品中杂环胺的污染水平主要受食品的烹调方式、食物成分等影响。

1. 烹调方式

杂环胺类化合物的生成与加热温度、烹调时间和方式有关。

（1）加热温度是杂环胺形成的重要影响因素，当温度从200℃升至300℃时，杂环胺的生成

量可增加 5 倍。

（2）烹调时间对杂环胺的生成亦有一定影响，在 200℃ 油炸温度时，杂环胺主要在前 5 分钟形成，在 5~10min 形成减慢，进一步延长烹调时间则杂环胺的生成量不再明显增加。

（3）烧烤、煎、炸等直接与火接触或与灼热的金属表面接触的烹调方法由于可使水分很快丧失且温度较高，产生的杂环胺远远多于炖焖、煨、煮及微波炉烹调等温度较低、水分较多的烹调方法。

2. 食物成分

（1）食物中的水分是杂环胺形成的抑制因素。食物水分含量少，加热温度高，产生的杂环胺就多，故烤、煎、炸等直接与火接触或与灼热的金属表面接触的烹调方法由于可使水分很快丧失且温度较高，产生杂环胺的数量远远大于炖、焖、煨、煮及微波炉烹调等温度较低、水分较多的烹调方法。碎牛肉杂环胺的生成量比牛排多。

（2）在烹调温度、时间和水分相同的情况下，蛋白质含量较高的食物产生杂环披杂环胺较多。

（二）体内代谢与毒性

杂环胺经口摄入后，很快吸收并通过血液分布于体内的大部分组织，肝脏是其重要的代谢器官，肠、肺、肾等组织也有一定的代谢能力。杂环胺需经过代谢活化后才具有致突变性和致癌性。杂环胺代谢解毒主要是经过环氧化以及与葡萄糖醛酸、硫酸或谷胱甘肽的结合反应。

杂环胺对啮齿类动物具有致癌性。主要靶器官为肝脏，此外，还可诱发血管、肠道、前胃、乳腺、阴蒂腺、淋巴组织、皮肤和口腔等其他部位肿瘤。杂环胺的活性代谢产物是 N-羟基化合物，杂环胺可诱导细胞色素 P_{450} 酶系，从而促进其自身的代谢活化，将 N-羟基谢产物转化成终致突变物，诱导动物细胞基因突变、染色体畸变等遗传学损伤。

（三）预防措施

1. 改变不良的烹调方式和饮食习惯

高温度烹调食物是杂环胺的主要来源，因此，应注意不要使烹调温度过高，不要烧焦食物，并应避免过多食用烧烤煎炸的食物。此外，在烹炸的鱼肉表面涂抹淀粉糊，肉类烹调前先用微波预热，可减少杂环胺生成。

2. 增加蔬菜水果的摄入量

膳食纤维有吸附杂环胺并降低其活性的作用，蔬菜水果中的酚类、黄酮类等成分有抑制杂环胺的致突变性和致癌性的作用，因此，增加蔬菜水果的摄入量对于防止杂环胺的危害有积极作用。

3. 加强监测

依据《食品安全国家标准　高温烹调食品中杂环胺类物质的测定》（GB 5009. 243—2016）方法，应加强食物中杂环胺含量监测，深入研究杂环胺的生成及其影响条件、体内代谢毒性作用及其阈剂量等，为制定食品中的杂环胺限量标准提供科学依据。

五、 丙烯酰胺对食品的污染及其预防

丙烯酰胺（acrylamide，AA）是一种有机化合物（不饱和酰胺），也是食品加工过程中产生的化学性污染物，2002 年瑞典国家食品管理局公布，在一些高温油炸和焙烤的淀粉类食品中检出丙酰胺。丙烯酰胺及其与丙烯酸、丙烯腈、丙烯酸乙酯等的共聚物作为食品包装材料用添加剂，用于塑料、黏合剂、油墨、涂料和纸中。丙烯酰胺的均聚物聚丙烯酰胺用于水的净化处理、凝胶电泳等。

（一）膳食中丙烯酰胺的来源

油炸和焙烤的淀粉类食品是膳食中丙烯酰胺的主要来源。丙烯酰胺含量较高的是薯类制品、谷类（早餐谷物）、咖啡及类似制品。面包、油条、炸鸡、爆玉米花、咖啡、饼干等油炸和焙烤淀粉类食品也含有较高的丙烯酰胺。

淀粉类食品加热到120℃以上时，丙烯酰胺开始生成，适宜温度为140~180℃，在170℃左右生成量最多。在烘烤、油炸食品的最后阶段，由于水分减少，表面温度升高，丙烯酰胺的形成量更多。加工温度较低，如用水煮时，丙烯酰胺的含量相对较低。在中性条件下最利于丙烯酰胺的产生，而当食品的pH<5时，即使在较高的温度下加工，也很少产生丙烯酰胺。微波加热也会增加食品中丙烯酰胺的含量。

联合国粮农组织下的食品添加剂联合专家委员会（Joint FAO/WHO Expert Committee on Food Additives，JECFA）64次会议上，来自欧洲、南美、亚洲等24个国家的检测数据显示（2002—2004年），在检测的早餐谷物、土豆制品、咖啡及其类似制品、乳类、糖和蜂蜜制品、蔬菜和饮料等主要消费食品中，丙烯酰胺含量较高的三类食品是：高温加工的土豆制品（包括薯片、薯条等），平均含量为0.477mg/kg，最高含量为5.312mg/kg；咖啡及其类似制品，平均含量为0.509mg/kg，最高含量为7.3mg/kg；早餐谷物类食品，平均含量为0.313mg/kg，最高含量为7.834mg/kg；其他种类食品的丙烯酰胺含量基本在0.1mg/kg以下，如表8-2所示。

我国在监测的100余份样品中，丙烯酰胺含量为：薯类油炸食品，平均含量为0.78mg/kg，最高含量为3.21mg/kg；谷物类油炸食品，平均含量为0.15mg/kg，最高含量为0.66mg/kg；谷物类烘烤食品，平均含量为0.13mg/kg，最高含量为0.59mg/kg；其他食品，如速溶咖啡为0.36mg/kg，大麦茶为0.51mg/kg，玉米茶为0.27mg/kg。就这些少数样品的结果来看，我国食品中的丙烯酰胺含量与其他国家相近。

表8-2　　　　　　　　食品中丙烯酰胺的含量（JECFA，2002—2004）　　　　单位：μg/kg

食品品种	样品数	均值	最大值	食品品种	样品数	均值	最大值
谷类	3304	343	7834	炸薯片	874	752	4080
水产品	52	25	233	炸薯条	1097	334	5312
肉类	138	19	313	冻薯片	42	110	750
乳类	62	5.8	36	咖啡、茶	469	509	7300
坚果类	81	84	1925	咖啡（煮）	93	13	116
豆类	44	51	320	咖啡（烤、磨、未煮）	205	288	1291
根茎类	2068	477	5312	咖啡提取物	20	1100	4948
土豆（煮）	33	16	69	咖啡（去咖啡因）	26	668	5399
土豆（烤）	22	169	1270	可可制品	23	220	909

资料来源：孙长颢，《营养与食品卫生学》，2017。

（二）体内代谢与毒性

进入人体内的丙烯酰胺以血液中的水平为最高，其他依次为肾、肝、脑、脊髓和淋巴液，丙烯酰胺可通过胎盘和乳汁进入胎儿和婴儿体内。人体内的丙烯酰胺约 90% 被代谢，仅少量以原型的形式经尿液排出。

环氧丙酰胺是主要的代谢产物。环氧丙酰胺比丙烯酰胺更容易与 DNA 上的鸟嘌呤结合形成加合物，导致遗传物质的损伤和基因突变。动物实验发现，给予小鼠丙烯酰胺后，在小鼠的肝脏、肺脏、睾丸、白细胞等多组织器官均可检出环氧丙酰胺鸟嘌呤加合物。

丙烯酰胺的毒性作用主要是其代谢产物环氧丙酰胺引起的。还原型谷胱甘肽（GSH）在丙烯酰胺的代谢过程中被消耗，从而使细胞内的抗氧化能力降低，呈现出一般毒性、神经毒性、生殖毒性、致癌性和遗传毒性等一系列毒性表现。

（三）预防措施

1. 注意烹调方法

低温和短时的加热方式不利于丙烯酰胺的生成。在煎、炸、烘、烤食品时，应避免温度过高、时间过长，提倡采用蒸、煮、煨等烹调方法。

2. 探索降低食品中丙烯酰胺含量的方法和途径

改变食品的加工工艺和条件，降低食品中丙烯酰胺的产生。例如，加入柠檬酸、苹果酸、琥珀酸、山梨酸、苯甲酸等降低食品的 pH，可抑制丙烯酰胺产生；加入氯化钙、亚硫酸氢钠、果胶、海藻酸等可使食品中的丙烯酰胺降低；另外，食品中的天然抗氧化物如维生素 C、维生素 B_6、烟酸、茶多酚、大蒜素、黄酮醇抗氧化物等均可抑制丙烯酰胺的产生。

3. 减少丙烯酰胺的摄入

少吃油炸、焙烤食品，多食新鲜蔬菜水果，尤其是孕妇、产妇。

4. 降低丙烯酰胺的毒性

大蒜素和大蒜提取物可抑制丙烯酰胺向环氧丙酰胺转化；茶多酚、白藜芦醇可抑制环氧丙酰胺对 DNA 的破坏，减少环氧丙酰胺与血红蛋白的结合；大蒜素和茶多酚可增强谷胱甘肽-S-转移酶的活性，提高细胞中谷胱甘肽的含量，对丙烯酰胺所致的氧化损伤有保护作用。

5. 建立标准，加强监测

加强膳食中丙烯酰胺的监测，将其列入食品安全风险监测计划，对人群丙烯酰胺的暴露水平进行评估，为建立食品中丙烯酰胺限量值提供依据。

第四节　食品的有毒金属污染及其预防

一、世界著名的环境污染公害事件回放

（1）比利时马斯河谷烟雾事件　1930 年 12 月 1 日至 5 日，比利时的马斯河谷工业区，外排的工业有害废气（主要是二氧化硫）和粉尘对人体健康造成了综合影响，一周内有几千人发病，近 60 人死亡。

（2）美国洛杉矶烟雾事件　1943 年 5 月至 10 月，美国洛杉矶市的大量汽车废气产生的光化学烟雾造成大多数居民患眼睛红肿、喉炎、呼吸道疾患恶化等疾病，65 岁以上的老人死亡 400 多人。

（3）美国多诺拉事件 1948年10月26日至30日，美国宾夕法尼亚州多诺拉镇大气中的二氧化硫以及其他氧化物与大气烟尘共同作用，生成硫酸烟雾，使大气严重污染，4天内有6000居民患病，其中17人很快死亡。

（4）英国伦敦烟雾事件 1952年12月5日至8日，英国伦敦由于冬季燃煤引起的煤烟形成烟雾，导致5天时间内4000多人死亡。

（5）日本四日市哮喘病事件 1955年至1961年，日本的四日市由于石油加工和工业燃油产生的废气严重污染大气，引起居民呼吸道疾病患剧增，尤其是使哮喘病的发病率大大提高。

（6）日本水俣病事件 1953年至1968年，日本熊本县水俣湾，由于人们食用了海湾中含汞污水污染的鱼虾、贝类及其他水生动物，造成近万人中枢神经病患，其中甲基汞中毒患者283人，有66人死亡。

（7）日本富山骨痛病事件 1955年至1968年，生活在日本富山平原地区的人们，因为饮用了含镉的河水和食用了含镉的大米，以及其他含镉的食物，引起"骨痛病"，就诊患者258人，其中因此死亡者达207人。

二、 有毒金属概述

环境中的各种金属元素，它们可以通过食物和饮水摄入、呼吸道吸入和皮肤接触等各种途径进入人体，但通过污染食物进入人体是主要途径。其中一些金属元素在较低摄入量的情况下对人体可产生明显的毒性作用。如铅、镉、汞等，常称为有毒金属。另外，许多金属元素，甚至包括某些必需元素，如铬、锰、锌、铜等，如摄入过量也可对人体产生不同程度的毒性作用。近年来，我国重金属污染事件频发，对生态系统和公众健康造成极严重的危害，已成为严重的环境污染问题。因此，对重金属污染的控制与治理已成为当前各国环境保护中亟须妥善解决的问题。

1. 食品中有毒金属的主要来源

（1）自然环境中的高本底含量 生物体内的元素含量与其生存的大气、土壤和水环境中这些元素的含量成明显正相关关系。由于不同地区环境中元素分布的不均一性，可造成某些地区金属元素的本底值高于其他地区，使这些地区生产的食用动物、植物食物中有毒金属元素的含量较高。

（2）农药的使用和工业三废的排放 有些农药含有重金属，如有机汞、有机砷农药的使用，以及工业三废（废水、废渣、废气）的排放对环境造成的污染，对食品可造成直接或间接的污染。并且即使在环境中的浓度很低，通过食物链的生物富集作用可在生物体及人体内达到很高的浓度。如鱼虾等水产品中，汞和镉等有毒金属的含量可能高达其生存环境浓度的数百甚至数千倍。

（3）食品加工、贮存、运输和销售过程中的污染 使用或接触的机械、管道、容器，以及因工艺需要加入的食品添加剂（有些含有毒金属元素）导致食品的污染。

2. 有毒金属的毒作用特点

摄入被有毒金属元素污染的食品对人体可产生多方面的危害，其危害通常有以下共同特点。

（1）强蓄积性 有毒金属进入人体后排出缓慢，生物半衰期较长，易在体内蓄积。

（2）生物富集作用 通过食物链的生物富集作用可在生物体及人体内达到很高的浓度。

（3）某些有毒金属元素间可产生协同作用 如砷和镉的协同作用可造成对巯基酶的严重抑制而增加其毒性；汞和铅可共同作用于神经系统，从而加重其毒性作用。

（4）有毒金属污染食品对人体造成的危害常以慢性中毒和远期效应（如致癌、致畸、致突变作用）为主　由于食品中有毒有害金属的污染量通常较少，以及食品食用的经常性和食用人群的广泛性，常导致不易及时发现大范围的人群慢性中毒和对健康的远期或潜在危害，但可由意外事故污染或故意投毒等引起急性中毒。影响有毒金属毒性作用强度的因素主要有以下几方面：

①金属元素的存在形式：以有机形式存在的金属及水溶性较大的金属盐类，因其消化道吸收较多，通常毒性较大。如氯化汞的消化道吸收率仅为2%左右，而甲基汞的吸收率可达90%以上（但也有例外，如有机砷的毒性低于无机砷）。氯化镉和硝酸镉因其水溶性大于硫化镉和碳酸镉，故毒性较大。

②食物中某些营养素的水平：尤其是蛋白质和某些维生素（如维生素C）的营养水平对有毒金属的吸收和毒性有较大影响。膳食蛋白质可与有毒金属结合，延缓其在肠道的吸收；维生素C使六价的铬还原为三价铬，降低其毒性；铁与铅竞争肠黏膜载体蛋白和其他相关的吸收及转运载体，从而减少铅的吸收；硒能与这些金属形成硒蛋白络合物，使其毒性降低，并易于排除。

3. 预防金属毒物污染食品的措施

（1）消除污染源　该措施是降低有毒有害金属元素对食品污染的主要措施。要严格监管工业生产中的"三废"排放和加强污水处理和水质检验；禁用含汞、砷、铅的农药和劣质食品添加剂等。

（2）制定各类食品中有毒有害金属的最高允许限量标准，并加强经常性的监督检测工作。

（3）妥善保管有毒有害金属及其化合物，防止误食误用以及意外或人为污染食品。

三、 几种主要有毒金属对食品的污染及毒性

（一）汞

> **事件回放：日本水俣病事件**
>
> 　　日本熊本县水俣镇一家氮肥公司排放的废水中含有汞，这些废水排入海湾后经过某些生物的转化，形成甲基汞，这些汞在海水、底泥和鱼类中富集，又经过食物链使人中毒。当时，最先发病的是爱吃鱼的猫，中毒后的猫发疯痉挛，纷纷跳海自杀，没有几年，水俣地区连猫的踪影都不见了。1956年，出现了与猫症状相同的患者，因为开始病因不清，所以用当地地名命名。事件造成近万人中枢神经病患，其中甲基汞中毒患者283人中有66人死亡。1991年，日本环境厅公布的中毒患者仍有2248人，其中1004人死亡。

汞（mercury，Hg）又称水银，具有易蒸发特性，常温下可以形成汞蒸气。汞在环境中被微生物作用可转化成甲基汞等有机汞。

1. 食物来源

汞及其化合物广泛应用于工业、农业生产和医药卫生行业，可通过废水、废气、废渣等污染环境，进而污染食物。鱼贝类食品的甲基汞污染最为重要。含汞的废水排入江河湖海后，其中所含的金属汞或无机汞可以在水体（尤其是底层污泥）中某些微生物的作用下转变为毒性更大的有机汞（主要是甲基汞），并可由于食物链的生物富集作用而在鱼体内达到很高的含量，

如我国某地的测定结果表明，当江水含汞为 0.2 ~ 0.4μg/L 时，江中鱼体含汞量为 0.89 ~ 1.65mg/kg，其浓缩倍数亦高达数千倍。

除水产品外，汞也可通过含汞农药的使用和废水灌溉农田等途径污染农作物和饲料，造成谷类、蔬菜水果和动物性食物的汞污染。

2. 体内代谢和毒性

食物中的金属汞几乎不被吸收，无机汞吸收率亦很低，90% 以上随粪便排出，而有机汞的消化道吸收率很高，如甲基汞的吸收率可达 90% 以上。吸收的汞迅速分布到全身组织和器官，但以肝、肾、脑等器官含量最多。因甲基汞的亲脂性以及与巯基的亲和力很强，可通过血-脑屏障、胎盘屏障和血睾屏障在脑内蓄积，导致脑和神经系统损伤，并可致胎儿和新生儿的汞中毒。

汞是强蓄积性毒物，在人体内的生物半衰期平均为 70d 左右，在脑内的贮留时间更长，其半衰期为 180~250d。体内的汞可通过尿、粪和毛发排出，尤其是毛发中的汞水平与摄入量成正比，故毛发中的汞含量可反映体内汞贮留的情况。

长期摄入被甲基汞污染的食品可致甲基汞中毒。20 世纪 50 年代日本发生的典型公害病——水俣病，就是甲基汞中毒的典型事件。我国松花江流域 20 世 70 年代也曾发生因江水被含汞工业废水污染而致鱼体甲基汞含量明显增加，沿岸渔民长期食用被甲基汞污染的鱼类引起慢性甲基汞中毒的事件。

血液汞含量在 1mg/L 以上，发汞含量在 100μg/g 以上，可出现明显汞中毒症状。甲基汞中毒的主要表现是神经系统损害的症状。初起为疲乏、头晕、失眠，而后有感觉异常，如手指、足指、口唇和舌等处麻木。严重者出现共济失调、语言障碍、视野缩小、听力障碍、感觉障碍及精神症状等，严重者可致瘫痪、肢体变形、吞咽困难甚至死亡。甲基汞还有致畸作用和胚胎毒性。

3. 预防措施

（1）严格监管工业生产中的含汞"三废"排放。

（2）禁止使用有机汞农药并严格控制汞和高毒性汞化合物的使用。

（3）制定食品中汞的允许限量标准并加强监督检验。我国现行的《食品安全国家标准 食品中污染物限量》（GB 2762—2017）中规定的食品中甲基汞限量标准：鱼及其水产品甲基汞为 0.5mg/kg，粮食总汞（以 Hg 计）0.02mg/kg，肉蛋总汞（以 Hg 计）0.05mg/kg，鲜乳总汞（以 Hg 计）0.01mg/kg，蔬菜总汞（以 Hg 计）0.01mg/kg。

（二）铅

事件回放：陕西东岭冶炼公司至 800 多名儿童血铅超标事件

2009 年 7 月下旬至 8 月 7 日，凤翔县长青镇马道口村、孙家南头村 200 多名儿童在医院自行检查血铅，其中 138 人血铅超标。环保部西北督查中心、省环保厅联合督办调查组初步判定，造成凤翔多名儿童血铅超标的主要污染源是陕西东岭冶炼公司的涉铅企业。联合督办调查组现场检查了长青工业园区内的两家涉铅企业情况。监测人员对水体、大气、土壤等 28 个点位、66 个样本分析，并在此基础上组织召开了事件污染源调查分析会，专家分析认为，造成这次血铅超标的可能因素有企业排污、汽车尾气、生活习惯等因素，但是事件发生地的陕西东岭冶炼公司是主要涉铅企业，本次应急监测数据显示，从项目建厂前后周边土壤环境比对分析，周围土壤存在铅含量上升的趋势，因此初步判定造成凤翔县多名儿童血铅超标的主要污染源为陕西东岭冶炼公司。

铅（lead，Pb）常存在于油漆、涂料、蓄电池、冶炼、五金、机械、电镀、化妆品、染发剂、釉彩碗碟、餐具、燃煤、自来水管等。

1. 食物来源

铅及其化合物广泛存在于自然界。植物可通过根部吸收土壤中的铅，动物性食物一般含铅较少。食品的铅污染主要来源于如下。

（1）食品容器和包装材料　以铅合金、马口铁、陶瓷及搪瓷等材料制成的食品容器和食具常含有较多的铅，在一定的条件下（如盛放酸性食品时），其中的铅可被溶出而污染食品。例如，马口铁和焊锡中的铅可造成罐头食品的铅污染；印制食品包装的油墨和颜料等常含有铅，亦可污染食品；用铁桶或锡壶装酒，可使其中的铅大量溶出于酒中。此外，食品加工机械、管道和聚氯乙烯塑料中的含铅稳定剂等均可导致食品的铅污染。

（2）工业"三废"和汽油燃烧　生产和使用铅及含铅化合物的工厂排放的"三废"可造成环境铅污染，进而造成食品的铅污染。环境中某些微生物可将无机铅转变为毒性更大的有机铅。汽油中常加入有机铅作为防爆剂，故汽车等交通工具排放的废气中含有大量的铅，可造成公路干线附近农作物的严重铅污染。

（3）含铅农药（如砷酸铅等）的使用　可造成农作物的铅污染。

（4）含铅的食品添加剂或加工助剂　如加工皮蛋时加入的黄丹粉（氧化铅）和某些劣质食品添加剂等也可造成食品的铅污染。

2. 其他来源

儿童在一天中有相当多的时间与学习用品和玩具接触，目前国内市场上供应的儿童学习用品和用具表面多数涂有油漆，而油漆中含有一定量的铅。年幼儿童常有吸吮手指和玩具的行为，年长儿童在紧张或情绪变化时也会啃咬手指及学习用品等，学习用品或玩具中的铅就可随这些行为进入体内。

3. 体内代谢和毒性

非职业性接触人群体内的铅主要来自食物。进入消化道的铅 5% ~ 15% 被吸收，吸收率受膳食中蛋白质、钙和植酸等因素的影响。吸收入血的铅大部分（90%以上）与红细胞结合，随后逐渐以磷酸铅盐的形式沉积于骨中，在肝、肾、脑等组织中亦有一定的分布并产生毒性作用。体内的铅主要经尿和粪排出，但生物半衰期较长，故可长期在体内蓄积。

食品铅污染所致的危害主要是慢性损害作用。铅主要损害血液系统、神经系统和肾脏。临床上可表现为贫血、神经衰弱、肌肉关节疼痛、口有金属味、食欲不振、腹痛、腹泻或便秘等，严重者可致铅中毒性脑病。儿童对铅较成人更敏感，过量铅摄入可影响其生长发育，导致智力低下。

4. 预防措施

制定食品中铅的允许限量标准并加强监督检验。我国现行的《食品安全国家标准　食品中污染物限量》（GB 2762—2017）中规定的食品中铅限量标准：谷、豆、薯类为 0.2mg/kg，鱼类 0.5mg/kg，禽畜肉 0.2mg/kg，鲜乳 0.05mg/kg，蔬菜 0.1mg/kg，水果 0.1mg/kg。

（三）镉（Cd）

事件回放

1. 日本富山"骨痛病"事件

1955 年到 1968 年，生活在日本富山平原地区的人们因为饮用了含镉的河水和食用了含镉的大米，以及其他含镉的食物，引起"骨痛病"，患者骨骼严重畸形、剧痛，身长缩短，骨脆易折，就诊患者 258 人，其中因此死亡者达 207 人。

2. 北江镉污染事故

北江是珠江三大支流之一，也是广东各市的重要饮用水源。2005 年 12 月 15 日北江韶关段出现严重镉污染，高桥断面检测到镉浓度超标 12 倍多。韶关地处北江上游，一旦发生污染将直接影响下游城市数千万群众的饮水安全。经调查发现，此次北江韶关段镉污染事故是由韶关某冶炼厂在设备检修期间超标排放含镉废水所致，是一次由企业违法超标排污导致的严重环境污染事故。

镉广泛用于电镀、采矿、冶炼、电池和塑料等工业生产中，由于工业"三废"，尤其是含镉废水的排放对环境和食物的污染较为严重，一般食品中均能检出镉，蔬菜中蘑菇检出量较高。除此之外，许多食品包装材料和容器中也含有镉。因此，使用这类食品容器和包装材料也可对食品造成镉污染。尤其是用于存放酸性食品时，可致其中的镉大量溶出，严重污染食品，导致镉中毒。

镉对体内疏基酶有较强的抑制作用。镉中毒主要损害肾脏、骨骼和消化系统，尤其是损害肾近曲小管上皮细胞，使其重吸收功能障碍，临床上出现蛋白尿、氨基酸尿、糖尿和高钙尿，导致体内出现负钙平衡，并由于骨钙析出而发生骨质疏松和病理性骨折。日本"骨痛病"事件就是由于环境镉污染而引起的人体慢性镉中毒。镉及镉化合物对动物和人体有一定的"三致"作用。我国现行的《食品安全国家标准 食品中污染物限量》（GB 2762—2017）中规定的食品中镉限量为：大米、大豆 0.2mg/kg，面粉、杂粮、禽畜肉为 0.1mg/kg，鲜蛋、水果 0.05mg/kg，鱼 0.1mg/kg，根茎类蔬菜 0.1mg/kg。

（四）砷（As）

事件回放

1. 湖南某县砷污染事件

2006 年 9 月 8 日，湖南省某县城饮用水源地新墙河发生水污染事件，砷超标 10 倍左右，8 万居民的饮用水安全受到威胁。经调查，造成此次污染的祸首是上游 3 家化工厂排放工业污水，致使大量高浓度含砷废水流入新墙河。

2. 山东沂南砷污染事件

2009 年 4 月，山东沂南某化工有限公司在未获批相关手续的情况下，非法生产阿散酸，并将生产过程中产生的大量含砷有毒废水存放在一处蓄意隐藏的污水池中。7 月 20 日、23 日深夜，趁当地降雨，这家公司用水泵将含砷量超标 2.7254 万倍的废水排放到南凉河中，造成水体严重污染。

3. 云南某地砷污染事件

2007 年 10 月，某县环境监测站监测到某海水体砷浓度与此前相比出现异常波动、升高。2008 年 4 月以来，水体中砷浓度持续上升，6 月份超过三类水质标准，砷浓度均值达 0.055mg/L，超过国家三类水限制（0.05mg/L）。至同年 7 月 16 日砷浓度达 0.102mg/L，超过国家五类水限制（0.1mg/L）。7 月 30 日，全湖平均值为 0.116mg/L，超过五类水质标准 0.16 倍，类别为劣五类。云南省政府于 2008 年 9 月 12 日宣布该地实施"三禁"：禁止饮用，禁止在此水域游泳，禁止捕捞该水域的水产品。到 9 月 16 日，该湖水砷浓度监测值高达 0.128mg/L，远远超过 0.05mg/L 的饮用水安全标准。

谁是罪魁祸首？云南省公安机关于 2008 年 9 月 13 日对此事件立案侦查，并委托鉴定机构组织有关专家，对本案的污染原因进行鉴定。鉴定人根据相关资料，并结合现场调查情况，证实该区域水体砷浓度增加不是自然地质因素造成，经云南省环保局对区域周边及入湖河道沿岸企业进行紧急检查，排查出 8 家企业有环境违法行为，经多方鉴定和排查，某公司被最终确定为造成本次水体砷污染的主要污染源。

砷及其化合物广泛存在于自然界。砷还大量用于工业、农业生产、食品加工等，故均可造成食品的砷污染。水生生物污染尤其是甲壳类和某些鱼类对砷有很强的富集能力，其体内砷含量可高出生活水体数千倍，但其中大部分是毒性较低的有机砷（无机砷毒性大）。

三价砷与巯基有较强的亲和力，尤其对含双巯基结构的酶，如胃蛋白酶、胰蛋白酶、丙酮酸氧化酶、ATP 酶等有很强的抑制能力，可导致体内物质代谢的异常。

急性砷中毒主要是胃肠炎症状，严重者可致中枢神经系统麻痹而死亡，并可出现七窍出血等现象。慢性中毒主要表现为神经衰弱症候群、皮肤色素异常（白斑或黑皮症）、皮肤过度角化和末梢神经炎症状。无机砷化合物亦有一定的"三致"作用。

我国现行的《食品安全国家标准 食品中污染物限量》（GB 2762—2017）中规定的食品中砷（无机砷）限量为：大米 0.2mg/kg，鲜乳、鱼及制品 0.1mg/kg，面粉、蔬菜、肉及制品、乳粉 0.5mg/kg，其他水产品 0.5mg/kg。

🔍思考与练习

1. 何谓食品污染？叙述食品中各种污染物的来源。

2. 何谓食品的腐败变质？引起食品腐败变质的主要原因有哪些？

3. 评价食品卫生质量的细菌污染指标有哪些？其卫生学意义是什么？

4. 黄曲霉毒素主要污染的食品有哪些？以一种食物为例，叙述去除其黄曲霉毒素的措施。

5. 食物烹调过程中杂环胺的形成受哪些因素的影响？

6. 油炸和焙烤的淀粉类食品容易产生哪种污染物？

第九章

食物中毒及其预防

CHAPTER
9

[学习重点]

了解食物中毒的分类、流行病学特点及预防措施。熟悉引起食物中毒的食品、临床表现。掌握食物中毒的概念、发病特点以及各类食物中毒的急救和治疗方法。

第一节　概　述

食物中毒（food poisoning）是指摄入了含有生物性、化学性有毒有害物质的食品或将有毒有害物质当作食品摄入后所出现的非传染性急性、亚急性疾病。急性疾病过程主要以胃肠炎为主，但个别食物中毒可出现神经系统症状，如肉毒中毒。食物中毒属食源性疾病的范畴，是食源性疾病中最为常见的疾病，但不包括因暴饮暴食而引起的急性胃肠炎、食源性肠道传染病（如伤寒）和寄生虫病（如旋毛虫），也不包括因一次大量或长期少量多次摄入某些有毒、有害物质而引起的以慢性毒害为主要特征（如致癌、致畸、致突变）的疾病。

一、　食物中毒的分类

根据病原物质的来源、性质，将食物中毒分为以下五类，即细菌性食物中毒（bacterial food poisoning）、真菌性食物中毒（food poisoning of fungal origin）、动物性食物中毒（food poisoning of animal origin）、植物性食物中毒（food poisoning of plant origin）和化学性食物中毒（chemical food poisoning）。

二、　食物中毒的发病特点

食物中毒发生的原因各不相同，但发病具有如下共同特点。

（1）发病潜伏期短，来势急剧，呈暴发性，短时间内可能有多数人发病。

（2）发病与食物有关。患者有食用同一有毒食物史，流行波及范围与有毒食物供应范围相一致，停止该食物供应后，不再有新病例出现。

（3）中毒患者临床表现基本相似，以恶心、呕吐、腹痛、腹泻等胃肠道症状为主。

（4）食物中毒不具有传染性，没有人与人之间的传染过程。

三、 食物中毒的流行病学特点

（一）发病的季节性特点

食物中毒发生的季节性与食物中毒的种类有关，细菌性食物中毒主要发生在 5—10 月，化学性食物中毒全年均可发生。

（二）发病的地区性特点

绝大多数食物中毒的发生有明显的地区性，例如，我国沿海地区多发生副溶血性弧菌食物中毒，肉毒中毒主要发生在新疆等地区，霉变甘蔗中毒多见于北方地区等。

（三）食物中毒原因分布特点

在我国引起食物中毒的原因分布每年均有所不同，但据全国食物中毒的统计资料表明，微生物引起的食物中毒仍是最常见的食物中毒，其次为有毒动植物食物中毒、化学性食物中毒。中毒人数最多的为微生物引起的食物中毒，占 59.9%。

（四）食物中毒病死率特点

食物中毒的病死率与引起中毒的原因有关。死亡人数以有毒动植物食物中毒最多，占死亡总人数的 63.4%，其次为化学性食物中毒。微生物性食物中毒引起的死亡较少，占死亡总人数的 8.0%，病死率为 0.3%。

（五）食物中毒发生场所分布特点

食物中毒发生场所多见于家庭，其次是集体食堂和饮食服务单位。发生在家庭的食物中毒死亡人数最多，发生在集体食堂的食物中毒人数最多。

第二节　细菌性食物中毒

一、 细菌性食物中毒概述

细菌性食物中毒是指因摄入被致病性细菌或（和）其毒素污染的食品而引起的中毒。在各种食物中毒中，细菌性食物中毒是最常见的食物中毒。

（一）细菌性食物中毒的特点

1. 发病原因

（1）致病菌的污染　畜禽生前感染和宰后污染，以及食品在运输、贮藏、销售等过程中受到致病菌的污染。

（2）贮藏方式不当　被致病菌污染的食物在不适当的温度下存放，食物中适宜的水分活性、pH 及营养条件使其中的致病菌大量生长繁殖或产生毒素。

（3）烹调加工不当　被污染的食物未经烧熟煮透或煮熟后被带菌的食品加工工具、食品从业人员中的带菌者再次污染。

2. 流行病学特点

（1）发病率、病死率　细菌性食物中毒是最常见的食物中毒，发病率高，病死率因致病菌不同而有较大差异。常见的细菌性食物中毒，如沙门氏菌、金黄色葡萄球菌等食物中毒，病程一般比较短、恢复好、预后好、病死率低；李斯特菌、肉毒梭菌等食物中毒的病死率较高，且病程长、病情重、恢复慢。

（2）季节性　细菌性食物中毒全年皆可发生，但在夏秋季高发，以5—10月较多。这与夏季气温高，细菌易于繁殖和产生毒素有关，也与机体的防御功能降低、易感性增高有关。

（3）中毒食品　动物性食物是引起细菌性食物中毒的主要食品，其中畜肉类及其制品居首位，其次为禽肉、鱼、乳、蛋类。

（二）细菌性食物中毒的分类

根据病原和发病机制的不同，可将细菌性食物中毒分为感染型、毒素型和混合型三类。

1. 感染型

病原菌随食物进入肠道，在肠道内继续繁殖，靠其侵袭力附着于肠黏膜或侵入黏膜及黏膜下层，引起肠黏膜充血、白细胞浸润、水肿、渗出等炎症变化。除引起腹泻外，这些病原菌还可进入黏膜固有层，被吞噬细胞吞噬或杀灭，菌体裂解并释放出内毒素，内毒素可作为致热原，引起体温升高，如沙门氏菌食物中毒等。

2. 毒素型

某些病原菌在适宜条件下能产生肠毒素（外毒素），肠毒素进入肠道后，激活腺苷酸环化酶或鸟苷酸环化酶，使胞浆中环磷酸腺苷（cAMP）或环磷酸鸟苷（cGMP）的浓度增高，继而通过蛋白质磷酸化过程，进一步激活细胞的相关酶系统，引起细胞的分泌功能异常。肠道上皮细胞 Cl^- 分泌亢进，抑制 Na^+ 和水的吸收，导致腹泻，如金黄色葡萄球菌食物中毒等。

3. 混合型

某些病原菌进入肠道后，除侵入黏膜引起炎性反应外，还可产生肠毒素引起急性胃肠道症状。这类病原菌引起的食物中毒是致病菌对肠道的侵入及其产生的肠毒素的协同作用，其发病机制为混合型，如副溶血性弧菌食物中毒等。

（三）细菌性食物中毒的诊断

细菌性食物中毒的诊断主要根据流行病学调查资料、病人的临床表现和实验室检查资料。

1. 流行病学调查资料

根据发病急、短时间内同时发病、发病范围局限在食用同一种有毒食物的人群等特点，找到引起中毒的食品，并查明引起中毒的具体病原体。

2. 患者的临床表现

潜伏期和中毒表现符合食物中毒特有的临床特征。

3. 实验室诊断资料

即对中毒食品或与中毒食品有关的物品或患者的样品进行检验的资料，包括对可疑食物、患者的呕吐物及粪便等进行细菌学及血清学检查（菌型的分离鉴定、血清凝集试验）。对怀疑细菌毒素中毒者，可通过动物试验检测细菌毒素的存在。

判定原则：根据上述三种资料，可判定为由某种细菌引起的食物中毒。对于因各种原因无法进行细菌学检验的食物中毒，则由 3 名副主任医师以上的食品卫生专家进行评定，得出结论。

（四）细菌性食物中毒的防治原则

1. 预防措施

（1）加强卫生宣传教育，改变生食等不良的饮食习惯　严格遵守牲畜宰前、宰中和宰后的卫生要求，防止污染；食品加工、贮存和销售过程要严格遵守卫生制度；做好食具、容器和工具的消毒，避免生熟交叉污染；食品在食用前应充分加热，以杀灭病原体和破坏毒素；在低温或通风阴凉处存放食品，以控制细菌的繁殖和毒素的形成；食品加工人员、医院、托幼机构人员和炊事员应认真执行就业前体检和录用后定期体检的制度，经常接受食品卫生教育，养成良好的个人卫生习惯。

（2）加强食品卫生质量检查和监督管理　应加强对食堂、食品餐饮点、食品加工厂、屠宰场等相关部门的卫生检验检疫工作。

（3）建立快速可靠的病原菌检测技术　根据致病菌的生物遗传学特征和分子遗传学特征，结合现代分子生物学等检测手段和流行病学方法，分析病原菌的变化、扩散范围和趋势等，为大范围食物中毒暴发的快速诊断和处理提供相关资料，防止更大范围的传播和流行。

2. 处理原则

（1）现场处理　将患者进行分类，轻者在原单位集中治疗，重症者送往医院治疗；及时收集资料，进行流行病学调查及细菌学的检验工作，以明确病因。

（2）对症治疗　常用催吐、洗胃、导泻的方法迅速排出毒物。同时治疗腹痛、腹泻，纠正酸中毒和电解质紊乱，抢救呼吸衰竭。

（3）特殊治疗　对细菌性食物中毒通常无须应用抗菌药物，可以经对症治疗而治愈。对症状较重、考虑为感染性食物中毒或侵袭性腹泻者，应及时选用抗菌药物．但对金黄色葡萄球菌肠毒素引起的中毒，一般不用抗生素，以补液、调节饮食为主。对肉毒毒素中毒，应及早使用多价抗毒素血清。

二、 沙门菌属食物中毒

（一）病原学特点

沙门菌属（*Salmonella*）属肠杆菌科，革兰阴性杆菌，需氧或兼性厌氧，绝大部分具有周身鞭毛，能运动。沙门菌种类繁多，我国已发现 200 多种，大部分沙门菌的宿主特异性极弱，既可感染动物也可感染人类，极易引起人类的食物中毒。致病性最强的沙门菌属是猪霍乱沙门菌，其次是鼠伤寒沙门菌和肠炎沙门菌。

沙门菌属不耐热，55℃1h、60℃15~30min 或 100℃数分钟即被杀死。此外，由于沙门菌属不分解蛋白质、不产生靛基质，食物被污染后无感官性状的变化，故易被忽视而引起食物中毒。

（二）流行病学特点

1. 流行特点

沙门菌食物中毒全年皆可发生，但季节性较强，多在夏、秋季（5—10 月）发生。发病点多面广，多见暴发与散发并存。青壮年多发，且以农民、工人为主。

2. 发病率及影响因素

沙门菌食物中毒发病率的高低受活菌数量、菌型和个体易感性等因素的影响。

通常情况下，食物中沙门菌的含量达到 $2 \times 10^5 cfu/g$ 即可发生食物中毒；致病力越强的菌型越易引起食物中毒，如猪霍乱沙门氏菌因其致病力最强，是引起食物中毒最常见的沙门氏菌；对于幼儿、体弱老人及其他疾病患者等易感性较高的人群，即使是较少菌量或较弱致病力的菌型，仍可发生食物中毒，甚至出现较重的临床症状。

3. 中毒食品种类

引起沙门菌食物中毒的食品主要为动物性食物，特别是畜肉及其制品，其次为禽肉、蛋、乳及其制品。植物性食物引起者较少。

4. 食品中沙门菌的来源

（1）家禽、家畜生前感染和宰后污染　生前感染是指家禽、家畜在宰杀前已感染沙门菌，是肉类食品中沙门菌的主要来源；宰后污染是指在屠宰过程中或屠宰后被带沙门菌的粪便、容器、污水等污染。

（2）蛋类沙门菌污染　蛋类及其制品被沙门菌污染的机会较多，除被感染家禽的卵巢、卵黄、全身带菌外，蛋壳表面可在家禽肛门腔内被粪便中的沙门菌污染，沙门菌可通过蛋壳气孔侵入蛋内。

（3）乳中沙门菌污染　被沙门菌感染的奶牛，其乳中可能带菌，即使是健康奶牛所产的牛乳在挤出后也容易受到污染。

（4）熟肉制品沙门菌污染　烹调后的熟肉制品可再次受到带菌的容器、烹调工具等污染或被食品从业人员中的带菌者污染。

（三）中毒机制和临床表现

大多数沙门菌食物中毒是活菌对肠黏膜侵袭而导致的感染型中毒，但肠炎沙门菌、鼠伤寒沙门菌可产生肠毒素。沙门菌食物中毒潜伏期短，一般为4~48h，长者可达72h。开始表现为头痛、恶心、食欲不振，后出现呕吐、腹泻、腹痛。腹泻一日可达数次至十余次，主要为水样便，少数带有黏液或血。体温可达38~40℃。轻者3~4d症状消失，重者可出现神经系统症状、循环衰竭及休克等。沙门菌食物中毒有多种临床表现，可分为胃肠炎型、类霍乱型、类伤寒型、类感冒型和败血症型，其中以胃肠炎型最为常见。

（四）治疗与预防

1. 对症治疗

轻症中毒者以补充水分和电解质等对症治疗为主，对重症、患菌血症者及有并发症的患者，需用抗生素治疗。

2. 预防措施

针对细菌性食物中毒发生的三个环节采取相应的预防措施。

（1）防止沙门菌污染肉类食品　加强对肉类食品生产企业的卫生监督和管理，防止肉类食品在处理、加工、贮藏、运输、烹调或销售等各个环节被沙门菌污染。

（2）控制食品中沙门菌的繁殖　低温贮存食品是控制沙门菌繁殖的重要措施。另外，低温贮藏肉类食品时要做到生熟食品分开保存，防止交叉污染。

（3）彻底加热以杀灭沙门菌　加热杀灭病原菌是防止食物中毒的关键措施，但必须达到有效的温度。加工后的熟肉制品长时间放置后应再次加热后才能食用。

三、 金黄色葡萄球菌食物中毒

（一）病原学特点

葡萄球菌（Staphylococcus）属微球菌科，有 19 个菌种，在人体内可检出 12 个菌种，包括金黄色葡萄球菌（S. aureus）、表皮葡萄球菌（S. epidermidis）等。葡萄球菌为革兰阳性兼性厌氧菌，生长繁殖的最适 pH 为 7.4，最适温度为 30~37℃。葡萄球菌抵抗力较强，干燥条件下可生存数月，能在含 10%~15%氯化钠的培养基或高糖浓度食品中繁殖，对热有较强抵抗力。

引起食物中毒的菌种主要为金黄色葡萄球菌，该菌 50%以上可产肠毒素，肠毒素能抵抗胃肠道中蛋白酶的水解，需在 100℃加热 2h 才能破坏其毒性，故葡萄球菌食物中毒发生的原因主要是葡萄球菌产生的肠毒素。

（二）流行病学特点

1. 流行特点

全年均可发生，但多见于夏秋季。

2. 中毒食品种类

引起中毒的食物很多，主要是营养丰富且含水分较多的食品，如乳类及乳制品、肉类、剩饭等，其次为熟肉类，偶见鱼类及其制品、蛋类制品等。

3. 食品被污染的原因

（1）食品中金黄色葡萄球菌的来源　金黄色葡萄球菌广泛分布于自然界，人和动物的鼻腔、咽、消化道带菌率较高，健康人带菌率为 20%~30%，上呼吸道感染者鼻腔带菌率为83.3%。人和动物的化脓性感染部位常成为污染源，奶牛患化脓性乳腺炎时，乳汁中可带菌；畜、禽有局部化脓性感染时，感染部位可对身体其他部位造成污染；带菌从业人员可对接触的各种食物造成污染。

（2）肠毒素形成　肠毒素的形成与温度、食品受污染程度、食品的种类及性状有密切关系。食物受污染的程度越严重，葡萄球菌繁殖越快，也越易形成毒素。在 37℃以下，温度越高，产生肠毒素需要的时间越短，在 20~37℃时，经 4~8h 即可产生毒素，而在 5~6℃时，需经 18d 方可产生毒素。此外，含蛋白质丰富、水分较多，同时又含有一定量淀粉的食品，如奶油糕点、冰激凌等及含油脂较多的食品，如油煎荷包蛋，受金黄色葡萄球菌污染后更易产生毒素。

（三）中毒机制和临床表现

金黄色葡萄球菌食物中毒属毒素型食物中毒，摄入含活菌而无肠毒素的食物不会引起食物中毒，摄入达到中毒剂量的肠毒素才会中毒。肠毒素不仅可以作用于胃肠黏膜，引起充血、水肿甚至糜烂等炎症变化及水与电解质代谢紊乱，出现腹泻，同时刺激迷走神经的内脏分支而引起反射性呕吐。

临床表现为起病急骤，潜伏期短，一般为 2~5h。主要表现为胃肠道症状，如恶心、呕吐、中上腹疼痛和腹泻等，以剧烈呕吐最为显著。呕吐物中常有胆汁或含血、黏液。剧烈吐泻可导致虚脱、肌痉挛及严重失水。体温大多正常或略高。病程短，一般数小时或1~2d 即可恢复。儿童对肠毒素比成年人更为敏感，故其发病率较成年人高，病情也较成年人重。

（四）治疗与预防

1. 治疗

以及时纠正脱水、电解质紊乱等对症治疗为主，一般不需用抗生素治疗。对重症者或出现明显菌血症者，除对症治疗外，还应根据药物敏感实验结果选用有效的抗生素，不可乱用广谱抗生素。

2. 预防

（1）防止葡萄球菌污染食物 对从事食品行业人员定期进行健康检查，避免带菌人群对食品的污染。除此之外，应经常对奶牛进行兽医卫生检查，在挤乳的过程中要严格按照卫生要求操作，避免葡萄球菌对畜产品的污染。

（2）防止肠毒素形成 控制温度可减少或延迟肠毒素的形成，食物要冷藏，或置阴凉通风的地方，但放置时间不应超过 6h，尤其在气温较高的夏、秋季节，食用前最好彻底加热。

四、 副溶血性弧菌食物中毒

（一）病原学特点

副溶血性弧菌（*Vibrio Parahemolyticus*）为革兰阴性杆菌，呈弧状、杆状、丝状等多种形态，无芽孢。主要存在于近岸海水、海底沉积物和鱼、贝类等海产品中。该菌在 30~37℃、pH 7.4~8.2、含盐 3%~4% 的环境下生长良好，而在无盐培养基上不生长，故又称嗜盐菌。该菌不耐热，55℃加热 5min 或 90℃加热 1min 可将其杀灭。副溶血性弧菌对酸也较敏感，用 1% 醋酸处理 5min，也可达到杀菌的目的。

（二）流行病学特点

1. 流行特点

副溶血性弧菌食物中毒多见于沿海地区，特别是 7—9 月为高发季节。近年来，随着海产食品大量流向内地，内地也有此类食物中毒事件的发生。

2. 中毒食品种类

引起食物中毒的食品主要为海产品，其中以墨鱼、带鱼、黄花鱼、虾、蟹、贝最为常见，其次为盐渍食品，如咸菜、腌制的畜禽类食品等。

3. 食品中副溶血性弧菌的来源

（1）本底含量高 海水及海底沉淀物中含副溶血性弧菌，海产品容易受到污染而带菌率高。

（2）直接污染 沿海地区的饮食从业人员、渔民及健康人群副溶血性弧菌的带菌率较高，特别是有肠道病史者带菌率更高，带菌者可污染各种食品，或容器、炊具等带菌，污染熟食品。

（3）间接污染 食物容器、刀具等炊具带菌，处理食物时生熟未分，造成食品污染。或被副溶血性弧菌污染的食物在较高温度下存放，食用前加热不彻底或生吃，从而导致食物中毒。

（三）中毒机制和临床表现

副溶血性弧菌食物中毒属于混合型食物中毒，即由活菌和肠毒素共同作用于肠道引起急性胃肠道症状。

近年来国内报道的副溶血弧菌食物中毒，临床表现不一，有呈胃肠炎型、菌痢型、中毒性休克型等，但胃肠炎型较多见。发病潜伏期为 2~40min，多为 14~20min。发病初期主要为腹部不适，尤其是上腹部疼痛或胃痉挛。继之有恶心、呕吐、腹泻，体温一般为 37.7~39.5℃。发病 5~6h 后，腹痛加剧，以脐部阵发性绞痛为特点。粪便多为水样、血水样、黏液或脓血便，里急后重不明显。重症病人可出现脱水、意识障碍、血压下降等，病程 3~4d，恢复期较短，预后良好。

（四）治疗与预防

以补水和维持电解质平衡等对症治疗为主，除重症患者外一般不需用抗生素。预防与沙门菌食物中毒基本相同。

五、 变形杆菌食物中毒

（一）病原学特点

变形杆菌（*Proteus*）属肠杆菌科，为革兰阴性杆菌。变形杆菌属腐败菌，一般不致病。变形杆菌食物中毒是我国常见的食物中毒之一，引起食物中毒的主要是普通变形杆菌（*Proteus Vulgaris*）和奇异变形杆菌（*P. mirabilis*）。变形杆菌生长繁殖对营养要求不高，在4~7℃即可繁殖，属于低温菌，可在低温贮存的食品中繁殖。该菌不耐热，加热55℃ 1h或煮沸数分钟即可被杀灭。

（二）流行病学特点

1. 流行特点

全年均可发生，但多见于夏秋季，7—9月最多。

2. 中毒食品种类

主要是动物性食物，特别是熟肉以及内脏的熟制品。变形杆菌常与其他腐败菌同时污染生食品，并使食品发生感官上的变化，但熟制品被变形杆菌污染后，通常无感官性状变化，极易被忽视而引起中毒。

3. 食品中变形杆菌的来源

变形杆菌分布广泛，也可寄生于人和动物的肠道，食品受其污染的机会很多。生的肉类食品，尤其是动物内脏带菌率较高，在烹制食品过程中，处理生熟食品的工具、容器未严格分开使用，使熟食品受到污染，或被食品从业人员中的带菌者污染。受变形杆菌污染的食品在较高温度下存放较长时间，食用前未加热或加热不彻底，食后即可引起食物中毒。

（三）中毒机制和临床表现

主要为大量活菌侵入肠道引起感染型食物中毒。潜伏期一般为12~16h，短者1~3h，长者60h。主要表现为脐周阵发性剧烈疼痛，伴有恶心、呕吐、头痛、发热，体温一般在37.8~40℃，少达39℃。腹泻为水样便，一日数次。病程较短，一般1~3d恢复，预后良好。

（四）治疗与预防

主要是对症治疗和支持治疗，对于重症患者可选用抗生素治疗。预防同沙门菌食物中毒。

六、 大肠埃希菌食物中毒

（一）病原学特点

埃希菌属（*Escherichia*）俗称大肠埃希菌属，为革兰阴性杆菌，多数菌株有周身鞭毛，能发酵乳糖及多种糖类，产酸产气。该菌在自然界生命力强，在土壤、水中可存活数月。大肠埃希菌属于肠道正常菌群，通常不致病，少数菌株能致病，目前已知的致病性大肠埃希菌包括5种类型：肠产毒性大肠埃希菌、肠侵袭性大肠埃希菌、肠致病性大肠埃希菌、肠出血性大肠埃希菌和肠黏附（集聚）型大肠埃希菌。

（二）流行病学特点

多发生在夏秋季，引起中毒的食品种类与沙门菌相同。污染源是人和动物的粪便，大肠埃希菌随粪便排出而污染水源和土壤，进而直接或间接污染食品。健康人肠道致病性大肠埃希菌带菌率为2%~8%，成年人肠炎和儿童腹泻患者带菌率为29%~52%，饮食行业的餐具大肠埃希菌检出率高达50%，致病性大肠埃希菌检出率为0.5%~1.6%。

（三）中毒机制和临床表现

发病机制与致病性大肠埃希菌的类型相关。肠致病性大肠埃希菌和肠侵袭性大肠埃希菌引起感染型中毒，肠产毒性大肠埃希菌和肠出血性大肠埃希菌引起毒素型中毒。临床表现主要有以下三种类型。

1. 急性胃肠炎型

主要由肠产毒性大肠埃希菌引起。潜伏期一般为10~15h，易感人群主要是婴幼儿和旅游者。临床症状为水样腹泻、腹痛、恶心、呕吐、发热，体温一般在38~40℃。

2. 急性菌痢型

主要由肠侵袭性大肠埃希菌和肠致病性大肠埃希菌引起。潜伏期一般为48~72h，主要表现为血便或脓黏液血便、腹痛、里急后重、发热。病程1~2周。

3. 出血性肠炎型

主要由肠出血性大肠埃希菌引起。潜伏期一般3~4d，主要表现为突发性剧烈腹痛、腹泻、先水便后血便。病程10d左右，病死率一般在3%~5%，老年人、儿童多见。

（四）治疗与预防

以对症治疗和支持治疗为主，对部分重症患者应尽早使用抗生素。首选药物为亚胺培南、美洛匹宁、哌拉西林+他唑巴坦。

大肠埃希菌食物中毒的预防与沙门菌食物中毒基本相同。

七、 肉毒梭菌食物中毒

（一）病原学特点

肉毒梭菌（*Clostridium Botulinum*）为革兰阳性、厌氧、产芽孢的杆菌。所产的孢子为卵形或圆筒形，在20~25℃可形成椭圆形的芽孢。当pH低于4.5或高于9.0时，或当温度低于15℃或高于55℃时，芽孢不能繁殖，也不能产生毒素。食盐能抑制芽孢的形成和毒素的产生，但不能破坏已形成的毒素。提高食品的酸度也能抑制肉毒梭菌的生长和毒素的形成。

芽孢抵抗力强，需经干热180℃ 5~15min，或121℃高压蒸气加热30min，或150℃湿热加热5h方可死亡。

肉毒梭菌食物中毒是由肉毒梭菌产生的毒素即肉毒毒素（Botulinus toxin）所引起。肉毒毒素产生于胞质中，是一种强烈的神经毒素，是目前已知的化学毒素和生物毒素中毒性最强的一种，对人的致死量为10^{-9}mg/（kg·bw）。肉毒毒素对消化酶（胃蛋白酶、胰蛋白酶）、酸和低温稳定，在正常的胃液中，24h不能将其破坏，故可被胃肠道吸收。

根据血清反应特异性的不同，可将肉毒毒素分为A、B、C_α、C_β、D、E、F、G共八型，其中A、B、E、F四个型可引起人类中毒，A型比B型或E型的致死能力更强。

（二）流行病学特点

1. 流行特点

一年四季均可发生，主要发生在4—5月。肉毒梭菌广泛分布于土壤、水体及动物粪便中，且不同菌型的分布存在差异。A型主要分布于山区和未开垦的荒地，如新疆察布查尔地区是我国A型肉毒梭菌中毒多发地区，未开垦荒地该菌的检出率为28.25%，土壤中为22.2%；B型多分布于草原区耕地；E型多存在土壤、湖海淤泥和鱼类肠道中，我国青海省发生的肉毒梭菌中毒主要为E型。

2. 中毒食品种类

国内以家庭自制植物性发酵食品为多见，如臭豆腐、豆酱、面酱等，对罐头瓶装食品、腊肉、酱菜及凉拌菜等引起的中毒也有报道。在新疆察布查尔地区，引起中毒的食品多为家庭自制谷类或豆类发酵食品；在青海，主要为越冬密封保存的肉制品。日本90%以上由家庭自制的鱼和鱼制品引起。

3. 食品中肉毒梭菌的来源

食品中的肉毒梭菌主要来源于带菌土壤、尘埃及粪便。在家庭自制发酵食品和罐头食品的过程中，加热的温度或压力不足以杀死被污染的食物原料中肉毒梭菌的芽孢，且为芽孢的形成、肉毒毒素的产生提供了条件。

（三）中毒机制和临床表现

肉毒毒素在肠道被活化并释放出神经毒素，经吸收入血后，主要作用于中枢神经系统，抑制神经末梢乙酰胆碱的释放，导致肌肉麻痹和神经功能障碍。

临床表现以运动神经麻痹的症状为主，胃肠道症状少见。潜伏期一般为12~48h，短者6h，长者8~10d，潜伏期越短，病死率越高。主要表现为对称性脑神经受损的症状，早期为头痛、头晕、乏力、走路不稳，以后逐渐出现视力模糊、眼睑下垂、瞳孔散大等神经麻痹症状。重症患者则首先出现对光反射迟钝，逐渐发展为语言不清、吞咽困难、声音嘶哑等，严重时出现呼吸困难，病死率为30%~70%，采用多价抗肉毒毒素血清治疗后，病死率已降至10%以下。患者经治疗4~10d可恢复，一般无后遗症。

（四）治疗与预防

早期使用多价抗肉毒毒素血清，并及时采用支持疗法和有效的护理，以预防呼吸肌麻痹和窒息。

预防措施：①对食品原料进行彻底的清洁处理以除去泥土和粪便，家庭制作发酵食品时应彻底蒸煮原料，在100℃加热10~20min，以破坏肉毒毒素；②加工后的食品应迅速冷却并在低温环境贮存，避免再污染和在较高温度或缺氧条件下存放，以防止毒素产生；③食用前对可疑食物进行彻底加热是破坏毒素、预防中毒发生的可靠措施；④生产罐头食品时，要严格执行卫生规范，彻底灭菌。另外，应加强卫生宣教，建议牧民改变肉类的贮藏方式或生吃牛肉的饮食习惯。

八、其他细菌性食物中毒

（一）蜡样芽孢杆菌食物中毒

蜡样芽孢杆菌（*Bacillus Cereus*）为革兰阳性芽孢杆菌，有鞭毛，无荚膜，需氧或兼性厌氧，生长 6h 后即可形成芽孢。蜡样芽孢杆菌可产生肠毒素，包括腹泻毒素和呕吐毒素，食物中毒的发生为大量活菌侵入肠道所产肠毒素所致，临床表现可分为腹泻型和呕吐型两种。蜡样芽孢杆菌食物中毒多发生在夏、秋季，尤其是 6—10 月多见。引起中毒的食物种类繁多，包括乳及乳制品、肉制品、蔬菜、米粉、米饭等，在我国主要以米粉、米饭最为常见。预防此类食物中毒的发生，应以减少蜡样芽孢杆菌的污染为主。在食品加工过程中，应严格执行良好的操作规范，剩饭及其他熟食品只能在 10℃ 以下短时间贮存，且食用前应彻底加热，一般应在 100℃ 加热 20min。

（二）志贺菌食物中毒

志贺菌属（*Shigella*）通称为痢疾杆菌，为革兰阴性短小杆菌，无荚膜，无芽孢，需氧或兼性厌氧。根据 O 抗原的性质可分为 4 个血清组：痢疾志贺菌群、福氏志贺菌群、鲍氏志贺菌群、宋内志贺菌群。食物中毒主要由宋内志贺菌和福氏志贺菌引起。志贺菌食物中毒多发生在 7—10 月，主要由凉拌菜引起，患有痢疾的食品从业人员或带菌者的手是造成食品污染的主要因素。一般认为此类中毒为大量活菌侵入肠道引起的感染型食物中毒，个别菌株能产生肠毒素。发病潜伏期短，一般为 10~20h，患者突然出现剧烈腹痛、呕吐及频繁的腹泻，并伴有水样便，混有血液和黏液，里急后重、恶寒、发热，体温高者可达 40℃ 以上，有的患者可出现痉挛。预防同沙门菌食物中毒。

（三）小肠结肠耶尔森菌食物中毒

小肠结肠耶尔森菌（*Yersinia Enterocolitica*）属小肠杆菌科的耶尔森菌属，革兰染色阴性，需氧或兼性厌氧，是引起人类食物中毒和小肠结肠炎的主要病原菌，耐低温，0~5℃ 也可生长繁殖，故应特别注意冷藏食品被该菌污染。该菌引起的食物中毒多发生在秋冬、冬春季节。引起中毒的食物主要是动物性食物，如猪肉、牛肉、羊肉等，其次为生牛乳，尤其是 0~5℃ 低温运输或贮存的乳及乳制品。小肠结肠耶尔森菌食物中毒的发生是该菌侵袭性和产生的肠毒素共同作用的结果。潜伏期较长，为 3~7d，多见于 1~5 岁幼儿，以腹痛、腹泻和发热为主要症状，体温 38~39.5℃，病程 1~2d。多采用对症治疗，重症病例可用抗生素。

（四）李斯特菌食物中毒

李斯特菌属（*Listeria*）是革兰阳性短杆菌，无芽孢，该菌在 -20℃ 可存活 1 年。李斯特菌在 5~45℃ 均可生长。在 5℃ 的低温条件下仍能生长是该菌的特征，故用冷藏不能抑制该菌繁殖。该菌在 65℃ 经 30~40min 可被杀死。

食物中毒多发生在春季，在夏、秋季发病率呈季节性增高。易感人群多为孕妇、婴儿、50 岁以上的老人、因患其他疾病而身体虚弱者和处于免疫功能低下状态的人群。

中毒食品主要为乳及乳制品、肉类制品、水产品、蔬菜和水果，尤其是在冰箱中保存时间较长的乳制品、肉制品。牛乳中的李斯特菌主要来自人和动物粪便，畜类在屠宰、销售过程中也可被食品从业人员污染。

李斯特菌引起的食物中毒主要为大量活菌侵入肠道所致，临床表现为侵袭型和腹泻型。侵袭型潜伏期为 2~6 周，开始表现为胃肠炎症状，最明显的表现是败血症、脑膜炎、脑脊膜炎，有时有心内膜炎，少数轻症患者仅有流感样表现，病死率高达 20%~50%；腹泻型潜伏期一般为 8~24h，主要症状为腹泻、腹痛、发热。

为减少中毒的发生，应重视乳的巴氏消毒，防止消毒后的再污染。此外，冰箱应定期清洗和消毒，在冰箱冷藏的熟肉制品及直接入口的方便食品、牛乳等，食用前要加热。

第三节 真菌性食物中毒

一、霉变甘蔗中毒

事件回放：霉变甘蔗中毒事件

吃了甘蔗怎么就进医院了？张某，女，35岁，农民，于某年3月15日，约进食甘蔗1h后，突然出现意识丧失，面色青紫，双眼上翻，口吐白沫，伴四肢抽搐，呈强直性发作，呕吐1次，非喷射性，呕吐物为胃内容物。15min后发作终止，意识转清。经予以甘露醇、地塞米松、安定治疗，3d后好转出院。

超市买到了霉变甘蔗，两男童食用后中毒。某日，深圳市儿童医院接诊了2名因为吃了有毒甘蔗而昏迷的孩子，患者入院时已进入了脑死亡状态。在医院的重症监护室（ICU），患者母亲黄女士告诉记者，前几天晚上六点，她和亲戚来到一家超市买东西，买了一些削好了皮的甘蔗，准备回家给孩子吃。当晚7点左右，黄女士的儿子和孩子表哥吃了买回来的甘蔗和香蕉。然而没过多久，两个孩子就产生了不良反应，随后出现抽搐，被急送医院。黄女士这才发现，甘蔗上有红色的霉点，并不起眼。

甘蔗为什么会有毒？

甘蔗在我国南方有广泛种植，是我们日常糖类物质的重要来源。甘蔗也是我们日常生活中常见的水果中唯一的茎用水果，也是水果中含纤维（包括非膳食纤维）最多的一种水果。甘蔗含糖量高，浆汁甜美，被称为"糖水仓库"，可以给食用者带来甜蜜的享受，并提供相当多的热量和营养。但是，甘蔗发生霉变后就会产生有毒的物质。

霉变甘蔗中毒是指食用了保存不当而霉变的甘蔗引起的食物中毒。甘蔗霉变主要是由于甘蔗在不当条件下的长期贮存所致。霉变甘蔗质软，瓤部比正常甘蔗色深，呈浅棕色，闻之有霉味，食之有酸霉或酒糟味。霉变甘蔗含有大量有毒霉菌及毒素，病原菌为甘蔗节菱孢霉（*Arthr-nium sacchari*），毒素对神经系统和消化系统有较大的损害。

（一）流行病学特点

霉变甘蔗中毒常发生于我国北方地区的初春季节，2—3月为发病高峰期，多见于儿童和青少年，病情常较严重，甚至危及生命。甘蔗从南方运到北方，贮存过冬之后，第二年春季销售时，霉菌经过大量繁殖引起甘蔗霉变并产生毒素。

（二）中毒机制和中毒表现

甘蔗节菱孢霉产生的3-硝基丙酸是一种强烈的嗜神经毒素，主要损害中枢神经系统。

临床潜伏期较短，最短仅十几分钟，轻度中毒者潜伏期较长，重度中毒者多在2h内发病。最初表现为一时性消化道症状，如恶心、呕吐、腹痛、腹泻，随后出现神经系统症状，如头晕、头痛和复视，重者可出现阵发性痉挛。抽搐时头向后仰、四肢强直、屈曲内旋、手呈鸡爪状，眼球向上，偏侧凝视，瞳孔散大，牙关紧闭，继而进入昏迷状态。患者可死于呼吸衰竭，幸存者则留下严重的神经系统后遗症，导致终生残疾。

（三）治疗与预防

发生中毒后应尽快洗胃、灌肠，以排除毒物，并对症治疗。

由于目前尚无特殊的治疗方法，故应加强宣传教育，教育群众不买、不吃霉变的甘蔗，食用甘蔗前仔细检查其质量。为了防止甘蔗霉变，贮存的时间不能太长，并定期进行感官检查。加强食品卫生监督检查，严禁出售霉变的甘蔗。

二、赤霉病麦中毒

麦类、玉米等谷物被镰刀菌（*Fusarium*）侵染引起的赤霉病是一种世界性病害。赤霉病的流行，除了造成作物严重的减产外，还会引起人畜中毒。从赤霉病变中分离的主要菌种是禾谷镰刀菌（*Fusarium graminearum*）赤霉病麦中的主要毒性物质是镰刀菌产生的毒素，包括单端孢霉烯族化合物中的脱氧雪腐镰刀菌烯醇、雪服镰刀菌烯醇和另一种镰刀菌毒素玉米赤霉烯酮。这些毒素对热稳定，一般烹调方法均不能将它们破坏而去毒。该类毒素主要引起呕吐，故也称致呕毒素。

（一）流行病学特点

赤霉病麦食物中毒多发生于多雨、气候潮湿的地区，全国各地均有发生，以淮河和长江中下游一带最为严重。食用受病害的新麦、库存的病麦及发霉玉米均可引起中毒。

（二）中毒表现

中毒特点是起病急，潜伏期一般为 10~30min。主要症状有恶心、呕吐、腹痛、腹泻、头晕、头痛、嗜睡、流涎、乏力，少数患者有畏寒、发热等。症状一般在 1d 左右自行消失，缓慢者持续一周左右，预后良好。个别重症患者有呼吸、脉搏、体温及血压波动、四肢酸软、步态不稳、颜面潮红，形似醉酒，故有些地方又称为"醉谷病"。

（三）防治措施

一般患者无需治疗而自愈，呕吐严重者应予以补液。

预防的关键在于防止麦类、玉米等谷物受到霉菌的侵染和产毒。

1. 防止污染

加强田间管理和贮藏期间的防霉措施。推广抗赤麦霉病的谷物品种，使用高效、低毒、低残留的杀菌剂；粮食收获后及时脱粒，晾晒或烘干，控制谷物含水量，并贮存于干燥、通风场所。

2. 去除或减少粮食中病粒及毒素

（1）分离病麦　病麦轻，比重小，可用比重分离法分离病粒；还可用稀释法，将病麦与正常麦粒混合，使病麦比例降至 1% 以下。

（2）及时晾晒　对于已感染霉菌的小麦，收获后应及时晾晒，或通过加热烘干、低热通风的方法降低含水量，防止霉菌继续繁殖。

（3）加工处理　由于毒素主要存在于表皮，可通过打麦清理法、碾皮处理法、压制麦片法等去除毒素；还可通过将病麦做成发酵食品，如酱油、醋等达到去毒的效果；感染严重的病麦，可做工业酒精，但不能做饲料。

3. 制定粮食中毒素的限量标准，加强粮食的卫生管理。

第四节　有毒动植物食物中毒

有毒动植物食物中毒是指食人动物性或植物性中毒食品引起的食物中毒。有些动植物本身含有某种天然有毒成分或者由于贮存条件不当形成某种有毒物质，被人食用后均可引起中毒。

一、河　豚　中　毒

事件回放

1. 拼死尝鲜酿惨剧

王大叔，50 来岁，是一个地地道道的美食爱好者，只要有美食，就要想方设法吃到，河豚更是被其视为美食中的珍宝，每年都要拼死"尝鲜"，然而悲剧也随之发生了。某年 1 月，王大叔在家中食用了自行处理过的河豚鱼后，出现了全身麻木、呼吸困难等中毒症状。家人发现情况后赶紧拨打了 120 急救电话，后转院进行抢救，但王大叔还是因为毒素摄入过多，多器官衰竭身亡了。

2. 进食河豚鱼后出现麻痹

某年 3 月 25 日 21：40，鹿城区卫生监督所接到温州市医学院附属第二医院的报告，称有 4 名患者在市区某酒店进食河豚鱼后出现全身麻痹、呼吸困难等症状，在该医院就诊。接到报告后，卫生监督所立即组织人员分成两组，赶赴医院和该酒店进行调查处理。情况调查：此次发病人数共 4 名，3 名为某酒店顾客，另一名为该酒店专职烹饪河豚鱼的厨师。发病从半小时至 3 小时 40 分，症状主要表现为手、足、舌麻痹，呼吸困难，其中手足舌麻痹为 3 人，无自主呼吸、全身麻痹、意识障碍为 1 人。

3. 喝了河豚鱼汤出现身体异样

据报道，某年某月某日，4 名中国内地船员在香港垂钓，钓到包括一条河豚的一批鱼获，煮鱼汤食用后，感到肚痛、呕吐等不适，怀疑河豚中毒而报警求助，送医院诊治后需要留院观察。

河豚鱼为什么会有毒？

河豚（globefish）又名河鲀、气泡鱼，属无鳞鱼的一种，在淡水、海水中均能生活。河豚鱼肉味鲜美，但由于其含有剧毒，民间有"拼死吃河豚"的说法，可见食用河豚鱼要冒生命危险。

河豚毒素是存在河豚鱼中的一种有毒成分，是一种非蛋白质神经毒素，可分为河豚素、河豚酸、河豚卵巢毒素及河豚肝脏毒素。河豚鱼不同部位毒素含量也不同，从高到低依次为：卵巢>鱼卵>肝脏>肾脏>眼睛和皮肤>血液，肌肉一般不含有毒素，但河豚鱼死亡后，内脏毒素可渗入肌肉使其含毒。每年 2—5 月为河豚鱼繁殖季节，此时卵巢毒性更强。河豚毒素为无色针状结晶，微溶于水，易溶于稀醋酸，对热稳定。煮沸、盐腌、日晒均不能将其破坏。

（一）中毒机制和中毒表现

河豚毒素可选择性阻断细胞膜对钠离子的通透性，使神经传导阻断，呈麻痹状态。首先感觉神经麻痹，随后运动神经麻痹，严重者脑干麻痹，引起外周血管扩张，血压下降，最后出现呼吸中枢和血管运动中枢麻痹，导致急性呼吸衰竭，危及生命。河豚毒素也可直接作用于肠道，引起局部刺激作用。

中毒特点是发病急而剧烈，潜伏期短，一般食后 10min 至 3h 即发病。患者最初感觉唇、舌和手指轻微的麻木刺痛感，随后出现恶心、呕吐等胃肠道症状，同时伴有口唇和肢端知觉麻痹，重者可出现瞳孔及角膜反射消失，四肢肌肉麻痹、共济失调，甚至全身麻痹、行走困难、言语不清、血压和体温下降。常因呼吸麻痹、循环衰竭而死亡，死亡率为 30%~40%。

（二）治疗措施

河豚鱼中毒目前尚无特效解毒药，目前的抢救措施以排出毒物和对症处理为主。

（1）催吐、洗胃、导泻，及时清除未吸收毒物。

（2）大量补液及利尿，促进毒物排泄。

（3）早期给以大剂量激素和莨菪碱类药物。肾上腺皮质激素能减少组织对毒素的反应和改善一般情况；莨菪碱类药物能兴奋呼吸循环中枢，改善微循环。

（4）支持呼吸、循环功能。必要时进行气管插管，心跳骤停者进行心肺复苏。

（三）预防措施

（1）水产品收购、加工、销售等部门应按照相关规定严格把关，防止河豚鱼流入市场。发现河豚鱼应剔除并妥善处理。

（2）新鲜河豚鱼要统一收购，集中加工。加工时先去除内脏、头、皮等含毒部位，洗净污血。剩余肌肉反复冲洗，加入 2% 碳酸钠处理 24h，然后用清水洗净，制成干鱼或罐头，经鉴定合格后方可食用。加工过程中去除的内脏、头、皮等要处理销毁，不得任意丢弃。

（3）加强卫生宣教，提高消费者对河豚鱼的识别能力，以防误食；其次要让群众认识到河豚鱼含有毒物质，在无法保证安全的情况下，不要食用。

二、 鱼类引起的组胺中毒

组胺中毒是一种过敏性食物中毒，引起中毒的原因主要是食用了不新鲜的鱼类（含较多组胺），并与个人的过敏性体质有关。

当鱼体不新鲜时，经过自溶或腐败，组织中的组氨酸被释放出来，在微生物产生的组氨酸脱羧酶作用下脱羧形成组胺。引起此类中毒的鱼类主要是一些青皮红肉的海鱼，如金枪鱼、沙丁鱼、鲐鱼、竹夹鱼等，这些鱼肌肉含血红蛋白较多，因此组氨酸含量也较高。鱼体被含有组氨酸脱羧酶的细菌如组胺无色杆菌或摩氏摩根菌污染后，使组氨酸脱羧形成大量组胺。一般认为，鱼体的组胺含量超过 200mg/100g 时，或成年人一次摄入的组胺量超过 100mg 时，即可引起中毒。

（一）中毒机制和中毒表现

组胺是一种生物胺，可导致支气管平滑肌强烈收缩，引起支气管痉挛；组胺还可引起毛细血管扩张，导致心律失常等。

组胺中毒的特点是发病急、症状轻、恢复快。患者在食鱼后 10min~1h 内出现面部、胸部及全身皮肤潮红和热感；眼结膜充血并伴有头痛、头晕、恶心、心跳过速、胸闷和血压下降、心律失常等；有时可出现视物模糊、荨麻疹、咽喉烧灼感，个别可出现哮喘。一般体温正常，大多 1~2d 恢复健康。

（二）治疗措施

一般可采用抗组胺药物和对症治疗的方法。常用的抗组胺药物有苯海拉明，对症治疗可用 10% 葡萄糖酸钙 10mL 静脉推注，同时口服或静脉滴注维生素 C。

（三）预防措施

（1）鱼类食品需在冷冻条件下贮藏和运输，禁止出售腐败变质的鱼类。

（2）避免购买或食用不新鲜或变质的鱼类。

（3）食用易产生组胺的青皮红肉鱼时，可采取一些去毒措施，如彻底刷洗鱼体、去内脏、用水浸泡。在烹调时也可加入少许醋或雪里蕻、山楂等，以降低组胺含量。

（4）过敏体质者或服用异烟肼的患者（异烟肼可降低组胺分解速度）不宜过多食用组氨酸含量高的鱼类。

三、毒蕈中毒

事件回放：误食野生蘑菇中毒

某年 6 月 23 日，粤北翁源县发生 5 人（1 名成人，4 名青少年儿童）误食野生蘑菇的严重中毒事件，其中造成 2 人死亡，3 人在重症监护室（ICU）抢救。

某年 8 月 17 日下午，淄博博山一村民检了一些蘑菇回家做晚饭，用了当地的土办法查看：先用大蒜和开水浸泡蘑菇，观察大蒜是否变色，如果没有变色发黑，代表蘑菇可以食用。村民看到大蒜没有变色，就做了个蘑菇汤。没想到吃了以后，一家三口，包括一位 12 岁男孩及其父母三人的身体都出现了异状。后经医院全力抢救，12 岁男孩及其母亲获救，其父死亡。

味道鲜美的蘑菇为什么会中毒？

蕈类（mushroom）通常称蘑菇，属于真菌植物。毒蕈是指食后可引起食物中毒的蕈类。我国有可食用蕈 300 多种，毒蕈 80 多种，其中含剧毒能致人死亡的有 10 多种。毒蕈与可食用蕈不易区别，常因误食而中毒。

毒蕈的有毒成分十分复杂，一种毒蕈可以含有几种毒素，而一种毒素又可存在于多种毒蕈之中。毒蕈中毒多发生在高温多雨的夏秋季节，以家庭散发为主。

（一）毒蕈毒素与中毒表现

毒蕈种类繁多，其有毒成分和中毒症状也各不相同。因此，根据所含有毒成分和临床表现，可分为以下几个类型。

1. 胃肠毒型

引起此型中毒的毒素可能为类树脂物质、苯酚、苯甲酚、胍啶或蘑菇酸等，含有这种毒素的毒蕈很多，主要有黑伞蕈属和乳菇属的某些蕈种。此类毒素主要刺激胃肠道，引起胃肠道炎症反应。潜伏期一般为 0.5~6h，主要症状有恶心、呕吐、剧烈腹痛、腹泻，体温不高，经过适当处理可迅速恢复，一般病程 2~3d，很少死亡。

2. 神经精神型

导致神经精神型中毒的毒素存在于毒蝇伞、豹斑毒伞、角鳞灰伞、臭黄菇及牛肝菌等毒蘑菇中，这类毒素主要有四大类：①毒蝇碱，存在于蝇毒伞蕈、丝盖伞属及杯伞菌属、豹斑毒伞属中；②蜡子树酸及其衍生物，存在于毒伞属的一些毒蕈中，如毒蝇伞、猎豹毒伞等；③光盖伞素及脱磷酸光盖伞素，存在于裸盖菇属及花褶伞属蕈类中；④幻觉原，主要存在于橘黄裸伞蕈中。

此型中毒潜伏期为1~6h，除有轻度胃肠反应外，主要有明显的副交感神经兴奋症状，如流涎、流泪、瞳孔缩小、脉缓等。少数患者可出现精神兴奋或抑制、精神错乱、幻觉等。

误食牛肝蕈、橘黄裸伞蕈等毒蕈，除胃肠炎症状外，多有幻觉（小人国幻视症）、谵妄等症状，部分患者有迫害妄想等类似精神分裂症表现。

3. 溶血型

此型中毒由鹿花蕈引起，有毒成分为鹿花毒素，属甲基联胺化合物，有强烈的溶血作用。中毒潜伏期一般为6~12h，初始表现为恶心、呕吐、腹泻等胃肠道症状，发病3~4d后出现溶血性黄疸、肝脾肿大、肝区疼痛，少数患者可出现血红蛋白尿、心率异常、抽搐、肾功能衰竭等症状。病程一般2~6d，死亡率低。

4. 肝肾损害型

引起此型中毒的毒素主要为毒肽类和毒伞肽类，存在于毒伞蕈属。毒肽类作用于肝细胞的内质网，作用快；毒伞肽类作用于细胞核，作用慢，但毒性强，能损害心、肝、肾、脑等实质性脏器，尤以肝肾为甚，是引起患者多器官衰竭并导致死亡的主要因素。此型中毒最为严重，病情凶险，死亡率非常高，按其病情发展可分为6期。

（1）潜伏期　潜伏期一般较长，多为10~24h，长者可达数日，短为6~7h。

（2）胃肠炎期　此期病人出现恶心、呕吐、脐周腹痛、腹泻、水样便，多在1~2d后缓解。

（3）假愈期　患者症状暂时缓解或消失，此期毒素进入内脏逐渐损伤实质器官，轻度中毒患者肝损害不严重时，可由此进入恢复期。

（4）内脏损害期　严重中毒病人在发病2~3d后出现肝、肾、脑、心等内脏损害的症状，可出现肝肿大、黄疸、肝功能异常，严重者出现肝坏死甚至肝性脑病；侵犯肾脏时，可出现少尿、无尿、血尿，严重者可出现肾功能衰竭、尿毒症。

（5）精神症状期　患者主要表现烦躁不安、表情淡漠、嗜睡，继而出现惊厥、昏迷甚至死亡。某些患者在胃肠炎后期很快出现精神症状而见不到肝损害症状，此种情况属中毒性脑病。

（6）恢复期　患者经过治疗，若能度过危险期，一般在2~3周进入恢复期，各种症状逐渐消失而痊愈。

5. 日光性皮炎型

引起该型中毒的毒素为光过敏毒素，存在于胶陀螺（又称猪嘴磨），误食后可出现类似日光性皮炎的症状。潜伏期一般24h左右，身体暴露部位出现明显肿胀，疼痛，皮肤肿胀严重部位可出现水疱，还可出现指尖疼痛，指甲部出血。

（二）治疗措施

1. 迅速排出毒物

及时采用催吐、洗胃、导泻、灌肠等方法以迅速排出尚未吸收的毒物。洗胃后可给予活性炭等吸附残留毒素。

2. 针对不同类型的毒蕈中毒采取不同的治疗方案

（1）胃肠炎型　可按一般食物中毒处理。

（2）神经精神型　有副交感神经兴奋中毒症状，可使用阿托品皮下或静脉注射。

（3）溶血型　可用肾上腺皮质激素治疗，出现黄疸或状态差者，应尽早应用较大量强化可的松。

（4）肝肾损害型　应在早期使用二巯基丙磺酸钠治疗，以保护体内含巯基酶的活性。

3. 对症治疗和支持治疗

对各型中毒的肠胃炎期，应积极输液，纠正脱水、酸中毒及电解质紊乱。对有肝损害者应给予保肝支持治疗。对有精神症状或有惊厥者应予镇静或抗惊厥治疗。

（三）预防措施

目前尚缺乏简单可靠的毒蕈鉴别方法，预防毒蕈中毒的最根本方法就是不要采食不认识的蘑菇。要加大宣传教育，教育当地群众不要采摘野蘑菇食用，以防中毒。

扩展阅读：如何识别有毒蘑菇？

如今，菜市场上出售的野生蘑菇甚多，因其味道特别鲜美，颇受大家喜爱，但据媒体披露，因误食野生蘑菇而酿成悲剧的事故每年都有发生。据不完全统计，世界上已知具较明显毒性的毒蘑菇种类多达1000多种，我国有500多种，广东已知毒蘑菇则有100多种。毒蘑菇大多样子优雅，一点也不像是冷血"杀手"，与可食用的蘑菇没什么不同，一般人很难区别。如何识别有毒蘑菇呢？以下几种方法可帮助识别毒蘑菇。

一看生长地带。可食用的无毒蘑菇多生长在清洁的草地或松树、栎树上，有毒蘑菇往往生长在阴暗、潮湿的肮脏地带。

二看颜色。有毒蘑菇菌面颜色鲜艳，有红、绿、墨黑、青紫等颜色，特别是紫色的往往有剧毒，采摘后易变色。

三看形状。无毒的菌盖较平，伞面平滑，菌面上无轮，下部无菌托。有毒的菌盖中央呈凸状，形状怪异，菌面厚实板硬，菌杆上有菌轮，菌托杆细长或粗长，易折断。

四看分泌物。将采摘的新鲜野蘑菇撕断菌株，无毒的分泌物清亮如水（个别为白色），菌面撕断不变色；有毒的分泌物稠浓，呈赤褐色，撕断后在空气中易变色。

四、含氰苷类食物中毒

含氰苷类食物中毒是指因食用苦杏仁、桃仁、李子仁、枇杷仁、樱桃仁、木薯等含氰苷类食物引起的食物中毒。

含氰苷类食物中毒的有毒成分为氰苷，其中苦杏仁（苦杏仁氰苷）含量最高，平均为3%，甜杏仁平均为0.1%，其他果仁则平均为0.4%~0.9%。木薯中也含有氰苷。

（一）中毒机制和中毒表现

苦杏仁在口腔中咀嚼或在胃肠道消化时，氰苷在果仁所含的水解酶作用下，释放出具有挥发性的氢氰酸，并迅速被黏膜吸收入血引起中毒。苦杏仁氰苷有剧毒，对人的最小致死量为0.4~1.0mg/（kg·bw），相当于1~3粒苦杏仁。

氰离子可与细胞色素氧化酶中的铁离子结合，使呼吸酶失去活性，氧不能被组织细胞利用而致细胞窒息。氢氰酸还可对呼吸中枢和运动神经中枢产生麻痹作用。亚麻苦苷与苦杏仁苷作用相似，但其只能在肠道水解，中毒后病情发展缓慢。

苦杏仁中毒的潜伏期为 1~2h，木薯中毒一般多为 6~9h。苦杏仁中毒时出现口中苦涩、流涎、头晕、头痛、恶心、呕吐、心悸、四肢无力等症状，严重者意识不清、呼吸微弱、四肢冰冷、昏迷、常发出尖叫；继之意识丧失、瞳孔散大、牙关紧闭、全身阵发性痉挛，最后因呼吸麻痹或心跳停止而死亡。

木薯中毒的临床表现与苦杏仁相似。

（二）治疗措施

首先采用催吐、导泻的方法，减少毒物的吸收。解毒治疗需让患者吸入亚硝酸异戊酯 0.2mL，每 1~2min 一次，每次 15~30s，数次后改为缓慢注射亚硝酸盐溶液，然后静脉注射新配制的 50% 硫代硫酸钠 25~50mL。如症状未缓解，重复静注硫代硫酸钠溶液。根据病人需要给予吸氧、升压药等对症治疗，对重症患者可静脉滴注维生素 C。

（三）预防措施

加强对群众尤其是儿童的宣传教育，不生吃苦杏仁、桃仁等果仁。若食用要采取相应的去毒措施，如食用前充分浸泡，加水煮沸可使氢氰酸挥发，也可将苦杏仁制成杏仁茶、杏仁豆腐。木薯所含氰苷 90% 存在于皮内，故食用时要先去皮，并煮熟使其他部位氢氰酸挥发掉。

五、　其他植物性食物中毒

（一）发芽马铃薯中毒

1. 有毒性成分

发芽马铃薯中含毒性成分为龙葵素，也称马铃薯毒素，是一种有毒的糖苷生物碱。

2. 中毒表现

大量食用发芽的马铃薯可能引起急性中毒。潜伏期 1~12h，表现为咽喉部有抓痒感或烧灼感、剧烈呕吐、腹泻，可导致机体脱水、电解质紊乱。重症患者或因心脏衰竭或呼吸中枢麻痹而死亡。

3. 治疗和预防措施

对症处理：催吐、洗胃，口服糖盐水补液或输液。

应妥善处理马铃薯防止发芽，发芽不严重时彻底挖去芽和芽眼并削去芽周围的皮，烹调时可适量加食醋。

（二）鲜黄花菜中毒

1. 毒性成分

鲜黄花菜含有毒成分秋水仙碱，是一种生物碱。动物食入后，秋水仙碱被氧化为二氧化秋水仙碱，侵害中枢神经和心脑血管系统，从而导致神经麻木和内脏器官出血。

2. 中毒表现

成年人食用 50~100g 鲜黄花菜（其中含有 0.1~0.2mg 秋水仙碱）后，会出现急性中毒症状。潜伏期 0.5~4h，表现为口渴、咽干、恶心、呕吐、头痛、头晕等。

3. 治疗和预防措施

催吐、洗胃等以对症治疗为主。

食用鲜黄花菜时一定要先经过处理，去除秋水仙碱，由于秋水仙碱具有较好的水溶性，可以将鲜黄花菜在开水中烫漂一下，然后用清水充分浸泡、冲洗，使秋水仙碱最大限度地溶解在水中，此时再烹调可保证安全。

（三）菜豆中毒

1. 毒性成分

菜豆包括扁豆、四季豆、芸豆、刀豆、豆角等，其有毒成分包括皂苷和植物血凝素（红血球凝集素），食用未充分煮熟烧透的菜豆时可引起中毒。

2. 中毒表现

皂苷对黏膜有强烈刺激作用，引起胃肠道反应。菜豆中毒潜伏期一般为1~5h，症状包括恶心、呕吐、腹痛、腹泻、头痛，少数出现胸闷、出冷汗、手脚发凉症状，体温一般正常，预后良好，多数患者在24h内恢复。

3. 治疗和预防措施

以对症治疗为主。

近年来因食用四季豆等菜豆引起的食物中毒发生多起，一般秋冬季节为高发时段。主要原因为缺乏常识，尤其对东北油豆等外来品种的烹调加工方式不当，毒素不能被完全破坏导致中毒。食用菜豆时应充分煮熟烧透以破坏其中的毒性成分，不宜采用水焯后凉拌或急火快炒的烹调方式。对学校、工厂、宾馆等就餐人数较多的厨师应进行食物中毒知识的培训，以避免菜豆中毒事件的发生。

第五节　化学性食物中毒

化学性食物中毒是指食用了化学性中毒食品而引起的中毒。化学性中毒食品包括被有毒化合物污染的食品，被误认为是食品及食品添加剂或营养强化剂的有毒有害物质，添加了非食品级的或伪造的或禁止食用的食品添加剂或营养强化剂的食品，超量使用了食品添加剂的食品或营养素发生了化学变化的食品等。化学性食物中毒发生的起数和中毒人数相对于微生物食物中毒较少，但病死率高。

一、砷　中　毒

砷是有毒的类金属元素，元素砷本身毒性很小，但砷的氧化物和盐类则具有毒性，三价砷化合物的毒性大于五价砷化合物。砷的化合物在工农业生产及医药上用途很广，特别是在农业上作为杀虫剂而被广泛应用，最常见的是三氧化二砷，俗称砒霜、白砒或信石。砷的化学性质复杂，化合物众多，食物中含有机砷和无机砷，而饮水中则主要含有无机砷。

（一）中毒原因

1. 误食

纯三氧化二砷外观与食盐、味精、碱面、滑石粉相似，很多情况下是误将砒霜当成食品佐料加入食品，或误食含砷农药拌的种粮、污染的水果、毒死的畜禽肉等而引起中毒。

2. 违规操作

不按规定滥用含砷农药喷洒果树和蔬菜，造成水果、蔬菜中砷的残留量过高。喷洒含砷农药后不洗手即直接进食等。

3. 污染

盛装过含砷化合物的容器、用具，不经清洗直接盛装或运送食物，致使食品受砷污染，或食品工业用原料或添加剂质量不合格，砷含量超过食品卫生标准。

（二）砷的毒性

1. 对消化道的直接腐蚀作用

接触部位如口腔、咽喉、食管和胃等可产生急性炎症、溃疡、糜烂、出血，甚至坏死。

2. 与细胞内酶的巯基结合而使其失去活性

三价砷被机体吸收后，与细胞内酶的巯基结合而使其失去活性，从而影响组织细胞的新陈代谢，引起细胞死亡。这种毒性作用如发生在神经细胞，可引起神经系统病变。

3. 麻痹血管

三价砷不仅可麻痹血管运动中枢，还可以直接作用于毛细血管，使血管扩张、充血、血压下降。

4. 重要器官的损害

砷中毒严重者可出现肝脏、心脏及脑等器官的缺氧性损害。

（三）中毒症状

砷中毒多发生在农村，夏秋季多见，常由于误用或误食而引起中毒。砷中毒的潜伏期短，仅为十几分钟至数小时，发病初期口腔及咽喉部有烧灼感，口渴，口中有金属味，继之出现恶心、呕吐、腹痛、腹泻，甚至呕出胆汁和血液，大便初为稀便，后可呈米汤样或混有血液。严重者可出现全身衰竭、体温下降、意识丧失，并可并发中毒性肝病和急性肾功能衰竭，重症患者抢救不及时可因呼吸中枢麻痹于发病 1~2d 内死亡。

（四）治疗措施

1. 尽快彻底排出毒物

采用催吐、洗胃和导泻的方法。可用普通温水、0.5%活性炭悬液或 0.05%高锰酸钾溶液洗胃，然后立即口服氢氧化铁，它可与三氧化二砷结合形成不溶性的砷酸盐，从而保护胃肠并防止砷化物的吸收。

2. 及时应用特效解毒剂

解毒治疗可选择络合剂二巯基丙磺酸钠及二巯基丙醇等，此类药物的巯基与砷有很强的结合力，能夺取组织中与酶结合的砷形成无毒的物质并随同尿液排出。一般首选二巯基丙磺酸钠，因其吸收快、解毒作用强、毒性小。一般采用肌肉注射的方法。

3. 对症治疗

应注意防止或纠正脱水、休克及电解质紊乱，对于有肾功能障碍的患者，可采用血液透析的方法清除体内毒物。

（五）预防措施

（1）严格砷化物的管理，实行专人专库、领用登记。

（2）严禁砷化物与粮食及其他食品混放，混运；盛放或处理砷化物的器具不能用于盛放或处理食品。

（3）严禁食用拌过农药的粮种及含砷农药中毒死亡的家禽，砷中毒死亡的家禽应深埋销毁。

（4）水果、蔬菜收获前半个月，禁止使用含砷农药，以防农药残留过高。

（5）食品生产过程中使用的各种原料及添加剂等，其砷含量不能超过国家标准。

二、 亚硝酸盐中毒

事件回放：四川海螺沟食物中毒事件

某年 10 月 8 日上午 8 时许，一广州旅行团游客在四川海螺沟景区食用当地酒店提供的中式自助早餐后，出现头晕呕吐等不适症状。初步怀疑系由酒店供应的面条引发的。

面条怎么会引起中毒？四川疾病预防控制中心提取了该酒店自助餐的食品样品进行检测，检验结果报告令人触目惊心。检验结果报告显示，1kg 面条中亚硝酸盐的含量是 10.8g，1kg 烫饭的含量为 11.3g，1kg 泡菜的含量是 8.41g。权威专家透露，2~3g 亚硝酸盐就足以令一个成年人致命，这顿早餐可谓剧毒宴。事件发生后，除这三样食品外，检测发现其他部分食品或原料的亚硝酸盐含量也超标，其中豆腐乳中的亚硝酸盐含量为 12mg/kg，鸡精、白糖中的含量分别为 7.1mg/kg、2.2mg/kg，味精中亚硝酸盐的含量是 833mg/kg。游客的呕吐物中也含有大量的亚硝酸盐，其中一名游客呕吐物的亚硝酸盐含量为 1.65g/kg。根据中毒者的症状，四川省疾病预防控制中心同时检测了毒鼠强和氟乙酰胺，但是在上述所有食品中均未检出。

为何白糖里也含大量亚硝酸盐？为何味精亚硝酸盐超标数百倍？

亚硝酸盐是一类无机化合物的总称。常见的亚硝酸盐有亚硝酸钠和亚硝酸钾，外观为白色或略带黄色的颗粒状粉末，无臭、味微咸、易潮解、易溶于水。

亚硝酸盐和硝酸盐广泛存在于人类环境中，是自然界中最普遍的含氮化合物。人体内硝酸盐在微生物的作用下还原成为 N-亚硝基化合物的前体物质亚硝酸盐。

亚硝酸盐外观及滋味都与食盐相似，并在工业、建筑业中广为使用，故又称工业用盐。

亚硝酸盐也是食品添加剂的一种，起着色、防腐作用，广泛用于熟肉类、灌肠类和罐头等动物性食品。

（一）中毒原因

1. 意外事故

亚硝酸盐价廉易得，外观上与食盐相似，容易误将亚硝酸盐当作食盐、味精等使用而引起中毒。上述四川海螺沟食物中毒事件正是厨房员工在制作早餐时，误将亚硝酸钠作为食盐，加入炒菜、烫饭、面等食物中，造成游客和员工中毒。

2. 过量使用

亚硝酸盐作为食品添加剂，不但可使肉类具有鲜艳色泽和独特风味，而且还有较强的抑菌效果，所以，常作为发色剂在肉类食品加工中被广泛应用，且过量使用的情况较普遍。

3. 过多摄入

贮存过久或腐烂的蔬菜、熟后放置过久的蔬菜及刚腌制不久的蔬菜（腌制第 7~8d 亚硝酸盐含量最高，腌后 20d 消失），亚硝酸盐含量均较高。另外，有的地区井水中硝酸盐含量较高（称为苦井水），用这种水煮饭，如果放置过久，在细菌作用下，硝酸盐可被还原成亚硝酸盐。

（二）亚硝酸盐的毒性与中毒症状

亚硝酸盐具有很强的毒性，中毒剂量为 0.3~0.5g。亚硝酸盐是强氧化剂，可将血液中正常二价铁血红蛋白氧化为三价铁血红蛋白，使其失去携氧能力，造成组织缺氧。另外，亚硝酸盐对周围血管还有麻痹作用。

亚硝酸盐中毒潜伏期的长短与摄入量、中毒原因有关，一般为 10min~3h，大量食用蔬菜引起的中毒可达 20h。主要表现为口唇、舌尖、指甲及全身皮肤青紫等缺氧症状，并伴有头晕、恶心、呕吐、腹痛、腹泻等症状，严重者有昏迷、惊厥、心律失常或大小便失禁，可因呼吸衰竭而死。

（三）治疗措施

轻症中毒一般不需治疗，重症中毒要及时抢救和治疗。

1. 尽快排出毒物

首先要催吐、洗胃和导泻，以清除未吸收的毒物。

2. 及时应用特效解毒剂

特效解毒剂主要是亚甲蓝（美兰），可以口服或静脉注射。使用美兰要注意把握剂量，不能过量用药，一般按 1~2mg/（kg·bw）计算。通常将 1% 美兰溶液以 25% 或 50% 葡萄糖溶液 20mL 稀释，缓慢静脉注射，严重者 1~2h 症状无好转，可再半量或全量注射一次。同时补充大量维生素 C，会起到辅助治疗作用。

3. 对症治疗

对于缺氧和呼吸困难患者可吸氧或使用呼吸兴奋剂，血压下降可使用肾上腺素等。

（四）预防措施

（1）妥善保管　对亚硝酸盐要做好标识，专人保管，不随意丢弃，防止误食。

（2）保持蔬菜新鲜；腌制蔬菜时食盐浓度要达到 15% 以上，蔬菜应腌透后再食用（至少 20d 以上）。

（3）严格食品添加剂的卫生管理，控制发色剂的使用范围、使用量及食品中残留量。

（4）对硝酸盐含量较高的地区要进行水质处理，尽量不食用苦井水。

（5）改善土壤环境，如合理的施用钼肥，以降低蔬菜及粮食中硝酸盐的含量。

三、　有机磷农药中毒

有机磷农药是我国生产使用最多的一类农药，包括对硫磷、内吸磷、甲拌磷、甲基对硫磷、敌敌畏、敌百虫、乐果、马拉硫磷、氯硫磷等，多数为油性液体，有特殊恶臭。有机磷农药在酸性环境下稳定，除敌百虫外，在碱性条件下易分解失效，敌百虫遇碱可生成毒性更大的敌敌畏。

有机磷农药进入人体后与体内胆碱酯酶结合，形成稳定的磷酰化胆碱酯酶，使胆碱酯酶失去催化乙酰胆碱活性，结果使乙酰胆碱在体内大量蓄积，导致以乙酰胆碱为传导介质的胆碱能神经处于过度兴奋状态，出现中毒症状。

（一）中毒原因

（1）使用或放置农药不规范，如喷洒农药未洗手就进食，将农药与食品混放在一起造成污染，用装过有机磷农药的容器盛装食品等。

（2）喷洒农药的瓜果蔬菜未经安全隔离期即采摘食用，或违规使用高毒有机磷农药，均可导致中毒。

（3）误食被有机磷农药毒死的家畜家禽，可引起中毒。

（二）中毒症状

中毒的潜伏期一般在 2h 以内，误服农药纯品者可立即发病。根据中毒症状的轻重，可将急性中毒分为三度。

（1）轻度中毒　有头晕、头痛、恶心、呕吐、多汗、流涎、胸闷、视物模糊等症状，瞳孔可能缩小。血中胆碱酯酶活性减少 30%～50%。

（2）中度中毒　上述症状加重，尚有肌束颤动、瞳孔明显缩小、轻度呼吸困难、轻度意识障碍。血中胆碱酯酶活性减少 50%～70%。

（3）重度中毒　瞳孔缩小如针尖样大小，呼吸极度困难，出现肺水肿、昏迷、呼吸麻痹或脑水肿。血中胆碱酯酶活性减少 70% 以上。

上述症状中以瞳孔缩小、肌束震颤、血压升高、肺水肿、多汗为主要特点。

需要特别注意的是，某些有机磷农药如马拉硫磷、敌百虫、对硫磷、伊皮恩、乐果、甲基对硫磷等有迟发性神经毒性，即在急性中毒后的第二周产生神经症状，主要表现为下肢软弱无力、运动失调及神经麻痹等。

（三）治疗措施

1. 排出毒物

发生中毒后，应立即进行催吐、洗胃。洗胃必须反复、多次地洗，直至洗出液中无有机磷农药臭味为止。洗胃液一般可用 2% 的碳酸氢钠溶液（苏打水）或清水，但误服敌百虫不能用苏打水，可用 1∶5000 高锰酸钾溶液。但对硫磷、内吸磷、乐果等中毒不能用高锰酸钾溶液以免这类农药被氧化而毒性增强。

2. 应用特殊解毒剂

轻度中毒者可单纯给予阿托品，中度或重度中毒者需阿托品和胆碱酯酶复活剂（主要有解磷定和氯磷定）并用。敌敌畏、乐果、敌百虫、马拉硫磷、苯硫磷、谷硫磷、磷铵中毒，胆碱酯酶复活剂效果差，治疗应以阿托品为主。

3. 对症治疗

针对中毒后出现的症状给予相应的治疗，如呼吸困难患者可吸氧等。

4. 持续观察

急性中毒者临床表现消失后，应持续观察 2~3d；乐果、马拉硫磷等中毒者，应适当延长观察时间；中度中毒者，应避免过早活动，以防病情突变。

（四）预防措施

（1）加大有机磷农药安全使用的宣传，合理放置农药，不与食品混放。

（2）喷洒农药及收获瓜果、蔬菜，必须遵守安全间隔期。

（3）配药、拌种时应远离畜圈，禁止食用有机磷农药致死的各种畜禽。

资料链接：食物中毒报告制度

按照《食品安全事件调查处理办法 2016（征求意见）》的要求，发生食品安全事件的单位，应当在 2 小时内向所在地县级食品药品监督管理部门、卫生行政部门报告。医疗机构发现其收治的病人可能与食品安全事件有关的，应当在 2 小时内向所在地县级食品药品监督管理部门、卫生行政部门报告。发现食品安全事件的单位或个人，应当及时向所在地县级食品药品监督管理部门、卫生行政部门报告。食品安全事件的报告应当及时、客观、真实，任何单位或者个人不得隐瞒、谎报、缓报。

食品药品监督管理部门接到食品安全事件报告或者通报后，应当立即进行初步核实，报告本级人民政府和上级食品药品监督管理部门。各级食品药品监督管理部门应当按照食品安全事件级别逐级上报，每级上报时间不得超过2小时。特别重大食品安全事件和重大食品安全事件报至国家食品药品监督管理总局，由国家食品药品监督管理总局上报国务院。较大食品安全事件上报至省级食品药品监督管理部门，一般食品安全事件上报至市级食品药品监督管理部门。必要时，在向上一级食品药品监督管理部门报告的同时可以越级报告。

食品药品监督管理部门监测到食品安全事件舆情信息时，应当立即核实信息的真实性，情况属实的，应当按照本办法规定上报、通报。报告的形式和内容：食品药品监督管理部门应当采用书面形式报告食品安全事件，情况紧急时可以先行口头报告。初次报告后，应根据调查处理情况及时续报。报告主要包括下列内容：

1. 事件发生单位、时间、地点，事件简要经过；

2. 事件造成的发病和死亡人数、主要症状、救治情况；

3. 可疑食品基本情况；

4. 已采取的措施；

5. 其他已经掌握的情况。

食品安全事件调查应当查明下列情况：

1. 食品安全事件发生单位情况；

2. 食品安全事件发生的时间、地点、原因和事件经过；

3. 食品安全事件造成的人员伤亡或者健康损害情况；

4. 涉事食品及其原料购进、生产、销售、使用情况；

5. 食品安全事件发生单位所在地人民政府和有关部门日常监管和事件处置应对情况；

6. 其他需要查明的事项。

食品安全事件调查报告应当包括下列内容：

1. 事件发生单位概况；

2. 事件发生经过和事件处置情况；

3. 事件造成的人员伤亡和健康损害情况；

4. 导致事件的食品名称、来源、数量、流向等情况；

5. 技术调查及相关检验、诊断和鉴定结果，流行病学调查结论；

6. 事件发生的原因和事件性质；

7. 事件责任的认定以及对事件有关责任人的处理建议；

8. 事件涉嫌违法违规行为的行政处罚建议、案件移送情况；

9. 事件防范应对和整改措施建议；

10. 其他有必要报告的事项。

🔍 思考与练习

1. 什么是食物中毒？食物中毒的发病特点、流行病学特点有哪些？

2. 简述肉毒梭菌食物中毒的发病机制、临床表现及流行病学特点，如何预防？

3. 试述亚硝酸盐食物中毒的原因、发病机制，应采取哪些急救措施？

4. 日常生活中如何预防植物性食物中毒？请举例说明。

5. 发生食物中毒后如何落实食物中毒的报告制度？

附录一 实践能力练习

实践能力练习是学生以学科知识为依托，密切联系生活和社会实际，将理论知识直接或间接地运用于生活实践中。其目的是通过案例分析，激发学生的学习兴趣和求知欲，增加他们解决实际问题和自主探究学习的能力，培养学生对已有知识的综合性运用能力。

【案例1】患儿，女，11个月。因睡眠不安2个月就诊。患儿约2个月前起出现睡眠不安，夜间为重，经常夜间醒来哭闹。白天患儿烦躁、不易安慰，爱出汗，夜间为重。既往史无特殊。

个人史：第1胎第1产，足月自然分娩（4月生），母乳喂养，按时添加辅食，未补充维生素D和钙剂。

查体：体重9.2kg，身长73cm。胸廓可见肋膈沟，心肺无异常。下肢轻度"O"形腿。

请思考：

1. 根据临床症状和体征，患儿患的什么病？
2. 符合该病的临床表现有哪些？
3. 分析一下引起该病的可能原因？
4. 提出营养治疗的措施及建议。

【案例2】患者，女性，60岁。退休前身体很好，也从没有患过"大病"，心情开朗。在饮食方面也非常讲究，经常食用牛乳、蛋白粉、补钙营养品等，可以说营养充足。刚退休就出外旅游。在游玩中不小心摔倒，小腿骨折。在治疗中，医生告诉她，从影像学检查中发现，她患有骨质疏松，而且较严重。该患者很困惑，想自己这样注意，怎么会患骨质疏松呢？

请思考：

1. 分析一下，患者骨质疏松发生的可能原因是什么？
2. 日常生活中，哪些饮食行为可导致钙的丢失？

【案例3】患儿，男，3.5岁。由家长描述，患儿吃饭一直是追着、哄着的方式，而且除了米饭、少量的鸡蛋外，其他食物很少吃，不吃贝壳类食物，特别愿意吃苦味的东西。平常也没发现有什么不正常，就是身高体重比同龄孩子小，以健康检查目的来诊。查体：身高1.3m，体重12kg，其他各项指标未发现异常。

请思考：

1. 根据病史及临床症状，最可能的诊断是什么？
2. 导致该儿童患病的可能原因有哪些？
3. 该物质的良好食物来源有哪些？
4. 该物质缺乏还可能引起的临床表现有哪些？

【案例4】患者，女，43岁，上海某外企销售部经理。自述近2个月感觉全身无力，疲乏，常有头晕，不愿意吃东西。平时因工作原因吃饭不规律，以盒饭、零食凑合。害怕增加体重，饮食以素为主，爱喝浓茶。根据症状和实验室检查，初步诊断为贫血。

请思考：

1. 导致该患者患病的可能原因有哪些？

2. 含铁高的食物有哪些？

3. 针对该患者，饮食应注意哪些问题？为什么？

【案例5】患儿，女，8个月，纯母乳喂养。因突发气急1d，伴精神萎靡、面色苍白、出冷汗入院。由母亲介绍，患儿近期精神欠佳，进食减少，双眼无神，哭声弱，吸吮无力，吃奶呛咳。查体：呼吸浅促，口唇轻度发绀，两肺呼吸音粗，未闻及罗音，心率160/min，律齐，无杂音。全身肌张力减低，颈及四肢无力，腱反射减弱或消失。血常规正常。X线检查未发现异常。

初步诊断：心力衰竭（心衰）原因待查？治疗：给予葡萄糖输液治疗。1d后，患儿病情加重，出现腹泻腹胀、昏睡等。追问病史，获知与患儿母亲饮食有关。

请思考：

1. 可能的诊断是什么？

2. 符合诊断的临床症状是什么？成人患病的临床表现有哪些？

3. 引起该病的可能原因有哪些？

4. 提出对母亲饮食的建议。

【案例6】1980年入夏以来．黑龙江某农场陆续出现阴囊炎患者，7、8月份发病者名骤然增多，医务室医生采用消炎和抗皮炎治疗，但效果不明显。在阴囊皮炎患者中，同时患有口角炎和/或舌炎并发症者占1/3。

请思考：

1. 引起阴囊皮炎的可能原因有哪些？

2. 可能的诊断是什么？

3. 该病的临床表现有哪些？

4. 可能的饮食建议有哪些？

【案例7】2008年10月7日，延吉市3人因1次食用狗肝后，陆续出现发热、头痛、头晕、呕吐、烦躁、皮肤瘙痒等症状。经治疗后，症状慢慢消失。

请思考：

1. 根据症状，引起该病的可疑食物是什么？

2. 该食物为什么可引起上述症状？

3. 该营养素对机体都有哪些危害？

【案例8】某市疾病预防控制中心工作人员对该市某饮料厂生产的一批蛋白型固体饮料按规定抽样，送市疾病预防控制中心检验科进行微生物检验，结果如下：

（1）菌落总数为45000cfu/g（超标）；

（2）大肠菌值为105MPN/100g（超标）；

（3）致病菌未检出。

结论：该批饮料为不合格产品，禁止上市。

请思考：测定上述指标有何卫生学意义？

【案例9】2006年4月8日，青海省某县卫生局接到该县某农场医院报告，在该县火车站修建铁路的某施工队民工发生"食物中毒"。县卫生局立即派卫生监督所监督员3名、县疾病预防控制中心技术人员 3 名赶赴现场进行调查处理,并调派县医院救护车及医护人员前往救治患者。

事情的经过:2006 年 4 月 7 日 12 时左右,一当地牧民抱着两只腹泻的病羊到工地出售,民工 100 元买下后,当场宰杀,将内脏丢弃,羊肉带回住地,于当晚在工地食堂加工食用。进食人数 30 人,于第二天 6 时 30 分起陆续有民工出现不同程度的腹痛、腹泻、恶心、呕吐、发热、头晕、全身酸痛等症状,吃了病羊肉的 30 人全部发病,经治疗后至 14 日患者全部痊愈出院。经流行病学调查及临床表现分析,结合实验室检验结果证实,这是一起由沙门菌引起的细菌性食物中毒。

请思考:

1. 能够引起细菌性食物中毒的食物、病原菌有哪些?

2. 细菌性食物中毒的特点是什么?发病机制有哪些?

【案例 10】2004 年 2 月 17 日,河北省某县的一个村庄发生因食用霉变甘蔗引起的食物中毒事件,5 人中毒,其中男性 3 人,女性 2 人,年龄最大者 20 岁,最小者 4 岁。一名 10 岁儿童死亡,剩余 4 名中毒者经治疗后康复,无后遗症。5 名中毒者全部食用了有明显霉变的甘蔗,且死亡者食用量大。事发后,食品卫生监督部门追回并封存了市场上销售的霉变甘蔗 9 吨。

请思考:

1. 霉变甘蔗中毒的表现是什么?

2. 如何预防霉变甘蔗中毒?

【案例 11】2006 年 6 月 21 日,湖南省某医院收治因误食毒蕈而致的暴发性肝坏死患者 4 名。患者为一家四口:爷爷、奶奶、儿媳及小孙女。18 日全家食用自采野生蕈,爷爷进食较多,奶奶其次,儿媳和孙女进食较少。进食后约 48h,4 人均出现急性胃肠炎症状:脐周和上腹部持续性疼痛伴恶心,非喷射性呕吐,呕吐物为胃内容物,水样腹泻,每日 4~10 次,每次约 100mL,头晕乏力,同时出现肝功能损害表现:尿黄、眼黄、食欲减退。奶奶于住院第 3 天出现谵妄,肝性脑病进行性加重,住院第 4 天放弃治疗,于次日死亡。爷爷入院后即予对症和支持治疗,用二巯基丙磺酸钠解毒,病情逐渐好转,于 7 月 14 日出院,7 月 29 日门诊复查肝功能基本正常。儿媳和孙女病情较轻,经护肝及其他对症支持治疗后好转出院。

请思考:

1. 有毒动植物食物中毒的定义是什么?主要包括哪几类食物中毒?

2. 该次中毒是何种类型的毒蕈中毒?有哪些临床表现?

3. 毒蕈中毒后哪些有毒成分可导致实质性脏器损害?

【案例 12】胡某(女)租住于某市收购废品。2006 年 4 月 8 日,胡某一家及一名老乡杨某(男)共 8 人于下午约 4:30 在家进食午餐,餐后几分钟胡某小女婿首先出现症状,突然昏迷倒地,其他人也出现头晕、胸闷、恶心、呕吐、皮肤发绀等症状。杨某因病情过重抢救无效死亡,其余中毒患者经催吐、洗胃、静脉注射亚甲蓝、对症治疗后症状明显好转,数天后相继治愈出院。

调查得知,8 日午餐由胡某小女儿准备,用猪肉、豆角、面条加入调味料(油、味精、"盐")煮成一大锅汤面,"盐"的加入量为 6~7 茶匙,每匙约 5g。小女婿进食一碗(汤面每碗约 1000g),大儿子、小儿子、大女婿、杨某进食约半碗,其他人只尝了一两口。"盐"是邻居宋某 1 周前捡拾赠送的,有塑料袋包装,但没有任何标识。猪肉、豆角、面条则均为当天从附近市场购买。当地疾病预防控制中心在患者家里和医院采集到了调味品、剩余食品、洗胃液、可疑"盐"等样品进行亚硝酸盐含量测定。"盐"的亚硝酸盐含量为91.5%。以"盐"的加入量和测定结果推算，每碗汤面亚硝酸盐含量3~4g。

请思考：

1. 亚硝酸盐中毒最明显的特征性症状是什么？

2. 亚硝酸盐中毒最有效的急救措施是什么？

【案例13】 门诊患者宋某，女，48岁，患高血压3年，自诉常感觉头昏、心累。体形较肥胖，身高153cm，体重57kg，按简易计算法超重9kg（标准体重＝153-105＝48kg）。日常服用吲达帕胺片（寿比山）降压，1天1片已1年，但血压仍高。

询问饮食习惯，她说："顿顿吃泡咸菜（自己泡的青菜头、蒜薹、黄瓜）。通常吃了泡咸菜，可以多吃两口饭，离了泡咸菜就不想吃饭了。"又说："一顿吃一盘，一天三盘，一顿一家人要吃半斤到一斤泡咸菜，村里家家都吃泡咸菜。"查体：血压170/96（来就诊当天早晨没服药）。

请思考：

该病例反映出盐、药物、医生三方面问题，运用所学知识，分析各自问题的可能理由或原因，提出拟解决问题的有效措施。

【案例14】 患者，女，60岁，身高168cm，体重70kg，退休前身体状况一直很好，爱跳舞。1周前查体发现空腹血糖7.3mmol/L，胆固醇5.92mmol/L，甘油三酯1.70mmol/L。由医生诊断糖尿病并推荐来营养咨询门诊，希望得到营养治疗建议。

请思考：

1. 计算患者的理想体重，并判断肥胖的类型。

2. 根据体重，计算该患者每日能量供给量 [kJ（kcal）/kg]。

3. 蛋白质、脂肪、碳水化合物提供的能量占总能量的适宜比例各是多少？

4. 提出饮食指导建议。

【案例15】 假如某同学一日摄入主食籼稻米300g，（100g籼稻米中含蛋白质7.8g、脂肪1.3g、碳水化合物76.6g）从副食中摄入蛋白质31g、脂肪49.5g、碳水化合物117g，请计算该同学一日摄入的总热量是多少？

1. 假如调查结果知您日需总热量2400kcal，那您每天需从食物中摄入蛋白质、脂肪、碳水化合物各多少克？

2. 分析一下三大营养素分配比例是否合理？

3. 根据存在的问题，如何调整膳食使之更合理？

附录二 食物定量、定性描述

1	多吃/喝	该食物是平衡膳食模式的基本组成部分。当参照平衡膳食模式的食物推荐量以及我国居民营养调查结果，显示该食物在多数人群中摄入不足，而且增加其摄入量对健康有益时，建议多吃/喝该食物。 "多吃"通常指每天必需吃或倡导比以前量"多"的意思，"常吃"通常指周摄入频率为3~5次
2	少吃/喝	该食物是平衡膳食模式的基本组成部分。但过高摄入能增加发生疾病的风险，而且近期调查结果显示，在大部分人群中摄入量过高，并对健康产生了不利影响。因此，建议少吃/喝该类食物。 "少"指膳食指南（DG）中的推荐量，日常需要特别注意减少食用
3	适量	该食物是平衡膳食模式的基本组成部分。但过高摄入也可能增加发生疾病的风险，而且近期调查结果显示，在大部分人群中有摄入过量的倾向。因此，建议适量摄入该食物。 "适量"指DG中的推荐量
4	控和限吃/喝	该食物是平衡膳食模式的基本组成部分。过高摄入能对健康产生了不利影响。我国居民营养调查结果已经显示大量摄入的问题普遍存在。因此，建议控制或限制食用这类食物
5	过量或不足	是指一段时间内，该食物的摄入量大大超过（或低于）膳食指南的推荐量；或某代表性营养素大大高于（或低于）营养素推荐量
6	主要来源	由该食物提供的某营养素的量，占整个膳食营养素来源的50%以上（实际调查数据或平衡膳食模式）；或者是占相应营养素RNI/AI的50%以上。称之为该食物是膳食某营养素的主要来源。如谷物是膳食碳水化合物的主要来源。 "主要来源"是对某食物在膳食中提供的代表性营养素贡献的评价
7	重要或良好来源	由该食物提供的某营养素的量，占整个膳食营养素来源的30%~49%（实际调查数据或平衡膳食模式）；或者是占相应营养素RNI/AI的30%~49%。称之为该食物是膳食某营养素的重要或良好来源。如绿叶菜是β-胡萝卜素的良好来源。 "重要或良好来源"是对某食物在膳食中提供的代表性营养素贡献的评价
8	高或富含或含量丰富	满足以下任何一个条件，都可表达为该食物富含、高或某营养素含量丰富。 （1）"高""富含"或"含量丰富"，指该食物的某营养素的含量满足预包装食品营养标签通则中"高"和"富含"的要求；通常是指每100g固体食物提供30%NRV（或者RNI/AI）以上的量；液体食物提供15%NRV（或者RNI/AI）以上的量。 （2）"高""富含"或"含量丰富"，也是指在不同食物中某营养素含量的相对评价。根据我国食物成分表的各类食物营养素含量的比较，每100g食物中某营养素含量在前10名，也可描述为"高""富含"或"含量丰富"

续表

9	含有或者来源	形容食物营养素含量或膳食来源。 "含有"或"来源"指某食物的某营养素的含量满足预包装食品营养标签通则中"含有"的要求。例如：含糖指 100mL 或者 100g 中的糖≥5g；含微量营养素是指维生素和矿物质的含量满足 15%NRV（固体）、75%NRV（液体）
10	高能量	"高能量"的食物通常指提供能量在 400kcal/100g 以上的食物
11	纯能量食物	除能量外几乎不提供其他营养素的食物。这类食物有精制糖、白酒或含有酒精及蔗糖的饮料以及淀粉、动植物油等
12	瘦肉	按照 GB 28050—2011 规定，"瘦肉"指脂肪含量小于 10%的肉类
13	低盐低糖	满足预包装食品营养标签通则中"低盐""低糖"的要求。 （1）低钠或低盐必须满足钠含量≤120mg/100g 固体食品或 100mL 液体食品的条件。 （2）低糖则是≤0.5g/100g（固体）或 100mL（液体）
14	添加糖	添加糖是指在加工或制备食品时，添加到食物或者饮料中的糖或糖浆，包括蔗糖（白糖、砂糖、红糖）、葡萄糖、果糖（结晶或非结晶）、各种糖浆等
15	全谷物	全谷物是指谷类完整的，经研磨、碎裂或制成薄片的整类果实。其主要成分胚乳、胚芽和麸皮的相对比例与天然谷类相同。包括稻米、大麦、玉米、荞麦、藜麦、糙米、黑米、燕麦、高粱、小米、小麦、粟米等。全谷物食品：在食品中全谷物质量不低于 51%的食品，其全谷物原料为 100%全谷物
16	基本食物	膳食指南中使用的五大类食物为基本食物：谷薯类、蔬菜水果类、鱼禽畜肉和蛋类、奶豆和坚果以及油盐
17	能量密度	能量密度是指在一定的质量物质或空间中贮存能量的大小。食物能量密度指 100g 食物所含能量值（kJ/100g 或 kcal/100g）。 食品的能量密度与食品水分和脂肪的含量密切相关
18	营养素密度	营养素密度=食物中某营养素含量/该营养素参考摄入量 评价食品营养价值的一种指标。1973 年由汉森（R. G. Hansen）提出，营养素密度反映某食物中该营养素能满足人体营养素需要的程度
19	食物份	"食物份"是消费者日常膳食（包括在家和在外就餐时）一次食物的摄入单位
20	食物份量	2016 版膳食指南制定了食物份量，指标准化的一份食物可食部分的数量，用于膳食指南的定量指导，其目的是帮助消费者逐渐学习估计食物质量，定量饮食
21	能量一致原则	对于谷类、薯类、禽畜肉、蛋类、坚果、某些碳水化合物含量较高的鲜豆类和根类蔬菜、糖分高的水果等，食物之间以含有相同的能量进行折算

附录三 食物互换表

表1   蔬菜类食物互换表（市品相当于100g可食部质量）   单位：g

食物名称	市品质量[1]	食物名称	市品质量[1]
萝卜	105	菠菜、油菜、小白菜	120
樱桃西红柿	100	圆白菜	115
西红柿	100	大白菜	115
柿子椒	120	芹菜	150
黄瓜	110	蒜苗	120
茄子	110	菜花	120
冬瓜	125	莴笋	160
韭菜	110	藕	115

注：[1]按照市品可食部百分比折算。

资料来源：中国营养学会，《中国居民膳食指南》，2008。

表2   肉类食物互换表（市品相当于50g生鲜肉）   单位：g

食物名称	市品质量[1]	食物名称	市品质量[1]
瘦猪肉（生）	50	羊肉（生）	50
猪排骨（生）	85	整鸡、鸭、鹅（生）	75
猪肉松	30	烧鸡、鸭、烧鹅	60
广式香肠	55	鸡肉（生）	50
肉肠（火腿肠）	85	鸡腿（生）	90
酱肘子	35	鸡翅（生）	80
瘦牛肉（生）	50	炸鸡	70
酱牛肉	35	鸭肉（生）	50
牛肉干	30	烤鸭	55

注：[1]按照市品可食部百分比折算。

资料来源：中国营养学会，《中国居民膳食指南》，2008。

表3   鱼虾类食物互换表（市品相当于50g可食部质量）   单位：g

食物名称	市品质量[1]	食物名称	市品质量[1]
草鱼	85	大黄鱼	75
鲤鱼	90	带鱼	65
鲢鱼	80	鲅鱼	60

续表

食物名称	市品质量[1]	食物名称	市品质量[1]
鲫鱼	95	墨鱼	70
鲈鱼	85	蛤蜊	130
鳊鱼（武昌鱼）	85	虾	80
鳙鱼（胖头鱼、花鲢鱼）	80	蟹	105
鲳鱼（平鱼）	70		

注：①按照市品可食部百分比折算。

资料来源：中国营养学会，《中国居民膳食指南》，2008。

表4　　　　　　　大豆类食物互换表（相当于50g大豆的豆类食物）　　　　单位：g

食物名称	质量[1]	食物名称	质量[1]
大豆（黄豆、青豆、黑豆）	50	豆腐丝	80
北豆腐	145	素鸡	105
南豆腐	280	腐竹	35
内酯豆腐	350	豆浆	730
豆腐干	110		

注：①豆制品按照与黄豆的蛋白质比折算。

资料来源：中国营养学会，《中国居民膳食指南》，2008。

表5　　　　　　　乳类食物互换表（相当于100g鲜牛乳的乳类食物）　　　　单位：g

食物名称	质量[1]
鲜牛乳（羊乳）	100
乳粉	15
酸乳	100
干酪	10

注：①乳制品按照与鲜乳的蛋白质比折算。

资料来源：中国营养学会，《中国居民膳食指南》，2008。

表6　　　　　　　谷类薯类食物互换表（能量相当于50g米、面的食物）　　　　单位：g

食物名称	市品质量[1]	食物名称	市品质量[1]
稻米或面粉	50	烙饼	70
面条（挂面）	50	烧饼	60
面条（切面）	60	油条	45
米饭	籼米150 粳米110	面包	55
米粥	375	饼干	40
馒头	80	鲜玉米（市品）	350
花卷	80	红薯、白薯（生）	190

注：①成品按照与原料的能量比折算。

资料来源：中国营养学会，《中国居民膳食指南》，2008。

附录四　常见食物的份量和质量估计

　　量化食物是理解和实践膳食指南的重要手段。在学术上我们通常用"克""千克"等单位来表达食物的量；传统上，大家也常用"斤"或"两"等计量单位购买食物；生活中，大家常常模糊描述如"一把""一碗""一个"等估计食物质量。为了更好地结合生活实践，《中国居民膳食指南（2016）》提出"食物标准份量"的概念，力求使其相对"量化"和"形象"化，达到食物定量的效果。"份量"为居民更好地理解和实践膳食指南提供了新手段，在选择食物的基础上，更容易把握食物用量和平衡膳食。

　　为了将份量与实际生活相关联，经过技术工作组调研，确定了常见标准量具式物品及手势作为参照物，通过不断的探索，熟悉食物份量和掌握估量食物的方法。下面用一双手轻松掌握食物质量。

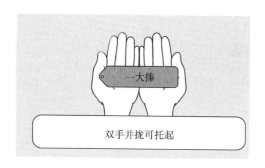

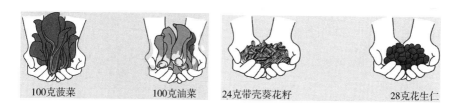

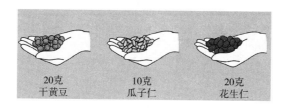

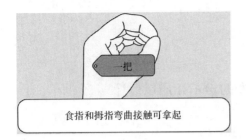

食指和拇指弯曲接触可拿起

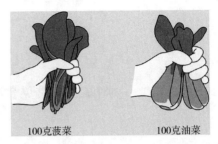

100克菠菜　　　　　100克油菜

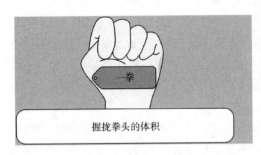

握拢拳头的体积

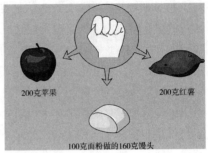

200克苹果　　　　　200克红薯

100克面粉做的160克馒头

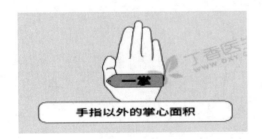

手指以外的掌心面积

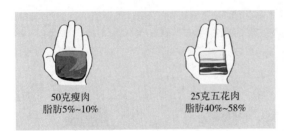

50克瘦肉
脂肪5%~10%　　　　　25克五花肉
　　　　　　　　　脂肪40%~58%

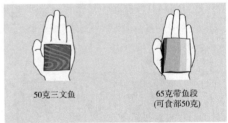

50克三文鱼　　　　　65克带鱼段
　　　　　　　　　（可食部50克）

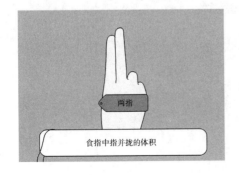

食指中指并拢的体积

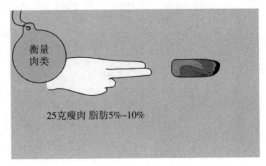

衡量肉类

25克瘦肉 脂肪5%~10%

每天要吃的食物数量：

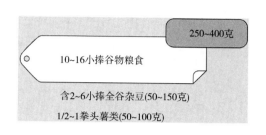

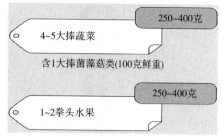

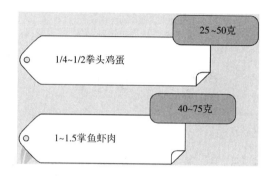

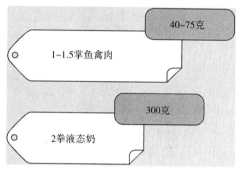

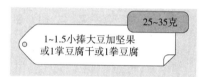

附录五　常见食物营养成分表（以100g可食部计）

食物名称	能量/kcal	蛋白质/g	脂肪/g	碳水化合物/g	膳食纤维/g	胡萝卜素/μg	视黄醇/μg	硫胺素/mg	核黄素/mg	烟酸/mg	维生素E/mg	钙/mg	钾/mg	铁/mg	锌/mg	硒/μg
谷类及制品																
小麦粉（标准粉）	344	11.2	1.5	73.6	2.1	—	—	0.28	0.08	2	1.8	31	190	3.5	1.64	5.36
小麦粉（富强粉，特一粉）	350	10.3	1.1	75.2	0.6	—	—	0.17	0.06	2	0.73	27	128	2.7	0.97	6.88
面条（富强粉，煮）	109	2.7	0.2	24.3	0.1	—	—	…	0.01	1.8	—	4	15	0.5	0.21	0.2
花卷	211	6.4	1	45.6	1.5	—	—	Tr	0.02	1.1	—	19	83	0.4	…	6.17
馒头（标准粉）	233	7.8	1	49.8	1.5	—	—	0.05	0.07	—	0.86	18	129	1.9	1.01	9.7
馒头（富强粉）	208	6.2	1.2	44.2	1	—	—	0.02	0.02	—	0.09	58	146	1.7	0.4	7.2
油饼	399	7.9	22.9	42.4	2	—	—	0.11	0.05	—	13.72	46	106	2.3	0.97	10.6
油条	386	6.9	17.6	51	0.9	—	—	0.01	0.07	0.7	3.19	6	227	1	0.75	8.6
粳米（标二）	347	8	0.6	77.7	0.4	—	—	0.22	0.05	2.6	0.53	3	78	0.4	0.89	6.4
黑米	333	9.4	2.5	72.2	3.9	—	—	0.33	0.13	7.9	0.22	12	256	1.6	3.8	3.2
糯米［江米］	348	7.3	1	78.3	0.8	—	—	0.11	0.04	2.3	1.29	26	137	1.4	1.54	2.71
粳米饭（蒸）	117	2.6	0.3	26.5	0.2	—	—	…	0.03	2	—	7	39	2.2	1.36	0.4
籼米饭（蒸）	114	2.5	0.2	26	0.4	—	—	0.02	0.03	1.7	—	6	21	0.3	0.47	…
粳米粥	46	1.1	0.3	9.9	0.1	—	—	…	0.03	0.2	—	7	13	0.1	0.2	0.2

食物															
玉米面（白）	340	8	4.5	73.1	6.2	—	—	0.34	0.06	3	6.89	12	276	1.3	1.22	1.58
玉米面（黄）	341	8.1	3.3	75.2	5.6	40	—	0.26	0.09	2.3	3.8	22	249	3.2	1.42	2.49
小米	358	9	3.1	75.1	1.6	100	—	0.33	0.1	1.5	3.63	41	284	5.1	1.87	4.74
小米面	356	7.2	2.1	77.7	0.7	—	—	0.13	0.08	2.5	—	40	129	6.1	1.18	2.82
荞麦	324	9.3	2.3	73	6.5	20	—	0.28	0.16	2.2	4.4	47	401	6.2	3.62	2.45
淀粉，薯类																
莜麦面	366	12.2	7.2	67.8	4.6	20	—	0.39	0.04	3.9	7.96	27	319	13.6	2.21	0.5
马铃薯（土豆，洋芋）	76	2	0.2	17.2	1.7	30	—	0.08	0.04	1.1	0.34	8	342	0.8	0.37	0.78
甘薯（白心）[红皮山芋]	104	1.4	0.2	25.2	1	220	—	0.07	0.04	0.6	0.43	24	174	0.8	0.22	0.63
玉米淀粉	345	1.2	0.1	85	0.1	—	—	0.03	0.04	1.1	—	18	8	4	0.09	0.7
粉丝	335	0.8	0.2	83.7	1.1	—	—	0.03	0.02	0.4	—	31	18	6.4	0.27	3.39
粉条	337	0.5	0.1	84.2	0.6	—	—	0.01	…	0.1	—	35	18	5.2	0.83	2.18
干豆类																
黄豆[大豆]	359	35	16	34.2	15.5	220	—	0.41	0.2	2.1	18.9	191	1503	8.2	3.34	6.16
黑豆[黑大豆]	381	36	15.9	33.6	10.2	30	—	0.2	0.33	2	17.36	224	1377	7	4.18	6.79
青豆[青大豆]	373	34.5	16	35.4	12.6	790	—	0.41	0.18	3	10.09	200	718	8.4	3.18	5.62
黄豆粉	418	32.7	18.3	37.6	7	380	—	0.31	0.22	2.5	33.69	207	1890	8.1	3.89	2.47
豆腐（北）	98	12.2	4.8	2	0.5	30	—	0.05	0.03	0.3	6.7	138	106	2.5	0.63	1.55
豆腐脑[老豆腐]	15	1.9	0.8	0	—	—	—	0.04	0.02	0.4	10.46	18	107	0.9	0.49	Tr
豆浆	14	1.8	0.7	1.1	1.1	90	—	0.02	0.02	0.1	0.8	10	48	0.5	0.24	0.14
豆腐皮	409	44.6	17.4	18.8	0.2	—	—	0.31	0.11	1.5	20.63	116	536	13.9	3.81	2.26
豆腐干	140	16.2	3.6	11.5	0.8	—	—	0.03	0.07	0.3	—	308	140	4.9	1.76	0.02
素鸡	192	16.5	12.5	4.2	0.9	60	—	0.02	0.03	0.4	17.8	319	42	5.3	1.74	6.73

续表

食物名称	能量/kcal	蛋白质/g	脂肪/g	碳水化合物/g	膳食纤维/g	胡萝卜素/μg	视黄醇/μg	硫胺素/mg	核黄素/mg	烟酸/mg	维生素E/mg	钙/mg	钾/mg	铁/mg	锌/mg	硒/μg
烤麸	121	20.4	0.3	9.3	0.2	—	—	0.04	0.05	1.2	0.42	30	25	2.7	1.19	—
绿豆	316	21.6	0.8	62	6.4	130	—	0.25	0.11	2	10.95	81	787	6.5	2.18	4.28
赤小豆 [红小豆]	309	20.2	0.6	63.4	7.7	80	—	0.16	0.11	2	14.36	74	860	7.4	2.2	3.8
红豆馅	240	4.8	3.6	55.1	7.9	—	—	0.04	0.05	1.7	9.17	2	226	1	0.89	0.71
芸豆（红）	314	21.4	1.3	62.5	8.3	180	—	0.18	0.09	2	7.74	176	1215	5.4	2.07	4.61
蚕豆	335	21.6	1	61.5	1.7	—	—	0.09	0.13	1.9	1.6	31	1117	8.2	3.42	1.3
蔬菜类																
青萝卜	31	1.3	0.2	6.8	0.8	60	—	0.04	0.06	—	0.22	40	232	0.8	0.34	0.59
水萝卜 [脆萝卜]	20*	0.8	…	5.5	1.4	250	—	0.03	0.05	—	—	—	—	—	0.49	—
胡萝卜（红）[金笋，丁香萝卜]	37	1	0.2	8.8	1.1	4130	—	0.04	0.03	0.6	0.41	32	190	1	0.23	0.63
胡萝卜（黄）	43	1.4	0.2	10.2	1.3	4010	—	0.04	0.04	0.2	—	32	193	0.5	0.14	2.8
豆角	30	2.5	0.2	6.7	2.1	200	—	0.05	0.07	0.9	2.24	29	207	1.5	0.54	2.16
黄豆芽	44	4.5	1.6	4.5	1.5	30	—	0.04	0.07	0.6	0.8	21	160	0.9	0.54	0.96
绿豆芽	18	2.1	0.1	2.9	0.8	20	—	0.05	0.06	0.5	0.19	9	68	0.6	0.35	0.5
豌豆苗	34	4	0.8	4.6	1.9	2667	—	0.05	0.11	1.1	2.46	40	222	4.2	0.77	1.09
茄子（紫皮，长）	19	1	0.1	5.4	1.9	180	—	0.03	0.03	0.6	0.2	55	136	0.4	0.16	0.57
番茄 [西红柿]	19	0.9	0.2	4	0.5	550	—	0.03	0.03	0.6	0.57	10	163	0.4	0.13	0.15
辣椒（青，尖）	23	1.4	0.3	5.8	2.1	340	—	0.03	0.04	0.5	0.88	15	209	0.7	0.22	0.62
甜椒 [灯笼椒，柿子椒]	22	1	0.2	5.4	1.4	340	—	0.03	0.03	0.9	0.59	14	142	0.8	0.19	0.38
冬瓜	11	0.4	0.2	2.6	0.7	80	—	0.01	0.01	0.3	0.08	19	78	0.2	0.07	0.22
方瓜	13*	0.8	Tr	3.1	0.6	140	—	0.01	0.01	0.6	0.37	40	4	0.2	0.97	0.31
黄瓜 [胡瓜]	15	0.8	0.2	2.9	0.5	90	—	0.02	0.03	0.2	0.49	24	102	0.5	0.18	0.38

食物																
佛手瓜 [棒瓜，菜肴梨]	16	1.2	0.1	3.8	1.2	20	—	0.01	0.1	0.1	—	17	76	0.1	0.08	1.45
苦瓜 [凉瓜，癞瓜]	19	1	0.1	4.9	1.4	100	—	0.03	0.03	0.4	0.85	14	256	0.7	0.36	0.36
南瓜 [倭瓜，番瓜]	22	0.7	0.1	5.3	0.8	890	—	0.03	0.04	0.4	0.36	16	145	0.4	0.14	0.46
丝瓜	20	1	0.2	4.2	0.6	90	—	0.02	0.04	0.4	0.22	14	115	0.4	0.21	0.86
西葫芦	18	0.8	0.2	3.8	0.6	30	—	0.01	0.03	0.2	0.34	15	92	0.3	0.12	0.28
大蒜 [蒜头]	126	4.5	0.2	27.6	1.1	30	—	0.04	0.06	0.6	1.07	39	302	1.2	0.88	3.09
青蒜	30	2.4	0.3	6.2	1.7	590	—	0.06	0.04	0.6	0.8	24	168	0.8	0.23	1.27
蒜黄	21	2.5	0.2	3.8	1.4	280	—	0.05	0.07	0.6	0.52	24	168	1.3	0.33	0.79
蒜苗 [蒜毫]	37	2.1	0.4	8	1.8	280	—	0.11	0.08	0.5	0.81	29	226	1.4	0.46	1.24
大葱	30	1.7	0.3	6.5	1.3	60	—	0.03	0.05	0.5	0.3	29	144	0.7	0.4	0.67
洋葱 [葱头]	39	1.1	0.2	9	0.9	20	—	0.03	0.03	0.3	0.14	24	147	0.6	0.23	0.92
韭菜	26	2.4	0.4	4.6	1.4	1410	—	0.02	0.09	0.8	0.96	42	247	1.6	0.43	1.38
韭黄 [韭芽]	22	2.3	0.2	3.9	1.2	260	—	0.03	0.05	0.7	0.34	25	192	1.7	0.33	0.76
韭薹	33	2.2	0.1	7.8	1.9	480	—	0.04	0.07	0.2	0.96	11	121	4.2	1.34	2.28
大白菜	17	1.5	0.1	3.2	0.8	120	—	0.04	0.05	0.6	0.76	50	—	0.7	0.38	0.49
小白菜	15	1.5	0.3	2.7	1.1	1680	—	0.02	0.09	0.7	0.7	90	178	1.9	0.51	1.17
油菜	23	1.8	0.5	3.8	1.1	620	—	0.04	0.11	0.7	0.88	108	210	1.2	0.33	0.79
菜花 [花椰菜]	24	2.1	0.2	4.6	1.2	30	—	0.03	0.08	0.6	0.43	23	200	1.1	0.38	0.73
西蓝花 [绿菜花]	33	4.1	0.6	4.3	1.6	7210	—	0.09	0.13	0.9	0.91	67	17	1	0.78	0.7
菠菜 [赤根菜]	24	2.6	0.3	4.5	1.7	2920	—	0.04	0.11	0.6	1.74	66	311	2.9	0.85	0.97
胡萝卜缨（红）	40	1.7	0.4	11.3	4	970	—	0.04	—	—	—	350	493	8.1	0.67	0.89
萝卜缨（青）	32	3.1	0.1	7.6	2.9	200	—	0.07	0.08	0.2	0.48	110	424	1.4	0.3	0.46
芹菜茎	20	1.2	0.2	4.5	1.2	340	—	0.02	0.06	0.4	1.32	80	206	1.2	0.24	0.57

续表

食物名称	能量/kcal	蛋白质/g	脂肪/g	碳水化合物/g	膳食纤维/g	胡萝卜素/μg	视黄醇/μg	硫胺素/mg	核黄素/mg	烟酸/mg	维生素E/mg	钙/mg	钾/mg	铁/mg	锌/mg	硒/μg
芹菜叶 [芫荽]	31	2.6	0.6	5.9	2.2	2930	—	0.08	0.15	0.9	2.5	40	137	0.6	1.14	2
香菜 [芫荽]	31	1.8	0.4	6.2	1.2	1160	—	0.04	0.14	2.2	0.8	101	272	2.9	0.45	0.53
生菜 [油麦菜]	15	1.4	0.4	2.1	0.6	360	—	Tr	0.1	0.2	—	70	100	1.2	0.43	1.55
苋菜 (绿)	25	2.8	0.3	5	2.2	2110	—	0.03	0.12	0.8	0.36	187	207	5.4	0.8	0.52
茼蒿 [蓬蒿菜, 艾菜]	21	1.9	0.3	3.9	1.2	1510	—	0.04	0.09	0.6	0.92	73	220	2.5	0.35	0.6
茴香 [小茴香]	24	2.5	0.4	4.2	1.6	2410	—	0.06	0.09	0.8	0.94	154	149	1.2	0.73	0.77
莴苣 [莴笋]	14	1	0.1	2.8	0.6	150	—	0.02	0.02	0.5	0.19	23	212	0.9	0.33	0.54
竹笋	18	1.4	0.2	3.6	1	880	—	0.06	0.1	0.4	0.58	34	148	1.5	0.51	0.78
金针菜 [黄花菜]	199	19.4	1.4	34.9	7.7	1840	—	0.05	0.21	3.1	4.92	301	610	8.1	3.99	4.22
山药 [薯蓣, 大薯]	56	1.9	0.2	12.4	0.8	20	—	0.05	0.02	0.3	0.24	16	213	0.3	0.27	0.55
芋头 [芋艿, 毛芋]	79	2.2	0.2	18.1	1	160	—	0.06	0.05	0.7	0.45	36	378	1	0.49	1.45
姜 [黄姜]	41	1.3	0.6	10.3	2.7	170	—	0.02	0.03	0.8	—	27	295	1.4	0.34	0.56
菌藻类																
金针菇 [智力菇]	26	2.4	0.4	6	2.7	30	—	0.15	0.19	4.1	1.14	—	195	1.4	0.39	0.28
口蘑 (白蘑)	242	38.7	3.3	31.6	17.2	—	—	0.07	0.08	44.3	8.57	169	3106	19.4	9.04	—
蘑菇 (鲜蘑)	20	2.7	0.1	4.1	2.1	10	—	0.08	0.35	4	0.56	6	312	1.2	0.92	0.55
木耳 (干) [黑木耳, 云耳]	205	12.1	1.5	65.6	29.9	100	—	0.17	0.44	2.5	11.34	247	757	97.4	3.18	3.72
木耳 (水发) [黑木耳, 云耳]	21	1.5	0.2	6	2.6	20	—	0.01	0.05	0.2	7.51	34	52	5.5	0.53	0.46
香菇 [香蕈, 冬菇]	19	2.2	0.3	5.2	3.3	—	—	Tr	0.08	2	—	2	20	0.3	0.66	2.58
海带 [江白菜]	12	1.2	0.1	2.1	0.5	—	—	0.02	0.15	1.3	1.85	46	246	0.9	0.16	9.54

食物																
海带（干）[江白菜，昆布]	77	1.8	0.1	23.4	6.1	240	—	0.01	0.1	0.8	0.85	348	761	4.7	0.65	5.84
紫菜（干）	207	26.7	1.1	44.1	21.6	1370	—	0.27	1.02	7.3	1.82	264	1796	54.9	2.47	7.22
水果类																
苹果	52	0.2	0.2	13.5	1.2	20	—	0.06	0.02	0.2	2.12	4	119	0.6	0.19	0.12
红富士苹果	45	0.7	0.4	11.7	2.1	60	—	0.01	—	—	1.46	3	115	0.7	—	0.98
苹果（罐头）	39	0.2	0.2	10.3	1.3	—	—	...	—	—	—	26	50	0.7	0.2	4.64
梨	44	0.4	0.2	13.3	3.1	33	—	0.03	0.06	0.3	1.34	9	92	0.5	0.46	1.14
香梨	46	0.3	0.1	13.6	2.7	70	—	—	—	0.1	—	6	90	0.4	0.19	0.22
红果 [山里红，大山楂]	95	0.5	0.6	25.1	3.1	100	—	0.02	0.02	0.4	7.32	52	299	2.9	0.28	1.22
桃	48	0.9	0.1	12.2	1.3	20	—	0.01	0.03	0.7	1.54	6	166	0.8	0.34	0.24
蜜桃	41	0.9	0.2	9.8	0.8	10	—	0.02	0.03	1	1	10	169	0.5	0.06	0.23
五月鲜桃	39	0.4	0.1	10	0.9	—	—	Tr	0.03	Tr	0.67	7	—	0.3	0.14	...
杏	36	0.9	0.1	9.1	1.3	450	—	0.02	0.03	0.6	0.95	14	226	0.6	0.2	0.2
枣（鲜）	122	1.1	0.3	30.5	1.9	240	—	0.06	0.09	0.9	0.78	22	375	1.2	1.52	0.8
乐陵枣	215	3.3	0.6	57.9	8.8	—	—	0.06	0.13	1.1	4.77	34	420	2.9	1.01	1.46
樱桃	46	1.1	0.2	10.2	0.3	210	—	0.02	0.02	0.6	2.22	11	232	0.4	0.23	0.21
葡萄	43	0.5	0.2	10.3	0.4	50	—	0.04	0.02	0.2	0.7	5	104	0.4	0.18	0.2
葡萄干	341	2.5	0.4	83.4	1.6	—	—	0.09	—	—	—	52	995	9.1	0.18	2.74
柿	71	0.4	0.1	18.5	1.4	120	—	0.02	0.02	0.3	1.12	9	151	0.2	0.08	0.24
柿饼	250	1.8	0.2	62.8	2.6	290	—	0.01	Tr	0.5	0.63	54	339	2.7	0.23	0.83
桑葚	49	1.7	0.4	13.8	4.1	30	—	0.02	0.06	—	9.87	37	32	0.4	0.26	5.65

续表

食物名称	能量/kcal	蛋白质/g	脂肪/g	碳水化合物/g	膳食纤维/g	胡萝卜素/μg	视黄醇/μg	硫胺素/mg	核黄素/mg	烟酸/mg	维生素E/mg	钙/mg	钾/mg	铁/mg	锌/mg	硒/μg
中华猕猴桃[毛叶猕猴桃]	56	0.8	0.6	14.5	2.6	130	—	0.05	0.02	0.3	2.43	27	144	1.2	0.57	0.28
无花果	59	1.5	0.1	16	3	30	—	0.03	0.02	0.1	1.82	67	212	0.1	1.42	0.67
草莓[洋莓，凤阳草莓]	30	1	0.2	7.1	1.1	30	—	0.02	0.03	0.3	0.71	18	131	1.8	0.14	0.7
橙	47	0.8	0.2	11.1	0.6	160	—	0.05	0.04	0.3	0.56	20	159	0.4	0.14	0.31
柑橘	51	0.7	0.2	11.9	0.4	890	—	0.08	0.04	0.4	0.92	35	154	0.2	0.08	0.3
柚[文旦]	41	0.8	0.2	9.5	0.4	10	—	—	0.03	0.3	—	4	119	0.3	0.4	0.7
菠萝[凤梨，地菠萝]	41	0.5	0.1	10.8	1.3	20	—	0.04	0.02	0.2	—	12	113	0.6	0.14	0.24
荔枝	70	0.9	0.2	16.6	0.5	10	—	0.1	0.04	1.1	—	2	151	0.4	0.17	0.14
芒果[抹猛果，望果]	32	0.6	0.2	8.3	1.3	897	—	0.01	0.04	0.3	1.21	Tr	138	0.2	0.09	1.44
木瓜[番木瓜]	27	0.4	0.1	7	0.8	870	—	0.01	0.02	0.3	0.3	17	18	0.2	0.25	1.8
香蕉[甘蕉]	91	1.4	0.2	22	1.2	60	—	0.02	0.04	0.7	0.24	7	256	0.4	0.18	0.87
白金瓜	24*	0.4	Tr	6.2	0.5	100	—	0.05	0.08	0.7	—	12	182	0.4	0.26	0.37
哈密瓜	34	0.5	0.1	7.9	0.2	920	—	…	0.01	…	—	4	190	…	0.13	1.1
西瓜	25	0.6	0.1	5.8	0.3	450	—	0.02	0.03	0.2	0.1	8	87	0.3	0.1	0.17
坚果、种子类																
核桃（干）[胡桃]	627	14.9	58.8	19.1	9.5	30	—	0.15	0.14	0.9	43.21	56	385	2.7	2.17	4.62
栗子（熟）[板栗]	212	4.8	1.5	46	1.2	240	—	0.19	0.13	1.2	—	15	—	1.7	—	—
松子（炒）	619	14.1	58.5	21.4	12.4	30	—	…	0.11	3.8	25.2	161	612	5.2	5.49	0.62
杏仁（炒）	600	25.7	51	18.7	9.1	100	—	0.15	0.71	2.5	—	141	—	3.9	—	—
腰果	552	17.3	36.7	41.6	3.6	49	—	0.27	0.13	1.3	3.17	26	503	4.8	4.3	34
榛子（炒）	594	30.5	50.3	13.1	8.2	70	—	0.21	0.22	9.8	25.2	815	686	5.1	3.75	2.4

食物																
花生（鲜）[落花生，长生果]	298	12	25.4	13	7.7	10	—	…	0.04	14.1	2.93	8	390	3.4	1.79	4.5
花生仁（炒）	581	23.9	44.4	25.7	4.3	—	—	0.12	0.1	18.9	14.97	284	674	6.9	2.82	7.1
葵花籽（炒）	616	22.6	52.8	17.3	4.8	30	—	0.43	0.26	4.8	26.46	72	491	6.1	5.91	2
南瓜子（炒）[白瓜子]	574	36	46.1	7.9	4.1	—	—	0.08	0.16	3.3	27.28	37	672	6.5	7.12	27.03
西瓜子（炒）	573	32.7	44.8	14.2	4.5	—	—	0.04	0.08	3.4	1.23	28	612	8.2	6.76	23.44
芝麻（白）	517	18.4	39.6	31.5	9.8	—	—	0.36	0.26	3.8	38.28	620	266	14.1	4.21	4.06
芝麻（黑）	531	19.1	46.1	24	14	—	—	0.66	0.25	5.9	50.4	780	358	22.7	6.13	4.7
畜肉类																
猪肉（肥瘦）	395	13.2	37	2.4	—	—	18	0.22	0.16	3.5	0.35	6	204	1.6	2.06	11.97
猪肉（肥）	807	2.4	88.6	0	—	—	29	0.08	0.05	0.9	0.24	3	23	1	0.69	7.78
猪肉（里脊）	155	20.2	7.9	0.7	—	—	5	0.47	0.12	5.2	0.59	6	317	1.5	2.3	5.25
猪肉（瘦）	143	20.3	6.2	1.5	—	—	44	0.54	0.1	5.3	0.34	6	305	3	2.99	9.5
猪大排	264	18.3	20.4	1.7	—	—	12	0.8	0.15	5.3	0.11	8	274	0.8	1.72	10.3
猪蹄	260	22.6	18.8	0	—	—	3	0.05	0.1	1.5	0.01	33	54	1.1	1.14	5.85
猪舌[猪口条]	233	15.7	18.1	1.7	—	—	15	0.13	0.3	4.6	0.73	13	216	2.8	2.12	11.74
猪肾[猪腰子]	96	15.4	3.2	1.4	—	—	41	0.31	1.14	8	0.34	12	217	6.1	2.56	111.77
猪心	119	16.6	5.3	1.1	—	—	13	0.19	0.48	6.8	0.74	12	260	4.3	1.9	14.94
猪血	55	12.2	0.3	0.9	—	—	3	0.03	0.04	0.3	0.2	4	56	8.7	0.28	7.94
猪肝（卤煮）	203	26.4	8.3	5.6	—	—	4200	0.36	0.43	—	0.14	68	188	2	0.35	28.7
猪蹄（熟）	260	23.6	17	3.2	—	—	…	0.13	0.04	2.8	—	32	18	2.4	0.78	4.2
火腿肠	212	14	10.4	15.6	—	—	5	0.26	0.43	2.3	0.71	9	217	4.5	3.22	9.2
火腿肠	330	16	27.4	4.9	—	—	46	0.28	0.09	8.6	0.8	3	220	2.2	2.16	2.95

续表

食物名称	能量/kcal	蛋白质/g	脂肪/g	碳水化合物/g	膳食纤维/g	胡萝卜素/μg	视黄醇/μg	硫胺素/mg	核黄素/mg	烟酸/mg	维生素E/mg	钙/mg	钾/mg	铁/mg	锌/mg	硒/μg
牛肉（肥瘦）	125	19.9	4.2	2	—	—	7	0.04	0.14	5.6	0.65	23	216	3.3	4.73	6.45
酱牛肉	246	31.4	11.9	3.2	—	—	11	0.05	0.22	4.4	1.25	20	148	4	7.12	4.35
羊肉（肥瘦）	203	19	14.1	0	—	—	22	0.05	0.14	4.5	0.26	6	232	2.3	3.22	32.2
羊肝	134	17.9	3.6	7.4	—	—	20972	0.21	1.75	22.1	29.93	8	241	7.5	3.45	17.68
驴肉（酱）	160	33.7	2.8	0	—	—	…	0.02	0.11	1.4	—	8	185	4.2	4.63	3.4
狗肉	116	16.8	4.6	1.8	—	—	12	0.34	0.2	3.5	1.4	52	140	2.9	3.18	14.75
兔肉	102	19.7	2.2	0.9	—	—	26	0.11	0.1	5.8	0.42	12	284	2	1.3	10.93
禽肉类																
鸡胸脯肉	133	19.4	5	2.5	—	—	16	0.07	0.13	10.8	0.22	3	338	0.6	0.51	10.5
鸡翅	194	17.4	11.8	4.6	—	—	68	0.01	0.11	5.3	0.25	8	205	1.3	1.12	10.98
鸡腿	181	16	13	0	—	—	44	0.02	0.14	6	0.03	6	242	1.5	1.12	12.4
鸡爪	254	23.9	16.4	2.7	—	—	37	0.01	0.13	2.4	0.32	36	108	1.4	0.9	9.95
鸡肝	121	16.6	4.8	2.8	—	—	10414	0.33	1.1	11.9	1.88	7	222	12	2.4	38.55
扒鸡	217	29.6	11	0	—	—	32	0.02	0.17	9.2	—	31	149	2.9	3.23	8.1
烤鸡	240	22.4	16.7	0.1	—	—	37	0.05	0.19	3.5	0.22	25	142	1.7	1.38	3.84
肯德基［炸鸡］	279	20.3	17.3	105	—	—	23	0.03	0.17	16.7	6.44	109	232	2.2	1.66	11.2
鸭	240	15.5	19.7	0.2	—	—	52	0.08	0.22	4.2	0.27	6	191	2.2	1.33	12.25
北京烤鸭	436	16.6	38.4	6	—	—	36	0.04	0.32	4.5	0.97	35	247	2.4	1.25	10.32
鹅	251	17.9	19.9	0	—	—	42	0.07	0.23	4.9	0.22	4	232	3.8	1.36	17.68
乳类及制品																
牛乳	54	3	3.2	3.4	—	—	24	0.03	0.14	0.1	0.21	104	109	0.3	0.42	194
全脂牛奶粉	478	20.1	21.2	51.7	—	—	141	0.11	0.73	0.9	0.48	676	449	1.2	3.14	11.8
酸奶	72	2.5	2.7	9.3	—	—	26	0.03	0.15	0.2	0.12	118	150	0.4	0.53	1.71

食物															
奶酪［干酪］	328	25.7	23.5	3.5	—	—	152	0.06	0.91	0.6	0.6	799	75	2.4	6.97	1.5
奶油	879	0.7	97	0.9	—	...	297	...	0.01	0	1.99	14	226	1	0.09	0.7
黄油	888	1.4	98	0	—	—	—	—	0.02	—	—	35	39	0.8	0.11	1.6
奶片	472	13.3	20.2	59.3	—	—	75	0.05	0.2	1.6	0.05	269	356	1.6	3	12.1
蛋类及制品																
鸡蛋	144	13.3	8.8	2.8	—	—	234	0.11	0.27	0.2	184	56	154	2	1.1	14.34
鸡蛋（白皮）	138	12.7	9	1.5	—	—	310	0.09	0.31	0.2	1.23	48	98	2	1	16.55
鸡蛋（红皮）	156	12.8	11.1	1.3	—	—	194	0.13	0.32	0.2	2.29	44	121	2.3	1.01	14.98
鸭蛋	180	12.6	13	3.1	—	—	261	0.17	0.35	0.2	4.98	62	135	2.9	1.67	15.68
松花蛋（鸭蛋）［皮蛋］	171	14.2	10.7	4.5	—	—	215	0.06	0.18	0.1	3.05	63	152	3.3	1.48	25.24
鹅蛋	196	11.1	15.6	2.8	—	—	192	0.08	0.3	0.4	4.5	34	74	4.1	1.43	27.24
鹌鹑蛋	160	12.8	11.1	2.1	—	—	337	0.11	0.49	0.1	3.08	47	138	3.2	1.61	25.48
鱼虾蟹贝类																
带鱼［白带鱼］	127	17.7	4.9	3.1	—	—	29	0.02	0.06	2.8	0.82	28	280	1.2	0.7	36.57
黄鱼（大黄花鱼）	97	17.7	2.5	0.8	—	—	10	0.03	0.1	1.9	1.13	53	260	0.7	0.58	42.57
黄鱼（小黄花鱼）	99	17.9	3	0.1	—	—	...	0.04	0.04	2.3	1.19	78	228	0.9	0.94	55.2
鲅鱼［马鲛鱼，燕鲅鱼，巴鱼］	121	21.2	3.1	2.1	—	—	19	0.03	0.04	2.1	0.71	35	370	0.8	1.39	51.81
鲈鱼［鲈花］	105	18.6	3.4	0	—	—	19	0.03	0.17	3.1	0.75	138	205	2	2.83	33.06
鲳鱼［平鱼，银鲳，刺鲳］	140	18.5	7.3	0	—	—	24	0.04	0.07	2.1	1.26	46	328	1.1	0.8	27.21
对虾	93	18.6	0.8	2.8	—	—	15	0.01	0.07	1.7	0.62	62	215	1.5	2.38	33.72
河虾	87	16.4	2.4	0	—	—	48	0.04	0.03	...	5.33	325	329	4	2.24	29.65
虾米［海米，虾仁］	198	43.7	2.6	0	—	—	21	0.01	0.12	5	1.46	555	550	11	3.82	75.4
海蟹	95	13.8	2.3	4.7	—	—	30	0.01	0.1	2.5	2.99	208	232	1.6	3.32	82.65

续表

食物名称	能量/kcal	蛋白质/g	脂肪/g	碳水化合物/g	膳食纤维/g	胡萝卜素/μg	视黄醇/μg	硫胺素/mg	核黄素/mg	烟酸/mg	维生素E/mg	钙/mg	钾/mg	铁/mg	锌/mg	硒/μg
河蟹	103	17.5	2.6	2.3	—	—	389	0.06	0.28	1.7	6.09	126	181	2.9	3.68	56.72
扇贝（鲜）	60	11.1	0.6	2.6	—	—	…	Tr	0.1	0.2	11.85	142	122	7.2	11.69	20.22
海参	78	16.5	0.2	2.5	—	—	…	0.03	0.04	0.1	3.14	285	43	13.2	0.63	63.93
乌贼（鲜，鱿鱼）	84	17.4	1.6	0	—	—	35	0.02	0.06	1.6	1.68	44	290	0.9	2.38	38.18
油脂类																
猪油（炼）	897*	…	99.6	0.2	—	—	27	0.02	0.03	…	5.21	—	—	—	—	—
菜籽油	899*	…	99.9	0	—	—	—	…	…	Tr	60.89	9	2	3.7	0.54	—
豆油	899*	…	99.9	0	—	—	—	…	Tr	Tr	93.08	13	3	2	1.09	—
花生油	899*	…	99.9	0	—	—	—	…	Tr	Tr	42.06	12	1	2.9	0.48	—
小吃																
煎饼	336	7.6	0.7	83.8	9.1	—	—	0.1	0.04	0.2	—	9	117	7	1.62	3.75
蛋糕	347	8.6	5.1	67.1	0.4	190	54	0.09	0.09	0.8	2.8	39	77	1.01	14.07	1.21
麦片	351	12.4	7.4	67.3	8.6	—	—	0.2	0.06	4.5	1.45	8	306	4.2	2.15	6.13
方便面	472	9.5	21.1	61.6	0.7	—	—	0.12	0.06	0.9	2.28	25	134	4.1	1.06	10.49
面包	312	8.3	5.1	58.6	0.5	—	—	0.03	0.06	1.7	1.66	49	88	2.0	0.75	3.15

资料来源：杨月欣，《中国食物成分表》，2002。